主　编　聂小成

副主编　蒋庆源　高　岩　谢艳华　李灵玲

编　者（按姓氏拼音排序）

白　艳（四川省妇幼保健院）

陈　琳（四川省妇幼保健院）

陈本祯（四川省妇幼保健院）

高　岩（四川省妇幼保健院）

高守曦（四川省妇幼保健院）

何　丹（四川省妇幼保健院）

蒋庆源（四川省妇幼保健院）

康　敏（四川省妇幼保健院）

赖曾珍（成都市金牛区妇幼保健院）

李灵玲（四川省妇幼保健院）

李泽均（四川省妇幼保健院）

刘玲芳（四川省妇幼保健院）

马淑珍（四川省妇幼保健院）

聂小成（四川省妇幼保健院）

汤　彪（四川省妇幼保健院）

王　刚（四川省妇幼保健院）

王晓银（成都中医药大学附属医院）

伍　玲（四川省妇幼保健院）

肖　洁（四川省妇幼保健院）

谢艳华（四川省妇幼保健院）

张　丹（四川省妇幼保健院）

张　健（四川省妇幼保健院）

张　琴（四川省妇幼保健院）

张　勇（四川省妇幼保健院）

瘢痕子宫妊娠诊疗技术

聂小成 主编

四川大学出版社
SICHUAN UNIVERSITY PRESS

图书在版编目（CIP）数据

瘢痕子宫妊娠诊疗技术 / 聂小成主编 . — 成都：
四川大学出版社，2023.11
ISBN 978-7-5690-6405-6

Ⅰ . ①瘢… Ⅱ . ①聂… Ⅲ . ①瘢疤－妊娠－诊疗
Ⅳ . ① R714.2

中国国家版本馆 CIP 数据核字 (2023) 第 197633 号

书　　名：瘢痕子宫妊娠诊疗技术
　　　　　Banhen Zigong Renshen Zhenliao Jishu
主　　编：聂小成

选题策划：许　奕
责任编辑：许　奕
责任校对：倪德君
装帧设计：胜翔设计
责任印制：王　炜

出版发行：四川大学出版社有限责任公司
　　　　　地址：成都市一环路南一段 24 号（610065）
　　　　　电话：（028）85408311（发行部）、85400276（总编室）
　　　　　电子邮箱：scupress@vip.163.com
　　　　　网址：https://press.scu.edu.cn
印前制作：四川胜翔数码印务设计有限公司
印刷装订：四川煤田地质制图印务有限责任公司

成品尺寸：185 mm×260 mm
印　　张：14.5
字　　数：350 千字

版　　次：2023 年 11 月 第 1 版
印　　次：2023 年 11 月 第 1 次印刷
定　　价：69.00 元

扫码获取数字资源

四川大学出版社
微信公众号

主 编 简 介

聂小成，教授，主任医师，医学硕士，四川省妇幼保健院·四川省妇女儿童医院产科副主任兼支部书记。任四川省预防医学会孕产期疾病防治及产后康复分会副主任委员，四川省妇幼保健协会孕产期保健分会副主任委员，中国医促会妇产科分会委员，中国医促会妇产科分会母儿学组委员，四川省医学会临床流行病学专委会委员，四川省康复医学会妇产科分会委员，四川省康复医学会产科专委会委员，四川省预防艾滋病梅毒乙肝母婴传播工作技术指导专家，四川省消除丙肝公共卫生危害行动专家，四川省妇幼保健机构等级评审专家，四川省卫生健康委科技项目评审专家，成都市产科急救专家，《现代医药卫生》杂志审稿专家，四川省省级医疗"三监管"专家，国际妇产科联盟（FIGO）会员。

擅长产科危急重症的处理和产科高难度手术，其产科高级生命支持（ALSO）技术获得美国认证。在子宫瘢痕妊娠（CSP）、剖宫产后再次妊娠阴道分娩（VBAC）和妊娠合并 HIV、梅毒、乙肝的诊治方面有较深入的研究。多次参加国际学术交流，主持省部级、厅级科研课题（科技项目）5 项，担任多期省级培训班负责人，参编专著多部，获得国家授权专利 3 项，发表论文近 30 篇。

前言

　　随着二孩生育政策和三孩生育政策的相继实施，瘢痕子宫妊娠越来越多。瘢痕子宫妊娠的风险难以避免，广大妇产科工作者面临严峻挑战，尤其是基层妇产科工作者在临床工作中经常遇到独生子女时代很少面临的问题，如瘢痕子宫孕前保健问题、瘢痕子宫妊娠时机和终止妊娠时机问题、多次剖宫产史孕妇的剖宫产术技巧问题、瘢痕子宫孕妇分娩方式的选择问题等。他们在遇到此类问题时急需一本关于瘢痕子宫妊娠的专业书籍。同时，广大瘢痕子宫妇女和家庭在计划生育二孩或三孩时也会面临很多困惑，如瘢痕子宫妊娠到底有哪些风险、什么时候适宜妊娠、妊娠前应当注意什么等。为了解决此类问题，更好地落实三孩生育政策，我们萌生了编写本书的念头。参与编写的人员绝大部分是常年活跃在临床一线的专家，其专业涉及产科、妇科、新生儿科、超声科、放射科、麻醉科、输血、护理等，充分确保了本书的临床实用性。

　　本书属于临床参考书籍，内容侧重于临床，适当涵盖了一部分基础医学的内容，围绕孕前、孕期、产时、产后这条轴线分别进行了论述。为了方便读者查阅文献，书中附录提供了中英文对照的专业词汇。

本书既有基础理论，又有新进展；既有基础医学内容，又有临床医学内容；既有业界专家共识，也有专家独到的经验。各个章节既相对独立又具有前后连贯性，各个章节的编写既有统一的要求又有不同专家的风格，充分体现了百家争鸣、百花齐放。本书既适用于大型三甲医院的妇产科工作者，也适用于基层妇产科工作者。

在编写过程中，我们也在不断学习和探讨，由于时间仓促、水平有限，书中难免有错误或不足之处，希望各位同道批评指正。

本书的出版得到了全体编者和出版社工作人员的大力支持，同时得到了四川省科技厅科技创新基地和人才项目（2022JDKP0026）的资助，在此表示衷心的感谢。

聂小成

2023 年 8 月

目录

第一章　三孩时代瘢痕子宫妊娠现状与面临的挑战

第一节　三孩时代瘢痕子宫妊娠现状

一、三孩时代女性妊娠特点

（一）瘢痕子宫妊娠增加

瘢痕子宫又称疤痕子宫，是指剖宫产术、子宫肌瘤剔除术、子宫畸形矫正术、子宫破裂修补术、人工流产等手术或其他原因导致留有瘢痕的子宫，其中剖宫产术后瘢痕子宫占绝大多数。由于围产医学发展，手术、麻醉技术及药物治疗条件改进，剖宫产术的安全性不断提高，剖宫产率在全球范围不断上升。我国的剖宫产率一直处于较高水平，从 20 世纪 80 年代的约 20％上升到 2021 年的 39.2％，个别医院甚至高达 70％，远高于世界卫生组织（WHO）提出的 10％～15％。此外，随着女性年龄的增加，子宫肌瘤、子宫内膜息肉等疾病的发生率相应增加，故有过宫腔镜、腹腔镜等微创手术以及开腹手术等子宫手术史的孕产妇增多，进而导致更多的瘢痕子宫。自我国生育政策调整以来，瘢痕子宫孕产妇的数量增加。全国妇幼卫生监测办公室研究结果显示，瘢痕子宫分娩率由 2012 年的 9.8％上升至 2016 年的 17.7％。夏晓燕等发现瘢痕子宫对剖宫产率的贡献比例由二孩生育政策实施前的 11.9％上升至该政策实施后的 79.0％。有研究表明，在我国独生子女政策的背景下，因社会因素剖宫产的占比较高。随着生育政策的调整，不少女性选择再次妊娠，尽管因社会因素剖宫产的占比下降，但瘢痕子宫比例上升，因此瘢痕子宫行剖宫产术的占比相应增加，尤其是随着三孩时代的来临，有不少第一胎或第二胎选择剖宫产的女性有再次生育需求，导致瘢痕子宫妊娠所面临的问题更加突出。

（二）高龄妊娠增加

近 30 年来，随着我国经济的不断发展，以及思想观念的不断转变，我国女性的平均生育年龄呈升高趋势，尤其是高龄经产妇的比例增高。2019 年国家抽样调查显示，高龄产妇占比为 12.1％，其中高龄初产妇和高龄经产妇占比分别为 17.5％和 82.5％。随着三孩生育政策的全面推行，高龄孕产妇的比例会进一步增加，较以往会有更多的高龄第二胎、第三胎的孕产妇相对集中地出现。

预产期年龄超过 35 岁的孕妇为高龄孕妇。高龄孕妇发生不良妊娠结局的风险增加。

发展中国家的一项多中心调查表明，35～39 岁、40～44 岁、大于或等于 45 岁的孕产妇较适龄孕产妇的死亡风险分别增高 1.7 倍、2.6 倍、4.3 倍，孕产妇年龄大于或等于 40 岁发生两个及以上母体不良结局的风险是适龄孕产妇的 4 倍。按照国家卫生健康委员会《孕产妇妊娠风险评估与管理工作规范》要求，孕产妇年龄大于或等于 35 岁，妊娠风险评估标识为黄色（一般风险），孕产妇年龄大于或等于 40 岁，妊娠风险评估标识为橙色（较高风险），要纳入高危孕产妇专案管理。

女性随着年龄的增加，子宫、卵巢等生殖器官逐渐衰老，生育能力也会逐渐下降，无论是自然受孕能力还是辅助生殖受孕机会均明显下降，不孕发生率增高。国家生殖健康监测数据显示，我国育龄人群的不孕率从 2007 年的 11.9% 上升至 2020 年的 17.6%，目前大约有 3300 万对育龄夫妇存在不孕问题。

（三）其他妊娠并发症风险增加

三孩生育政策的放开叠加生育年龄的延迟，使女性在妊娠过程中发生各类妊娠并发症的风险明显升高，如妊娠期糖尿病、妊娠期高血压疾病、妊娠期甲状腺疾病、胎盘早剥、胎膜早破等。妊娠后流产、早产、死胎、胎儿染色体异常及胎儿畸形的发生风险增加。分娩时产力下降，产道扩张弹性差，产程时间相应增加，产程进展异常，阴道助产及中转剖宫产、产后出血、羊水栓塞等的发生风险增加。产后身体的调整及生殖器官的恢复能力减弱，静脉血栓等疾病的发生风险增加，多次妊娠也导致孕产妇盆底功能障碍性疾病发生的比例日益升高。同时，因剖宫产及人工流产等盆腔手术产生的子宫内膜损伤、盆腹腔粘连等问题不可回避，这不仅增加受孕难度，而且导致瘢痕子宫妊娠、前置胎盘、胎盘植入和产后出血等多种妊娠并发症的发生风险增高。此外，高龄女性发生母儿远期疾病的风险增加，如高血压、2 型糖尿病、动脉粥样硬化、代谢综合征、青少年肥胖等。生育能力降低或者丧失的高龄女性往往更需要寻求辅助生殖技术的帮助，在助孕过程中，剖宫产瘢痕会增加胚胎移植难度，多胎妊娠尤其是双胎妊娠的比例明显增加，发生流产、早产、低出生体重儿、出生缺陷、围产儿死亡、妊娠期高血压疾病、胎盘早剥、胎盘植入、产后出血等并发症的风险增加，而瘢痕子宫合并双胎妊娠的孕妇，母儿相关并发症发生风险更高。

二、三孩时代瘢痕子宫妊娠风险

（一）子宫憩室增加

随着国家生育政策的改变，剖宫产术后子宫憩室逐渐进入大众视野，不少备孕的女性在孕前检查时发现有子宫憩室，这不仅困扰女性的日常生活，还可能对女性的再次妊娠产生影响，并且在一定程度上威胁着女性的生命安全。子宫憩室，又称为子宫缺损，分为先天性子宫憩室和后天性子宫憩室两种。临床以剖宫产术后子宫憩室常见，其属于后天性子宫憩室，是剖宫产术后的远期并发症之一。由于剖宫产术后的子宫切口愈合不良，子宫瘢痕处的肌层变薄，出现与宫腔相通的一个凹陷或腔隙，其发生率为 19.4%～88.0%。1955 年西班牙学者首次报道该病，随着国内外文献报道例数的增加，对该病的认识也逐渐清晰。发病原因尚不清楚，考虑与剖宫产术次数、子宫切口位置、子宫切口缝合方法、子宫切口感染、子宫切口部位子宫内膜异位、子宫切口愈合不良等因素有关，后位子宫以及胎儿体重较大的孕妇剖宫产术后更易发生子宫憩室。子宫憩室多无明显的临床症状，部分女性可表现为月经期延长、经后出血淋漓不尽、痛经、慢性盆腔疼痛，严重影响生活质量。子宫憩室和子宫腔中的血液可能会阻止精子穿透或胚胎植入，导致子宫憩室女性不孕不育，其发生风险为 4%～19%。

（二）子宫瘢痕妊娠增加

瘢痕子宫女性再次妊娠时可能发生子宫切口妊娠，通常是指剖宫产术后女性再次妊娠时受精卵着床于既往子宫切口的瘢痕部位，也称为剖宫产术后子宫瘢痕妊娠（cesarean scar pregnancy，CSP）。既往子宫瘢痕妊娠是少见甚至罕见的，截至 2001 年仅有 19 例报道。之后，由于剖宫产率明显增高，超声医师及临床医师对疾病的认识及重视程度增加，随着阴道超声诊断水平提高和 MRI 等影像学技术进步，以及辅助生殖技术广泛运用，相关报道日渐增多，并成为近年来的研究热点。目前，估计每 531 例瘢痕子宫再次妊娠时会出现 1 例子宫瘢痕妊娠，子宫瘢痕妊娠占异位妊娠的 4.2%。目前普遍认为子宫瘢痕妊娠的发生与既往有多次手术史、人工流产史、距前次剖宫产时间、缝合方式、缝合技术、感染、妊娠合并症等围术期情况有关。此外，低蛋白血症、贫血、妊娠期高血压、妊娠期糖尿病、肥胖等因素可导致机体的防御机制变差、组织愈合能力下降，从而增加子宫瘢痕妊娠的发生率。子宫瘢痕妊娠的临床表现缺乏特异性，或仅有类似先兆流产的表现，如阴道少量流血、轻微下腹痛等，诊断较困难。随着子宫瘢痕妊娠的进展，可能会出现两种不同的妊娠结局：一是胚胎早期停止发育，囊胚剥离，出现子宫出血、出血局部淤积、出血流入宫腔、出血淤积颈管。二是胚胎继续发育，出现子宫破裂、腹腔内出血，或者胚胎向子宫峡部或宫腔内生长，发生胎盘前置、胎盘植入等一系列妊娠中晚期及分娩期并发症。胎盘功能障碍还可能导致胎儿窘迫和死产的发生。此外，由剖宫产术造成的瘢痕子宫引起再次剖宫产率显著增加。

（三）前置胎盘和胎盘植入增加

前置胎盘和胎盘植入是两种较为严重的妊娠并发症。随着我国生育政策的调整，高龄孕产妇数量增加，剖宫产率不断升高，前置胎盘合并胎盘植入的发生率也逐年增加，凶险性前置胎盘的发生率呈显著上升趋势。不同国家和地区前置胎盘和胎盘植入的发生率不同。国外前置胎盘发生率为 0.5%，我国前置胎盘发生率为 1.2%。美国一项回顾性研究显示，每 313 例剖宫产有 1 例胎盘植入，按现有增幅趋势，2025 年每 200 例剖宫产有 1 例胎盘植入。广州一项回顾性研究显示，胎盘植入发生率为 1.9%。高龄、流产、宫腔操作、产褥感染、既往前置胎盘和剖宫产术、多胎妊娠、多孕产次、子宫形态异常、孕妇吸烟或吸毒等不良生活习惯以及辅助生殖技术等因素可能与前置胎盘的发生有关，或进一步增加前置胎盘的发生风险。既往剖宫产史和前置胎盘是胎盘植入最常见的高危因素，高龄、不良孕产史以及辅助生殖技术等都会不同程度地增加胎盘植入的发生风险。瘢痕子宫是前置胎盘和胎盘植入的重要高危因素，其发生风险随着剖宫产次数的增加而升高。瘢痕子宫再次妊娠发生前置胎盘的概率比正常妊娠高 5 倍，其中 38.2％伴有胎盘植入，90％发生产后出血，子宫切除率增加。若前置胎盘附着于既往剖宫产术瘢痕部位，更容易导致胎盘植入和严重产后出血，子宫切除率进一步增加。

（四）子宫破裂风险增加

随着妊娠的进展，子宫逐渐增大，造成瘢痕部位子宫肌纤维拉长，瘢痕部位越来越薄，在宫缩、胎动等因素的影响下，就会有子宫破裂的风险。虽然瘢痕子宫再次妊娠子宫破裂的总体发生率小于 1％，多发生于妊娠中晚期和分娩期，但子宫破裂是瘢痕子宫再次妊娠最严重的并发症，一旦发生可导致孕妇大出血、感染、休克等，直接威胁母婴生命安全。随着我国生育政策的逐步调整，国内孕妇子宫破裂的发生率有上升趋势，主要原因是瘢痕子宫，近 90％子宫破裂发生于瘢痕子宫孕妇。有研究显示，初产妇子宫破裂发生率为 1.5/万～2.4/万，无瘢痕子宫经产妇子宫破裂发生率为 2.4/万～3.1/万，而瘢痕子宫经产妇子宫破裂发生率由 28.4/万升高至 87.3/万。如果发生子宫破裂，孕妇输血、子宫切除的概率以及围产儿的发病率、死亡率显著增加。既往有子宫手术史的女性，子宫破裂的发生风险明显增高。剖宫产术后的瘢痕子宫破裂多为原瘢痕裂开或由胎盘穿透性植入子宫肌层所致，而且随着剖宫产次数增加，子宫瘢痕的弹性变差，再次妊娠发生子宫破裂的风险增加。妇科手术后的瘢痕子宫在产程中子宫破裂的发生风险明显增加。子宫肌瘤剔除术后妊娠发生子宫破裂的风险可能与手术方式，肌瘤的数量、大小和位置，子宫肌层切开和缝合方式，内镜下电凝止血，手术与妊娠的间隔等因素有关。

子宫破裂症状具有不典型性和非特异性，目前尚无相关影像学或实验室指标可准确预测瘢痕子宫再次妊娠后发生子宫破裂的风险。

（五）产后出血风险增加

产后出血是全球大多数国家孕产妇死亡的主要原因，其发生率为 5％～10％。产后出血的高危因素主要有宫缩乏力、胎盘因素、软产道裂伤及凝血功能障碍，约 80％的产后出血是宫缩乏力所致。剖宫产术、子宫肌瘤剔除术、子宫破裂修补术均可引起子宫肌壁损伤从而导致宫缩乏力，这些均与瘢痕子宫有关。因子宫瘢痕削弱了子宫的收缩力而引起宫缩乏力，瘢痕子宫发生前置胎盘、胎盘植入、凶险性前置胎盘、子宫破裂的风险增加，瘢痕子宫再次妊娠发生产后出血、严重产后出血及难治性产后出血的风险增加。随着生育年龄的延迟，机体各组织器官功能有所下降，骨盆韧带功能、血管功能也存在一定程度的减退，这些均增加产后出血的发生风险。

（何丹　聂小成）

第二节　三孩时代瘢痕子宫妊娠面临的挑战

一、妇幼健康领域面临的挑战

（一）妇幼健康工作形势发生变化

随着经济社会发展，广大育龄妇女及其家庭对生育健康的需求呈现出多样化、多层次、多类别的趋势，对妇幼健康服务的期望值提高，需要安全、有效、便捷、温馨的高质量妇幼健康服务。而妇幼健康服务体系建设相对滞后，妇幼健康优质资源总量不足，发展不平衡、服务不充分的矛盾依然存在，区域之间的妇女儿童健康状况还存在差异。在发展理念方面，妇幼健康服务工作的重心从保障妇女儿童健康生存向促进妇女儿童全面发展转变，服务理念从"以疾病为中心"向"以健康为中心"转变，体系建设和服务管理模式由规模扩张型向质量效益型、粗放型向精细化型转变。进入新发展阶段，面对新情况和新要求，要以提高妇女儿童健康水平为核心，以体制机制改革创新为动力，进一步推动妇幼健康事业高质量发展，促进部门、社会和个人共同参与，形成全社会齐抓共管、共同推进妇女儿童健康事业发展的良好局面，让人民群众有获得感、幸福感和安全感。

（二）母婴安全保障压力持续加大

母婴安全是妇女儿童健康的前提和基础。近年来，随着孕产妇生活方式的改变和生育政策的调整，高龄孕产妇数量急剧增加，孕产妇合并心血管系统疾病、内分泌系统疾病、免疫系统疾病，以及子宫肌瘤、卵巢囊肿、消化系统疾病和泌尿系统疾病等的比例明显升高。与无瘢痕的子宫相比，瘢痕子宫再次妊娠更具复杂性和危险性，母儿并发症的发生风险也远大于生育第一胎者，对母婴安全的资源供给、保障能力和服务水平都提出了更高的要求。母婴安全保障是一项系统工程，需要政府部门、卫生机构和个人的统筹联动。各地要将母婴安全保障作为推进"健康中国"建设的重要任务，完善母婴安全保障政策措施，推进母婴安全行动提升计划和母婴安全相关规范制度有效落实。

二、医疗机构和医护人员面临的挑战

（一）妇幼健康服务资源重新布局

虽然在二孩生育政策实施后出现了短暂的生育小高峰，但近年来随着三孩生育政策的实施，全国各地的分娩量并未明显增加，甚至呈逐渐下降趋势。虽然分娩量未增加，但是高危妊娠的比例却显著增长，达到了50%以上。由于生育率下降，基层医疗机构产科业务量萎缩，大量孕产妇，特别是高危孕产妇可能会逐步流向大中型医疗机构，如三级妇幼保健机构或综合性医疗机构。现有的医疗资源平衡被打破，由此引发一系列问题。基层医疗机构产科面临转型压力，三级妇幼保健机构或综合性医疗机构产科面临发展挑战。因此，各级提供妇幼健康服务的机构需要根据自身情况，重新明确定位。基层医疗机构要重视并建立向上级医疗机构转诊各类高危孕产妇的规范流程，加强育龄女性的备孕咨询和产后随访，做好孕产妇健康管理和科普宣教。三级妇幼保健机构或综合性医疗机构要在高危孕产妇管理和危重孕产妇救治方面投入更多的资源，加强产科亚专科建设与质量安全管理，重视相关科室的交叉合作和跨学科培训。

（二）瘢痕子宫妊娠全程动态管理

瘢痕子宫妊娠属于高危妊娠，是产科工作的重点。尤其是二孩、三孩生育政策实施以来，瘢痕子宫妊娠的比例显著增加，子宫"瘢痕"种类亦多样化，其他高危人群再次妊娠的比例增加，其妊娠风险也相应增加，给高危孕产妇管理带来更大挑战。应在妊娠前或妊娠早期，及早识别高危因素并采取相应措施加以预防，为瘢痕子宫孕产妇提供全方位、个性化的咨询、诊治和管理服务，重视围孕期及分娩前后的系统化管理，制定相应的管理流程，建立以产科为主导的多学科协作和全周期管理模式。对于瘢痕子宫孕产妇的分娩方式也需要全面分析及评估，根据孕产妇实际情况选择最合适的分娩方式，以降低子宫破裂等严重并发症的发生风险。剖宫产术后再次妊娠若选择阴道试产，需要严格掌握适应证和禁忌证，并做好分娩过程中的管理。对子宫肌瘤剔除术等妇科手术后再次妊娠者，要充分了解其手术史并进行超声监测评估，分析阴道试产和剖宫产各自的优缺点，协助孕产妇及家属合理选择分娩方式。

（三）危重孕产妇救治规范化建设

随着生育政策的调整，危重孕产妇较前明显增多，而我国的危重孕产妇救治仍面临许多问题，如医疗机构内多学科协作启动不及时，基层医疗机构危重孕产妇的早期识别能力不足，缺乏及时动态评估危重孕产妇病情变化的能力，未能及时转诊而错过最佳的抢救时机。不具备瘢痕子宫妊娠相关并发症诊治条件的医疗机构，在孕前咨询时应建议高风险女性一旦妊娠，特别是合并胎盘异常者，应转诊到三级医疗机构进行孕期保健，直至安全分娩。近年来，多学科协作体系已成为疑难、危重疾病的诊疗模式发展方向。要重视多学科快速反应团队建设，完善危重孕产妇转诊和救治网络建设。应整合区域优势资源，优化危重孕产妇救治流程，构建以基层医疗机构为依托、以信息化手段为支撑，有效衔接、运转高效、全覆盖的分级救治体系，完善危重孕产妇预警、识别、监测和评价系统。

（四）控制剖宫产率并减少阴道分娩并发症

目前我国的剖宫产率仍维持在一个较高的水平，随着剖宫产率的上升，剖宫产并发症逐渐增加，如膀胱损伤、产后出血、产后感染、术后粘连、子宫内膜异位症、子宫憩室等。而剖宫产、瘢痕子宫、重复剖宫产三者可形成恶性循环，成为产科工作新的难点和重点。降低剖宫产率是一项系统工程，需要采取综合干预措施，甚至需要全社会关注。要加强自然分娩的宣传教育，严格把握剖宫产手术指征，减少非医学指征和相对指征的剖宫产，特别是初产妇剖宫产，让首次生育人群远离瘢痕子宫风险。大力推广分娩镇痛、导乐分娩、臀位外倒转等促进自然分娩的适宜技术，做好孕期营养和体重管理，减少巨大儿的发生及与其相关的剖宫产。剖宫产的比例下降，阴道分娩的比例则上升，而阴道分娩并发症的防治一直是产科医疗质量安全的薄弱环节，要加强分娩安全管理，提升产程管理、接产技术、阴道助产、产道缝合等助产技术，注重阴道分娩的医疗器械、血源、药品等资源保障，在减少阴道分娩并发症的基础上，力争将我国的剖宫产率控制在 30％以下。

（五）生育服务优质化和精细化

由于孕产妇数量和需求变化，现阶段产科服务质量要求较前明显提高，传统的医疗运营模式已不能适应新的人口特征。医疗机构要关注政策调整可能带来的变化，不断满足群众多元化的生育需求，为育龄人群提供优质的生育健康服务，从孕前咨询评估、孕期保健、产前筛查和诊断、辅助生殖、安全分娩、新生儿疾病筛查、儿童保健等环节入手，打造生育全程服务链。探索推广"主动健康"的服务模式，建立涵盖全生命周期的全程体验化的医疗服务管理模式，从资源配置、服务流程、服务态度、沟通技巧等环节改进女性备孕、怀孕、产检、分娩和产后恢复的医疗卫生服务，推广便民利民服务举措，如增加单人间与一体化产房的配备，积极推行"互联网＋妇幼健康"服务模式，开设产科特色门诊等。

三、孕产妇及家庭面临的挑战

（一）健康意识需要转变

生育政策调整后，很多瘢痕子宫妇女面临高龄妊娠的风险。在可能的情况下，建议有生育二孩、三孩意愿的育龄女性应尽早规划，尽量避免高龄妊娠的发生。即使是高龄女性，也应尽量选择在相对年轻的年龄进行妊娠与分娩，这在一定程度上可降低妊娠风险，改善母儿预后。部分经产妇再次妊娠时，自认为有生育经验，医疗保健服务的依从性差。有生育意愿的女性妊娠前应接受全面检查，评估瘢痕风险，排除可能影响妊娠的因素或危及自身的疾病，不适合再孕的女性绝不能抱着"赌一把"的心态去冒险妊娠。有基础疾病的女性要在医师的指导下调整至适宜的情况再备孕。有不良孕产史和遗传性疾病史的女性应做好遗传咨询。妊娠后早期建册，规律地进行产前检查，尽早发现异常情况并进行早期干预，适时终止妊娠，要避免侥幸心理。有生育二孩、三孩计划的家庭，在第一胎时要谨慎选择分娩方式。此外，孕产妇及其配偶也要加强避孕节育的主动性，避免非意愿妊娠，两次分娩之间要有合理的时间间隔，让女性的身体得到全面的恢复。

（二）辅助生殖需求增加

近年来，受生育年龄延迟、环境污染、恶性疾病年轻化等多种因素的影响，不孕症患者逐年增多。随着辅助生殖技术的快速发展，不孕症治疗的成功率和安全性得到很大提升，已帮助众多不孕夫妇成功生育健康后代，通过人类辅助生殖技术实现孕育目的将成为未来的发展趋势。保护生育力的理念也在不断进步，不仅仅局限于追求助孕的成功妊娠率，更加关注生殖安全和子代健康，包括如何让女性健康妊娠、安全地度过孕期，以及足月分娩一个健康的子代。高龄不孕夫妇给辅助生殖技术带来了新的挑战，其获得正常子代需耗费更多时间、资金和精力，生育面临很多问题，包括女性身体条件不适合妊娠、妊娠的低概率以及高风险、子代健康问题等，需要选择合适的辅助生殖技术，或者做出放弃辅助生殖技术的艰难决定。建议备孕夫妇双方到专业医疗机构就诊，进行生育能力的全面评估，判断是否具备再生育能力以及能否再生育，并根据具体结果制订最佳的助孕方案。进行辅助生殖的瘢痕子宫女性再次妊娠的安全性要引起重视，对于多胎妊娠，适当减少胎儿数目可以有效减少不良妊娠结局。

（三）心理问题日益突出

生育二孩、三孩的孕产妇年龄多在 35～49 岁，多处于事业稳定期或者上升期，孕产妇常常有以下顾虑：担心由于生育二孩、三孩而错失职场晋升机会，影响事业发展；担心胎儿出生后需要花大量精力照顾，难以把握工作与家庭之间的平衡，生育养育成本增加；超过最佳生育年龄后，对孕期可能出现的不良情况及胎儿健康状况过分担心。而且部分女性由于受孕困难或"珍贵儿"、非意愿妊娠等，相对更加忧虑，更容易出现焦虑、抑郁等不良情绪。上述负面情绪均有可能对孕产妇的生理机能产生影响，甚至影响胎儿发育，孕产妇抑郁的发生率也随之上升。孕产妇的心理问题如果未得到及时干预，会给孕产妇、家庭、卫生健康系统和社会造成重大负担，甚至引发严重后果。

要加强孕产妇心理保健服务，注意观察孕产妇的心理状态变化，提高孕产妇情绪管理技能，让孕产妇必要时到专业医疗机构进行心理咨询和治疗。

（何丹　聂小成）

主要参考文献

[1] Liang J，Mu Y，Li X，et al. Relaxation of the one child policy and trends in caesarean section rates and birth outcomes in China between 2012 and 2016：observational study of nearly seven million health facility births [J]. British Medical Journal，2018（360）：k817.

[2] 夏晓燕，肖晚晴，刘慧慧，等. 二孩政策对不同指征剖宫产率的影响评价 [J]. 中国妇幼健康研究，2020，31（10）：1313−1318.

[3] 姜艳，杨怡珂，高磊，等."二孩政策"后不同年龄孕产妇妊娠及分娩现状分析 [J]. 中国计划生育和妇产科，2022，14（4）：58−62.

[4] 陈练，石慧峰，魏瑗，等. 2019 年度全国产科专业医疗服务与质量安全报告分析 [J]. 中国卫生质量管理，2022，29（5）：1−16.

[5] Laopaiboon M，Lumbiganon P，Intarut N，et al. Advanced maternal age and pregnancy outcomes：a multicountry assessment [J]. British Journal of Obstetrics and

Gynaecology, 2014, 121 (Suppl 1)：49－56.

［6］ Qiao J, Wang Y Y, Li X H, et al. A Lancet Commission on 70 years of women's reproductive, maternal, newborn, child, and adolescent health in China ［J］. The Lancet, 2021, 397 (10293)：2497－2536.

［7］ 赵扬玉，原鹏波，陈练. 二孩时代高龄产妇面临的问题 ［J］. 中国实用妇科与产科，2020, 36 (2)：97－100.

［8］ Wang Y, Shi H, Chen L, et al. Absolute risk of adverse obstetric outcomes among twin pregnancies after in vitro fertilization by maternal age ［J］. The Journal of the American Medical Association，2021, 4 (9)：e2123634.

［9］ 耿慧珍，王子莲. 瘢痕子宫多胎妊娠的孕期管理 ［J/OL］. 中华产科急救电子杂志，2020, 9 (2)：83－86.

［10］ Tower A M, Frishman G N. Cesarean scar defects：an underrecognized cause of abnormal uterine bleeding and other gynecologic complications ［J］. Journal of Minimally Invasive Gynecology, 2013, 20 (5)：562－572.

［11］ 中华医学会计划生育学分会. 剖宫产术后子宫瘢痕憩室诊治专家共识 ［J］. 中华妇产科，2019, 54 (3)：145－148.

［12］ Timor-Tritsch I E, Monteagudo A, Calì G, et al. Cesarean scar pregnancy：diagnosis and pathogenesis ［J］. Obstetrics and Gynecology Clinics of North America, 2019, 46 (4)：797－811.

［13］ 陈敦金，杜丽丽，张丽姿. 积极应对当前瘢痕子宫再次妊娠面临的挑战 ［J］. 中华妇产科，2023, 58 (1)：22－25.

［14］ 中华医学会计划生育学分会. 剖宫产瘢痕妊娠诊断与治疗共识 ［J］. 中华医学，2012, 92 (25)：1731－1733.

［15］ 谢幸，孔北华，段涛. 妇产科学 ［M］. 9 版. 北京：人民卫生出版社，2018.

［16］ Matsuzaki S, Mandelbaum R S, Sangara R N, et al. Trends, characteristics, and outcomes of placenta accreta spectrum：a national study in the United States ［J］. American Journal of Obstetrics and Gynecology, 2021, 225 (5)：534.

［17］ 中华医学会围产医学分会. 胎盘植入诊治指南（2015）［J/OL］. 中华产科急救电子杂志，2016, 5 (1)：26－31.

［18］ Jauniaux E R M, Alfirevic Z, Bhide A G, et al. Placenta praevia and placenta accreta：diagnosis and management. Green-top guideline No. 27a ［J］. British Journal of Obstetrics and Gynaecology, 2019, 126 (1)：e1－e48.

［19］ Berkley E M, Abuhamad A Z. Prenatal diagnosis of placenta accreta：is sonography all we need? ［J］. Journal of Ultrasound in Medicine, 2013, 32 (8)：1345－1350.

［20］ 中华医学会围产医学分会，中华医学会妇产科学分会产科学组. 胎盘植入诊治指南 ［J］. 中华围产医学，2015, 18 (7)：481－485.

［21］ 刘喆，杨慧霞，辛虹，等. 全国多中心子宫破裂现状调查及结局分析 ［J］. 中华

妇产科，2019，54（6）：363－368．

[22] 何伟，冯丹，罗剑儒．瘢痕子宫患者孕期发生子宫破裂的临床分析［J/OL］．中华妇幼临床医学（电子版），2020，16（4）：423－429．

[23] 靳瑾，王志坚．子宫破裂的常见原因及预防［J］．中国实用妇科与产科，2022，38（8）：787－791．

[24] Milazzo G N，Catalano A，Badia V，et al．Myoma and myomectomy：poor evidence concern in pregnancy［J］．The Journal of Obstetrics and Gynaecology Research，2017，43（12）：1789－1804．

[25] 罗铭忠．妇幼健康促进永远在路上［J］．中国计划生育学，2021，29（8）：1546－1547．

[26] 应豪，谢涵．"三孩"生育政策下产科面临的挑战和应对举措［J］．中国实用妇科与产科，2023，39（6）：577－580．

[27] "高龄产妇妊娠期并发症防治策略研究"项目专家组．高龄妇女瘢痕子宫再妊娠管理专家共识（2021年版）［J］．中国实用妇科与产科，2021，37（5）：558－563．

[28] 纪艳洁．瘢痕子宫妊娠与分娩［M］．北京：化学工业出版社，2016．

[29] 刘兴会，马宏伟，张彦．控制剖宫产率从减少阴道分娩并发症做起［J］．中国实用妇科与产科，2022，38（8）：769－772．

[30] 张韵．"全面二孩"政策对女性职业发展的影响及其因应之策［J］．福建行政学院学报，2016，23（4）：104－112．

第二章　瘢痕子宫孕前保健、孕期保健及终止妊娠时机

第一节　瘢痕子宫孕前保健

瘢痕子宫再次妊娠风险增加，面临子宫瘢痕妊娠、前置胎盘、胎盘植入、子宫破裂等一系列问题，给产科医护人员带来极大的挑战。孕前保健（pre-conception care，PCC）是指以预防和管理形式实施的一系列干预措施，旨在识别和消除威胁女性健康和妊娠结局的生理、心理和社会危险因素。孕前保健关键技术的应用可以提高育龄夫妇的健康意识，有助于妇女在孕前和孕期保持健康的生活方式，对孕育健康新生儿具有极其重要的意义。2013 年，WHO 发布主题为"孕前护理：使妇幼保健的收益最大化"的宣传手册，最早系统地提出了孕前保健的关键技术，包括营养干预、孕前遗传健康保健、孕前环境和职业保健、生育力保健等 13 方面的内容。随后美国生殖医学协会、英国公共卫生局、加拿大公共卫生署等分别提出了孕前保健关键技术。我国也推出了国家免费孕前优生项目，这是一个以人群为基础、以基层计划生育服务机构为依托、以社区有妊娠计划的育龄夫妇为对象的孕前健康及风险评估项目。该项目为符合生育政策、计划妊娠的农村夫妇提供免费的优生教育、健康检查、风险评估及咨询指导等 19 项孕前优生服务。2016 年 10 月，党中央、国务院发布《"健康中国 2030"规划纲要》，要求普及避孕节育和生殖健康知识，提供安全有效的避孕措施，减少非意愿妊娠，改进人工流产手术技术和保护男女性生育力。2018 年，中华医学会妇产科学分会产科学组修订并发布《孕前和孕期保健指南（2018）》，其中健康教育及指导包含计划妊娠、合理营养、补充叶酸、评估女性孕前遗传疾病情况等 9 项内容。研究表明，剖宫产史不但降低了妇女随后的生育能力，而且再次妊娠时瘢痕妊娠、自然流产、胎盘位置和种植异常、子宫破裂、严重产后出血、产时子宫切除、手术损伤、胎死宫内、早产、低出生体重儿等风险显著增加。因此，对瘢痕子宫的妇女进行孕前咨询与保健，了解其子宫手术病史，从而对其再次妊娠的时机、孕期保健及孕期的注意事项、分娩的时机及方式和转诊提供正确的建议，充分告知瘢痕子宫再次妊娠的相关风险，提升孕产妇的依从性，对于改善母婴结局具有极其重要的意义。

一、孕前咨询评估

存在子宫手术史或创伤史的计划妊娠女性，应在计划妊娠前进行孕前咨询。门诊医

师需详细询问病史，询问内容包括前次妊娠合并症及并发症，以及前次子宫手术时间、手术指征、手术方式、子宫切口类型、术中特殊情况（包括剖宫产前是否临产，有无前置胎盘或胎盘植入，有无子宫破裂或异位妊娠切除宫角或输卵管病史，剔除子宫肌瘤的数目、位置、大小、深度及有无穿透宫腔等）、有无术后切口愈合不良等。评估并沟通再次妊娠的风险，做好孕前健康教育及指导，不宜妊娠者应及时告知，发现异常及时干预，降低再次妊娠的合并症及并发症的发生率。

二、孕前检查

1. 常规孕前检查。

（1）全面体格检查和常规妇科检查。

（2）血常规、尿常规、血型（ABO 和 Rh 血型）、肝功能、肾功能、空腹血糖、甲状腺功能、HBsAg 筛查、梅毒血清抗体筛查、HIV 筛查、地中海贫血筛查（广东、广西、海南、湖南、湖北、四川、重庆等地区）等。

2. 子宫瘢痕愈合情况的评估。

瘢痕子宫再次妊娠前应通过影像学检查评估切口瘢痕愈合情况，常进行子宫超声检查。若子宫切口肌层连续并与其他部分肌层均匀一致，则为愈合良好；若子宫切口处肌层变薄甚至肌层缺损，则为愈合不良，最常见的为子宫瘢痕憩室。若患者存在下腹痛、痛经或子宫异常出血（通常为经期后点滴出血）、继发不孕等情况，需警惕子宫瘢痕憩室。必要时行宫腔镜或 MRI 检查。子宫瘢痕憩室患者孕前需要结合其临床表现及影像学检查结果评估是否需要手术治疗后再计划妊娠。

三、瘢痕子宫再次妊娠时机

瘢痕子宫再次妊娠时机主要由子宫破裂的风险决定，合适的再次妊娠时间间隔决定了子宫瘢痕愈合的情况。

（一）剖宫产术后再次妊娠时间间隔

子宫瘢痕处肌肉化达到最佳愈合程度的时间为术后 2~3 年。有研究发现，两次妊娠时间间隔 24 个月及以上、18~23 个月以及少于 18 个月，子宫破裂的发生率分别为 1.3%、1.9% 和 4.8%。两次妊娠时间间隔少于 18 个月是子宫破裂的危险因素。对于剖宫产后有意愿阴道试产（TOLAC）的女性，必须在剖宫产后间隔至少 18 个月再受孕，以使子宫切口充分愈合。相较于妊娠时间间隔大于或等于 6 个月者，妊娠时间间隔小于 6 个月者在 TOLAC 时发生子宫破裂的绝对风险增加，达到 2.8%（OR 2.66，95%CI 1.25~5.82）；相较于间隔 18~59 个月者，妊娠时间间隔小于 6 个月者在尝试 TOLAC 时的子宫破裂发生率（OR 3.05，95%CI 1.36~6.87）、产妇输血率（OR 3.55，95%CI 1.56~8.10）和孕产妇并发症（包括膀胱损伤、输尿管损伤、肠道损伤及子宫动脉撕裂伤等）风险均增加。

（二）其他子宫手术所致的瘢痕再次妊娠时间间隔

未伤及子宫肌层的浆膜下或黏膜下肌瘤剔除术，术后半年可再次妊娠；肌壁间肌瘤未穿透宫腔者术后1~2年可再次妊娠；对于穿透宫腔的肌壁间肌瘤剔除术，建议最好在术后2~3年再次妊娠，至少18个月后再次妊娠。若宫角妊娠修补术未累及全子宫肌层，建议术后1~2年再次妊娠；若全子宫肌层损伤，则建议术后2~3年再次妊娠。腹腔镜子宫肌瘤剔除术及经腹子宫肌瘤剔除术后再次妊娠时孕期子宫破裂发生率无统计学差异。对于其他子宫手术，若有再次妊娠需求，手术医师应根据手术情况给予个体化的再次妊娠时间间隔建议。人工流产子宫穿孔无需手术修补者，半年后可再孕；需要开腹手术修补者，术后2~3年再孕。宫腔镜下宫角妊娠清除术后，建议术后避孕至少3个月。输卵管间质部妊娠行宫角切除术或切开术后，建议严格避孕6个月以上，2~3年受孕最佳。

四、孕前保健服务关系到后代的健康和福祉

国外孕前保健服务发展较早，服务内容涉及面广，技术发展更成熟。与国外相比，我国孕前保健服务起步较晚，服务覆盖面不够。近年来，我国的生育率逐年降低，高龄孕产妇数量增加。我国现行的孕前保健服务指南未涉及妊娠时间间隔方面的内容。在实施三孩生育政策的情况下，对育龄女性进行孕前合理妊娠时间间隔的健康教育有助于提高生育率和降低妊娠分娩风险。此外，我国现行孕前保健指南对常规疫苗补种及女性生殖健康相关疫苗普及接种等内容暂未提及，生育力保健等方面的措施相对不足，未来尚需进一步发展和完善。因此，建议依托我国孕前优生检查项目，落实政策保障，加大专业人才队伍建设，创建支持性环境，进一步完善孕前保健服务内容，发展关键技术，促进我国孕前保健服务向更高水平发展，从而降低出生缺陷和提高人口素质。

（高岩　李泽均）

第二节　瘢痕子宫孕期保健

剖宫产术、子宫肌瘤剔除术等子宫手术都可形成瘢痕子宫。近十多年来，剖宫产率在世界范围内均呈明显上升趋势，已成为社会和学术界日益关注的公共健康问题。2010年WHO对亚洲9国分娩方式的调查显示，我国剖宫产率居首位，达46.2%，其中无医学指征的剖宫产占11.7%。随着剖宫产率的迅速上升，剖宫产术后瘢痕子宫的比例和数量随之增加，而瘢痕子宫再次妊娠较非瘢痕子宫更具复杂性和危险性，这不但成为广大妇产科医师关注的问题，同时也是广大有再次生育要求的瘢痕子宫妇女及其家庭希望了解和咨询的问题。对于有剖宫产史的妇女，医师应在孕前或孕早期了解如下情况：剖宫产术距现在的间隔时间、次数、手术指征，剖宫产时的孕周（是否为孕中期或较早的孕晚期剖宫产术），是否已临产或为第二产程剖宫产，剖宫产的子宫切口类型（如子

宫下段横切口、宫体纵切口、倒 T 形切口等），子宫切口单层或双层缝合，剖宫产术后有无发热（如子宫内膜炎）、切口愈合情况、术后住院天数。对于有子宫肌瘤剔除术史者，需要了解以下情况：手术间隔时间，肌瘤的大小、数量，肌瘤的病理类型（黏膜下、肌壁间或浆膜下子宫肌瘤），肌瘤的位置（宫体、宫颈或阔韧带），肌瘤剔除术的方式（开腹手术、腹腔镜手术或腹腔镜改行开腹手术、经阴道子宫肌瘤剔除术），瘤腔缝合情况（针缝或电凝止血、剔除部位是否留下组织缺损）。子宫肌瘤剔除术后妊娠并发症的发生不但与剔除子宫肌瘤的大小、数量及类型有关，更与医师操作技术有关。

一、瘢痕子宫再次妊娠属于高危妊娠

孕早期确定妊娠后，产科医师应再次评估既往子宫瘢痕病史及既往妊娠有无合并症及并发症，与孕妇充分沟通妊娠相关风险，若继续妊娠，则建立孕期保健手册并纳入高危管理，必要时转诊。首先，要对孕妇进行健康教育及指导，与孕妇充分沟通妊娠风险及注意事项，定期进行产检。推荐的常规产检孕周分别为：孕 $6\sim13^{+6}$ 周，孕 $14\sim19^{+6}$ 周，孕 $20\sim24$ 周，孕 $25\sim28$ 周，孕 $29\sim32$ 周，孕 $33\sim36$ 周，孕 $37\sim41$ 周。根据孕妇情况酌情增加产检次数，尤其是孕晚期或者有合并症、并发症者。

二、为瘢痕子宫孕妇制定适宜的产前筛查或产前诊断策略

随着我国生育政策的调整，剖宫产术后再次妊娠比例增加，且以高龄、两次妊娠间隔时间长者居多。高龄妊娠的比例由 2011 年的 10.1% 上升到 2016 年上半年的 19.9%。高龄（年龄≥35 岁）孕妇发生胎儿染色体异常及胎儿畸形的风险增加。对于瘢痕子宫再次妊娠孕妇，孕中期应通过不同筛查方法尽可能排除染色体异常及结构异常，对于高龄的瘢痕子宫孕妇建议进行产前诊断。

三、严密监测合并症和并发症

随着妊娠年龄的增加，妊娠合并症及并发症的发生率增加，且发病孕周明显提前，所以对于瘢痕子宫再次妊娠者需要严密监测合并症和并发症，尤其是高龄孕妇孕期应监测血压及血糖水平。对于前次剖宫产手术指征明确为妊娠合并症或并发症者，应密切监测，血压、血糖异常者需在孕期有效控制。

四、孕期保健需重点监测的内容

瘢痕子宫再次妊娠可能发生子宫瘢痕妊娠、前置胎盘、胎盘植入、子宫破裂等，若发生这些并发症，可能严重威胁母儿安全。孕期保健需重点监测以上并发症，及时发现及处理，降低母儿不良结局的发生率。

（一）孕早期行超声检查排除剖宫产术后子宫瘢痕妊娠

孕早期超声检查对于瘢痕子宫再次妊娠的孕妇非常重要，一般在孕早期（孕 6～8 周）行超声检查，以确定是否为宫内妊娠及孕周、胎儿是否存活、胎儿数目、子宫附件等一般情况。此外，还要进行瘢痕部位的监测，判断孕囊与子宫瘢痕的关系，排除剖宫

产术后子宫瘢痕妊娠。剖宫产术后子宫瘢痕妊娠是指受精卵着床于前次剖宫产术子宫切口瘢痕处，是一种特殊的、较为少见的瘢痕子宫再次妊娠并发症。剖宫产术后子宫瘢痕妊娠的发病率约为 1/2000 次妊娠，约占剖宫产史患者发生异常着床妊娠的 6%。剖宫产术后子宫瘢痕妊娠是一个限时定义，仅限于孕早期（≤孕 12 周），孕 12 周以后剖宫产术后子宫瘢痕妊娠随着孕周的增加可能会发展为胎盘植入性疾病。剖宫产术后子宫瘢痕妊娠漏诊或处理不当可能导致严重的母胎并发症（如子宫破裂、出血），甚至母胎死亡。剖宫产术后子宫瘢痕妊娠的超声检查最佳时机为孕极早期（孕 5～7 周），超声检查表现为孕囊位于子宫前壁下段。在孕 7～9 周后，孕囊进入宫腔（留下植入的胎盘），因为只有宫腔能够容纳因胚胎/胎儿发育而扩张的孕囊。当超声检查结果不明确或图像欠佳时，MRI 可用于进一步评估有无剖宫产术后子宫瘢痕妊娠。受精卵着床于既往肌瘤切除瘢痕处的妊娠较少发生。

（二）孕中晚期警惕前置胎盘和胎盘植入

有剖宫产史的孕妇再次妊娠发生前置胎盘或胎盘植入的风险明显增高，且发生风险随剖宫产次数的增加而显著升高。研究显示，1、2、3、4、5 和 6 次及以上剖宫产后，胎盘植入发生率分别为 0.2%、0.3%、0.6%、2.1%、2.3%、6.7%。4 次以上剖宫产史者胎盘异常的发生率增高更为显著，且前置胎盘是胎盘植入的独立危险因素。有研究报道，既往有 4 次及以上剖宫产史后续妊娠为前置胎盘者合并胎盘植入的概率高达 60% 以上。瘢痕子宫合并前置胎盘者，若胎盘覆盖子宫瘢痕处，称为凶险性前置胎盘，出血风险极大，严重威胁母儿健康，孕期需尽早诊断并做好应对措施。前置胎盘和胎盘植入的诊断主要依靠超声检查和胎盘 MRI。对于每一例瘢痕子宫孕妇，均应在孕 22～24 周进行第一次胎儿系统超声检查时仔细确认胎盘位置及其与子宫瘢痕的关系。孕 18～23 周胎盘边缘达到但没覆盖宫颈内口，发展为前置胎盘的概率几乎为 0，若覆盖宫颈内口距离小于 25mm，则前置胎盘发生率达 40%～100%。怀疑有前置胎盘、胎盘植入者，应与孕妇及家属充分沟通病情、妊娠分娩相关风险及注意事项。怀疑胎盘植入的患者于孕 28 周、孕 32 周及孕 34 周进行动态超声检查，必要时行胎盘 MRI。监测项目包括是否浸润盆腔周围血管、膀胱等盆腔周围器官以及胎儿发育情况，以防发生胎死宫内、子宫破裂等。对前置胎盘孕妇做好孕期健康宣教也非常重要。充分沟通，交代风险并安抚孕妇情绪，避免孕妇过度紧张及焦虑；适当休息，禁止性生活及剧烈运动；保持大小便通畅，避免增加腹压，便秘者可进食高纤维素饮食或进行药物治疗；注意加强营养，纠正贫血，尽量维持血红蛋白在较高水平；观察胎动、有无腹痛及阴道流血等情况，如有异常，需立即就医，必要时住院治疗。

（三）子宫破裂

1. 子宫破裂发生的总体情况。

各类瘢痕子宫妊娠的子宫破裂发生率总体不足 1%，但明显高于非瘢痕子宫。随着我国生育政策的调整，各类瘢痕子宫再次妊娠数量增加，瘢痕子宫妊娠的子宫破裂发生率由 28.4/万升高至 87.3/万。发生子宫破裂的高危因素有：孕妇年龄较大；孕周大于

40 周；新生儿出生体重大于 4000g；妊娠时间间隔不足 18 个月（尤其是不足 6 个月时）；既往剖宫产子宫单层缝合，尤其是锁边缝合；1 次以上既往剖宫产；既往接受过中期妊娠剖宫产。

2. 子宫破裂发生的时间。

子宫破裂在妊娠的各个阶段都有可能发生。子宫破裂多发生于孕中晚期，也有孕早期子宫破裂的报道，最早可发生于孕 8 周，部分破裂由早期胎盘植入引起，并且相关回顾性研究报道孕 11~14 周即可出现典型的胎盘异常入侵的征象，因此应警惕瘢痕子宫妊娠孕早期子宫破裂。

3. 不同部位的瘢痕发生子宫破裂有各自的特点。

子宫体部瘢痕常在孕晚期自发破裂，多为完全性破裂；子宫下段瘢痕破裂常在临产后，多为不完全性破裂。肌瘤剔除多在子宫体部进行，肌瘤剔除术后子宫破裂几乎只发生在孕期，在分娩期非常罕见，而剖宫产术多在子宫下段进行，剖宫产术后子宫破裂多发生在分娩期。这可能与尝试阴道试产的多为既往有子宫下段剖宫产者有关，而既往有子宫体部瘢痕者更倾向于择期剖宫产。

4. 子宫破裂的危害及早期识别。

孕期子宫破裂可导致严重出血、子宫切除、胎儿窘迫和新生儿脑瘫等严重不良妊娠结局，甚至危及母儿生命。早期识别先兆子宫破裂与子宫破裂、及时诊治，对减少母儿并发症、改善妊娠结局起到关键作用。孕期需注意瘢痕子宫孕妇有无外伤、呕吐、咳嗽、便秘、羊水增加过多过快、胎儿增长过多过快、巨大儿、多胎妊娠等，这些因素可引起腹腔和宫腔内压力增加，使子宫肌层过分伸展变薄而诱发子宫破裂。典型子宫破裂表现为腹痛、胎心监护异常、阴道流血三联征，其中以腹痛最常见。瘢痕子宫孕妇一旦出现突发下腹痛、阴道流血，应高度怀疑子宫破裂并及早进行积极处理。根据子宫破裂发生原因、孕周、病情进展、破裂程度、破裂部位、数目、母儿及周围血管器官受累情况等，临床表现多样，部分孕妇无症状或症状不典型，存在隐匿性。临床表现包括不规则宫缩、腹泻、呕吐、腹膜刺激征、晕厥、血红蛋白及血小板计数进行性下降、休克前期、休克、胎动消失等；随着裂口扩大，可出现胎盘剥离，血液、羊膜囊甚至羊水、胎盘、胎儿可进入腹腔等；若破裂口累及胎盘、血管等可导致急性大出血；若破裂发生在子宫侧壁阔韧带两叶之间，可形成阔韧带内血肿；累及膀胱等，可导致血尿。子宫瘢痕处局部压痛是隐匿性子宫破裂的常见表现。此外，还有部分不典型子宫破裂孕妇没有自觉症状，仅在孕期常规超声检查时发现。

5. 子宫破裂的预测。

越来越多的研究关注子宫破裂的预测，包括多变量预测模型、超声检查评估孕晚期子宫下段肌层厚度及定性观察子宫下段肌层连续性、围孕期超声测量剖宫产子宫瘢痕至膀胱阴道褶皱距离（提示前次剖宫产子宫切口水平位置）等。多变量预测模型对瘢痕子宫孕妇子宫破裂具有中等预测价值，其曲线下面积为 0.812，灵敏度为 77%，特异度为 70%。孕晚期定性观察子宫下段肌层连续性对于提示剖宫产术后再次妊娠孕妇发生子宫破裂的价值明显优于常规测量子宫下段肌层厚度，其特异度为 99%，阳性预测值为 92%，阴性预测值为 94%，灵敏度略低（为 60%）。全自动容积超声检测前壁下段瘢痕子宫形态结构改变对先兆子宫破裂的预测应用价值较高，其曲线下面积为 0.946，灵敏度为 95%，特异度为 100%，准确度为 99%，阳性预测值为 99%，阴性预测值为 100%。

（四）孕晚期分娩方式的评估

瘢痕子宫在孕晚期（孕 36~37 周）要做好围产期评估与准备，特别是分娩方式的评估。分娩方式有选择性再次剖宫产（ERCS）和剖宫产术后再次妊娠后阴道试产（TOLAC）/剖宫产后阴道分娩（VBAC）。分娩方式的选择需结合既往子宫瘢痕情况、此次妊娠情况及孕妇意愿等。我国 2016 年《剖宫产术后再次妊娠阴道分娩管理的专家共识》详细阐明了 TOLAC 的适应证、禁忌证、并发症及其处理。其详细介绍见第八章。

（高岩　李泽均）

第三节　瘢痕子宫终止妊娠时机

瘢痕子宫终止妊娠时机需根据孕妇既往瘢痕情况、此次妊娠合并症及并发症、此次计划分娩方式、孕妇意愿等来确定。

有内外科或其他产科指征需提前终止妊娠者，分娩时机取决于具体分娩指征，具体时机应由产科医师根据具体疾病结合孕妇意愿决定。

无提前终止妊娠指征者建议孕 39~40 周终止妊娠。美国妇产科医师学会（ACOG）和母胎医学会（SMFM）一直推荐在孕 39 周前不实施无医学指征的分娩。这一原则长期存在的原因是，大量数据显示孕 39 周前的选择性分娩可能导致新生儿并发症增加。美国国立儿童健康与人类发展研究所母胎医学研究协作网络（Maternal-Fetal Medicine Units Network）开展了一项多中心前瞻性研究，评估了剖宫产时机，共纳入了 24000 多例足月时再次剖宫产，其中 13000 多例为计划性分娩。根据计划性再次剖宫产时的不同孕周，主要复合结局（新生儿呼吸系统问题、低血糖、脓毒症、惊厥、收入 ICU、住院 5 天及以上等）的发生率如下：孕 37 周为 15.3%，孕 38 周为 11%，孕 39 周为 8%，孕 40 周为 7.3%，孕 41 周为 11.3%，大于或等于孕 42 周为 19.5%。其后有多个研究得出类似的结果，而且发现孕 39 周行计划性再次剖宫产较孕 37 周行计划性再次剖宫产母亲的不良结局风险更低。一项来自荷兰出生登记处的研究纳入近 21000 例足月时计划性剖宫产，其得出了类似的结论。若等到孕 39 周行剖宫产，可能面临产前死产和自发性分娩发动的风险，但一些研究发现待产至孕 39 周死产风险并没有增加，自发性分娩发动也没有增加母儿不良结局，这些风险似乎没有临床意义。

几种特殊情况终止妊娠时机如下：

1. 既往有子宫破裂史的孕妇，建议孕 36~37 周剖宫产终止妊娠，甚至更早。

既往有子宫破裂史的孕妇不多，关于终止妊娠时机尚缺乏很强的循证医学证据。我国专家共识和 ACOG 指南均建议既往有子宫破裂史的孕妇孕 36～37 周剖宫产终止妊娠，以尽量降低再次发生子宫破裂的风险。临床上应根据孕妇情况个体化处理，必要时终止妊娠的孕周可考虑提前到孕 34 周。2021 年美国的一项决策分析尝试确定既往有子宫破裂史的孕妇的最佳分娩孕周，采用 TreeAge 软件建立决策分析模型，比较了 1000 名有子宫破裂病史的妇女在孕 32 周、孕 33 周、孕 34 周、孕 35 周或孕 36 周时重复剖宫产的母儿结局，包括产妇子宫破裂、子宫切除术和死亡，新生儿缺氧缺血性脑病、脑瘫和死亡。其 Monte Carlo 模拟的结果显示，孕 35 周分娩是最佳策略的概率为 37%，而孕 34 周分娩则为 17%，该研究结果提示既往有子宫破裂史的孕妇重复剖宫产的最佳时间为孕 $34～35^{+6}$ 周。

2. 既往有古典式剖宫产术史的孕妇，建议孕 36～37 周终止妊娠。

古典式剖宫产术切口穿过子宫体部甚至子宫底部，与子宫下段剖宫产术的切口性质不同。分娩时子宫下段以被动性扩张为主，下段切口破裂的发生率较低。而子宫体部和底部是肌肉强烈收缩部位，如果完整性遭到破坏，分娩时子宫破裂的概率较高且后果严重。我国专家共识和 ACOG 指南均推荐既往有古典式剖宫产术史的孕妇在孕 36～37 周终止妊娠。

3. 既往有子宫肌瘤剔除术史的孕妇终止妊娠时机应遵循个体化原则。

有子宫肌瘤剔除术史的孕妇终止妊娠时机尚有较大争议，应根据手术情况，如剔除肌瘤的数量、深度和部位，进行个体化处理。如果子宫肌层完整性未受破坏，孕妇可以考虑阴道分娩，例如，经宫腔镜子宫肌瘤切除术或浅肌层子宫肌瘤切除术的孕妇，分娩期间仍应严密监测，高度警惕子宫破裂；如果子宫肌瘤剔除术破坏了子宫肌层完整性，分娩时发生子宫破裂的概率较高，建议在孕 36～39 周剖宫产终止妊娠。若前次子宫肌瘤切除术范围较广泛或较复杂，建议孕 36～37 周终止妊娠；若前次子宫肌瘤切除术范围较小，可考虑近孕 39 周终止妊娠。

4. 既往多次子宫下段横切口剖宫产史终止妊娠时机尚有争议。

与既往只有 1 次子宫下段横切口剖宫产史的孕妇相比，既往有多次子宫下段横切口剖宫产史的孕妇子宫破裂风险有增加趋势。对于有 3 次及以上既往剖宫产史的孕妇，有学者主张在孕 $38～38^{+6}$ 周行计划性再次剖宫产，以降低子宫破裂风险，但目前并未就最佳做法达成一致意见，有其他学者主张将此时间安排在孕 $39^{+0}～39^{+6}$ 周，以降低早期足月分娩给新生儿带来的并发症风险。

总之，瘢痕子宫妊娠属于高危妊娠，无论何种原因形成的瘢痕子宫再次妊娠对产科都是一重大挑战。由于我国优质医疗资源分布不均衡，不具备处理瘢痕子宫再次妊娠相关并发症条件的医院在进行孕前咨询时应建议：有特殊情况者一旦妊娠，尤其是合并胎盘异常者，应转诊到上级医院进行孕期保健，直至安全分娩。目前，瘢痕子宫再次妊娠带来的医疗和社会问题日益突出，亟待广大妇幼工作者深入研究，建立高风险的母婴保障系统，切实改善妊娠结局。

（高岩　李泽均）

主要参考文献

［1］ World Health Organization. Preconception care to reduce maternal and childhood mortality and morbidity：policy brief ［R］. 2013.

［2］ ACOG Committee Opinion No. 762：Prepregnancy Counseling ［J］. Journal of the American College of Obstetricians and Gynecologists，2019，133 (1)：228-230.

［3］ Song B，White VanGompel E，Wang C，et al. Effects of clinic-level implementation of One Key Question © on reproductive health counseling and patient satisfaction ［J］. Contraception，2021，103 (1)：6-12.

［4］ One Key Question © Online. Continuing the Conversation：preconception and contraception pathways to care training［EB/OL］. (2021-10-29)［2022-07-12］. https：//powertodecideorg/one-key-question.

［5］ Public Health England. Preconception care：making the case［EB/OL］. (2019-11-05)［2022-07-12］. https//wwwgovuk/government/publications/preconception-care-making-the-case.

［6］ Stephenson J，Heslehurst N，Hall J，et al. Before the beginning：nutrition and lifestyle in the preconception period and its importance for future health ［J］. Lancet，2018，391 (10132)：1830-1841.

［7］ Public Health Agency of Canada. Family-centred maternity and newborn care. national guidelines［EB/OL］. (2017-11-01)［2022-07-12］. https：//www.canada. ca/en/public-health/services/maternity-newborn-care-guidelines. html.

［8］ 中华医学会妇产科学分会产科学组. 孕前和孕期保健指南（2018）［J］. 中华妇产科杂志，2018，53 (1)：7-13.

［9］ Qiao J，Wang Y，Li X，et al. A Lancet Commission on 70 years of women's reproductive, maternal, newborn, child, and adolescent health in China ［J］. Lancet，2021，397 (10293)：2497-2536.

［10］ 栗娜，刘彩霞. 瘢痕子宫妊娠的孕期保健与分娩期处理 ［J］. 中国实用妇科与产科杂志，2020，36 (2)：104-107.

［11］ 刘彩，赵先兰. 瘢痕子宫再次妊娠的时机、风险及早期识别 ［J/OL］. 中华产科急救电子杂志，2020，9 (2)：69-73.

［12］ 涂金晶，闫真，师晓娟. 剖宫产后不同时间子宫瘢痕愈合情况及其指导再次妊娠分娩方式选择的临床价值 ［J］. 医学综述，2017，23 (2)：382-384，388.

［13］ Schepker N，Garcia-Rocha G J，von Versen-Höynck F，et al. Clinical diagnosis and therapy of uterine scar defects after caesarean section in non-pregnant women ［J］. Archives of Gynecology and Obstetrics，2015，291 (6)：1417-1423.

［14］ 陈敦金，杜丽丽，张丽姿. 积极应对当前瘢痕子宫再次妊娠面临的挑战 ［J］. 中华妇产科杂志，2023，58 (1)：22-25.

[15] Ayres A W, Johnson T R, Hayashi R. Characteristics of fetal heart rate tracings prior to uterine rupture [J]. International Journal of Gynaecology and Obstetrics, 2001, 74 (3): 235-240.

[16] Stamilio D M, DeFranco E, Paré E, et al. Short interpregnancy interval: risk of uterine rupture and complications of vaginal birth after cesarean delivery [J]. Obstetrics and Gynecology, 2007, 110 (5): 1075-1082.

[17] Hutcheon J A, Nelson H D, Stidd R, et al. Short interpregnancy intervals and adverse maternal outcomes in high-resource settings: an updated systematic review [J]. Paediatric and Perinatal epidemiology, 2019, 33 (1): O48-O59.

[18] 洪燕语, 贺晶. 子宫肌瘤剔除术后再妊娠的产科管理 [J]. 中华妇产科杂志, 2020, 55 (10): 729-732.

[19] 于潇, 韩帅. 祖辈照料支持对育龄妇女二孩生育间隔的影响 [J]. 人口与经济, 2022 (2): 26-41.

[20] 中华医学会妇产科学分会产科学组. 孕前和孕期保健指南 (2018) [J]. 中华妇产科杂志, 2018, 53 (1): 7-13.

[21] 栗娜, 刘彩霞. 瘢痕子宫妊娠的孕期保健与分娩期处理 [J]. 中国实用妇科与产科杂志, 2020, 36 (2): 104-107.

[22] 陈敦金, 杜丽丽, 张丽姿. 积极应对当前瘢痕子宫再次妊娠面临的挑战 [J]. 中华妇产科杂志, 2023, 58 (1): 22-25.

[23] Valley M T, Pierce J G, Daniel T B, et al. Cesarean scar pregnancy: imaging and treatment with conservative surgery [J]. Obstetrics and Gynecology, 1998, 91 (5 Pt 2): 838-840.

[24] Rotas M A, Haberman S, Levgur M. Cesarean scar ectopic pregnancies: etiology, diagnosis, and management [J]. Obstetrics and Gynecology, 2006, 107 (6): 1373-1381.

[25] Wong K S, Tan J, Ang C, et al. Myomectomy scar ectopic pregnancy [J]. The Australian & New Zealand Journal of Obstetrics & Gynaecology, 2010, 50 (1): 93-94.

[26] Toro-Bejarano M, Mora R, Timor-Tritsch I E, et al. Myomectomy scar pregnancy-a serious, but scarcely reported entity: literature review and an instructive case [J]. Case Reports Perinatal Medicine, 2021, 10 (1): 20210071.

[27] 向明梅, 马润玫. 瘢痕子宫孕前与孕期保健 [J]. 实用妇产科杂志, 2013, 29 (1): 9-11.

[28] 张艺珊, 顾向应. 瘢痕子宫再次妊娠的全程管理 [J]. 中国计划生育和妇产科, 2019, 11 (5): 5-8.

[29] 中华医学会妇产科学分会产科学组. 前置胎盘的诊断与处理指南 (2020) [J]. 中华妇产科杂志, 2020, 55 (1): 3-8.

［30］庄璟怡，应豪. 妊娠期子宫破裂的早期识别［J］. 中国实用妇科与产科杂志，2023，39（4）：406－411.

［31］中华医学会妇产科学分会产科学组. 剖宫产术后再次妊娠阴道分娩管理的专家共识（2016）［J］. 中华妇产科杂志，2016，51（8）：561－564.

［32］中华医学会围产医学分会，中华医学会妇产科学分会产科学组. 妊娠并发症和合并症终止妊娠时机的专家共识［J］. 中华妇产科杂志，2020，55（10）：649－658.

［33］Medically Indicated Late-Preterm and Early-Term Deliveries：ACOG Committee Opinion，Number 818［J］. Obstetrics and Gynecology，2021，137（2）：e29－e33.

［34］Tita A T，Landon M B，Spong C Y，et al. Timing of elective repeat cesarean delivery at term and neonatal outcomes［J］. The New England Journal Medicine，2009，360（2）：111－120.

［35］Clark S L，Miller D D，Belfort M A，et al. Neonatal and maternal outcomes associated with elective term delivery［J］. American Journal of Obstetrics and Gynecology，2009，200（2）：e1156－e1564.

［36］Tita A T，Landon M B，Spong C Y，et al. Timing of elective repeat cesarean delivery at term and neonatal outcomes［J］. The New England Journal Medicine，2009，360（2）：111－120.

［37］Chiossi G，Lai Y，Landon M B，et al. Timing of delivery and adverse outcomes in term singleton repeat cesarean deliveries［J］. Obstetrics and Gynecology，2013，121（3）：561－569.

［38］Tita A T N，Lai Y，Landon M B，et al. Timing of elective repeat cesarean delivery at term and maternal perioperative outcomes［J］. Obstetrics and Gynecology，2011，117（2 Pt 1）：280－286.

［39］Little S E，Zera C A，Clapp M A，et al. A multi-state analysis of early-term delivery trends and the association with term stillbirth［J］. Obstetrics and Gynecology，2015，126（6）：1138－1145.

［40］MacDorman M F，Reddy U M，Silver R M. Trends in stillbirth by gestational age in the United States，2006－2012［J］. Obstetrics and Gynecology，2015，126（6）：1146－1150.

［41］Frank Z C，Lee V R，Hersh A R，et al. Timing of delivery in women with prior uterine rupture：a decision analysis［J］. The Journal of Maternal-Fetal & Neonatal Medicine，2021，34（2）：238－244.

［42］Landon M B，Spong C Y，Thom E，et al. Risk of uterine rupture with a trial of labor in women with multiple and single prior cesarean delivery［J］. Obstetrics and Gynecology，2006，108（1）：12－20.

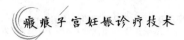

［43］ Breslin N，Vander Haar E，Friedman A M，et al. Impact of timing of delivery on maternal and neonatal outcomes for women after three previous caesarean deliveries：a secondary analysis of the caesarean section registry ［J］. British Journal of Obstetrics and Gynaecology，2019，126（8）：1008－1013.

第三章　剖宫产术后子宫瘢痕憩室

剖宫产术后子宫瘢痕憩室（cesarean scar diverticulum，CSD）又称为剖宫产术后子宫切口缺损（previous cesarean scar defect，PCSD），指剖宫产术后子宫切口愈合不良，子宫瘢痕处肌层变薄，形成与宫腔相通的凹陷或腔隙，导致部分患者出现一系列相关的临床症状。CSD 的发生率为 19.4%～88.0%，其可导致异常阴道流血等症状，影响患者生活质量。再次妊娠时可增加剖宫产术后子宫瘢痕妊娠、大出血、凶险性前置胎盘、子宫破裂等的发生风险，严重威胁育龄妇女的生命与生殖健康。随着三孩生育政策的实施，有更多的前次剖宫产后的育龄妇女再次妊娠，为她们保驾护航，让其顺利孕育和分娩，是每一位妇产科医师的神圣使命。孕前检查发现的 CSD 是否需要干预，如何干预，以降低再次妊娠的风险和并发症，需要妇产科医师通力合作，与患者共同决策，制订个性化解决方案。本章将重点讨论 CSD 与妊娠相关的问题。

一、CSD 的发生可能与以下因素有关

（一）剖宫产手术相关的因素

1. 子宫切口位置选择不当，子宫切口上下缘厚薄差距较大，缝合时容易对合不严，组织复位不良，从而影响切口愈合造成 CSD。

2. 子宫切口缝合方法及缝线材质问题，如子宫切口缝合时疏密或松紧不当。单股可吸收缝线更容易促进切口愈合，增加子宫前壁下段肌层厚度。

3. 其他，如剖宫产次数多、子宫前壁下段肌层薄。行剖宫产术时孕周越大，发生 CSD 的风险越高。

（二）感染因素

剖宫产术后子宫切口感染可导致 CSD 发生风险增加。

（三）全身状态

贫血、低蛋白血症、围术期使用大剂量激素等因素可导致子宫切口愈合不良。

（四）其他因素

子宫切口子宫内膜异位症，后位子宫及胎儿体重较大的孕妇剖宫产后更易发生 CSD。妊娠期糖尿病、既往剖宫产史、较大的体重指数（BMI）是独立危险因素。体重指数每增加一个单位，CSD 风险增加约 6%。

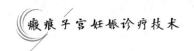

二、临床表现

CSD 多无明显的临床表现。有症状者主要表现为异常阴道流血、继发不孕、慢性盆腔痛、经期腹痛等。异常阴道流血为最主要的症状，表现为月经周期正常，但出现经期延长、经间期阴道流血、性交后阴道流血，且这些症状不能用其他妇科疾病解释。CSD 致继发不孕的主要机制是宫颈黏液质量改变、宫腔积液和憩室局部慢性炎症。CSD 增加下次妊娠的风险，如子宫瘢痕妊娠、胎盘植入、子宫破裂等。极少数情况下会发生瘢痕处脓肿，这可能与憩室内残存积血或黏液感染有关。

三、诊断

CSD 的诊断应根据患者病史、症状及影像学检查综合判断，诊断标准如下：

1. 一次或多次子宫下段剖宫产术史。

2. 可有以月经期延长、月经淋漓不尽为表现的异常阴道流血并排除了引起这些症状的其他疾病，也可有慢性盆腔痛、不孕等其他临床症状。

3. 经阴道超声（transvaginal ultrasound，TVUS）、子宫输卵管造影（hysterosalpingography，HSG）、宫腔声学造影（sonohysterography，SHG）、MRI 及宫腔镜检查等辅助检查手段有特征性的表现。

（1）TVUS：简单常用，但灵敏度及特异度均不高，可联合三维超声进行检测，在月经期或阴道不规则流血时检查最佳。有研究结果表明，子宫前壁下段原剖宫产手术切口处剩余肌层厚度小于 4.15mm 时可有效预测 CSD，并且在该厚度阈值以下更容易发现 CSD。典型的表现为子宫切口处浆膜层连续而肌层不连续，存在 1 个或数个边缘模糊的楔形或囊状液性暗区，尖端突向浆膜面且与宫腔相通，此处子宫肌层厚度减小。

（2）HSG：表现为子宫下段的囊状结构或呈线状、带状缺损。检查时需向宫腔内加压注入造影剂，目前已逐渐被 SHG 取代。

（3）SHG：可见典型的子宫下段楔形或囊状液性暗区，同时观察宫腔内是否有占位性病变。诊断的特异度及灵敏度与 TVUS 相比均较高，尤其是对于无症状的 CSD 患者也有良好的诊断作用。

（4）MRI：其特征表现为子宫前壁下段可见瘢痕影，局部变薄，龛影与宫腔相通。

（5）宫腔镜检查：宫腔镜下可见子宫切口处凹陷形成憩室结构，切口下缘的纤维组织形成"活瓣"，凹陷内可见陈旧积血或黏液，憩室内局部血管增生、迂曲扩张，有时可见较薄的子宫内膜生长。宫腔镜检查因具有直视性等优点被认为是诊断 CSD 的最佳方法。

四、治疗

目前，CSD 的治疗主要包括药物治疗及手术治疗。

（一）药物治疗

原则上不推荐，仅用于不能确定异常出血原因的患者的实验性治疗或者鉴别诊断，也可考虑用于轻症患者的症状改善。长期疗效不确切。通常选择短效口服避孕药，用于以异常子宫出血为临床表现、目前无生育要求、拒绝接受手术患者的短期治疗。使用3个周期可改善患者异常子宫出血的症状，停药后症状复发率高，治疗过程中可辅以止血剂如氨甲环酸片等。另外，可尝试左炔诺孕酮宫内缓释系统、中医药等治疗。

（二）手术治疗

1. 手术指征：诊断为 CSD 且有相应的临床症状，影响患者的生活质量，患者有治疗需求。

2. 手术治疗的目的：一是通过切除或烧灼憩室内异常的黏膜组织和扩张增生的血管，改善症状；二是对于有生育需求的患者，需同时增加子宫切口处组织的厚度，修复缺陷，恢复解剖结构与功能。

3. 手术方法：以微创手术为主，可经阴道或经腹完成。

（1）宫腔镜手术：适用于子宫前壁下段肌层厚度大于或等于 3mm 的 CSD 患者，异常子宫出血症状改善率可达 80%，可减少月经后点滴出血 3.8 天，疼痛改善率最高达 97%，但高达 5% 的患者会出现症状复发。通过切开阻碍经血流出的憩室下壁组织及电凝破坏憩室内的内膜达到改善症状的目的，术中可同时诊断和治疗子宫内膜病变，如子宫内膜息肉等。手术创伤小，恢复快，但宫腔镜手术不能修补子宫局部缺损，甚至会使子宫瘢痕处更加菲薄，再次妊娠时需警惕子宫破裂的风险。

（2）腹腔镜手术：适用于子宫前壁下段肌层厚度小于 3mm 且有再生育要求的符合手术指征的患者。腹腔镜手术能够修复、加固剖宫产术后子宫瘢痕处的肌层，有研究显示，随访至 3 个月时，肌层厚度可由 1.4mm 增加至 9.6mm，同时能在一定程度上纠正子宫的倾曲度，有效率高达 95%。术后需避孕 2 年待切口愈合后才可再次妊娠。腹腔镜下"折叠对接缝合法"是一种改良的腹腔镜手术方法，可有效缩短术后避孕时间，尤其适用于部分年龄较大且生育要求迫切的患者。

（3）阴式手术：改善 CSD 异常子宫出血的总体有效率约为 90%，可结合宫腔镜技术完成。术中应注意避免膀胱损伤，局限在于术野暴露较困难，要求术者能熟练掌握阴式手术的操作技巧，对于憩室的正确定位在很大程度上依赖于术者的经验。

（4）开腹手术：创伤大，恢复慢，不作为首选，对于盆腹腔粘连重、CSD 较大的患者有一定的应用价值。此类患者行腹腔镜手术或阴式手术进腹困难、周围器官损伤风险高，除非术者有把握实施。

4. 术后的处理要点及术后疗效评估标准：根据所选术式，围术期使用抗生素预防感染，纠正贫血及低蛋白血症，以尽量减少对切口愈合的影响。术后随访，术后 3 个月内阴道流血淋漓不尽时可联合止血药物或短效口服避孕药物改善症状，若继发伤口感染或盆腔炎性疾病，应积极用抗菌药物治疗。对于有生育要求者，做好术后避孕指导，妊娠后在孕早期及时行超声检查以确认孕囊位置，早期识别并处理 CSP；孕中晚期加强母儿监测，关注凶险性前置胎盘及子宫破裂等严重并发症发生的可能，对于部分高危患者，终止妊娠时应做好多学科协作的准备。对于术后疗效评估标准，建议参考以下几点：

（1）与 CSD 相关的临床症状消失，为治愈。

（2）与 CSD 相关的临床症状较术前明显改善，为好转。

（3）与 CSD 相关的临床症状无改变，则为无效。

依据选择的术式，术后影像学检查绝大部分 CSD 消失，局部肌层较术前增厚或无变化，术后临床疗效的评估标准应以 CSD 相关的临床症状的改善为标准。

（三）其他治疗方式

有学者利用生物反馈电刺激疗法治疗 CSD，结果表明，生物反馈电刺激疗法显著降低 CSD 患者憩室的容积，减小了憩室的长度、深度与宽度，以及宫腔分离直径。

五、预防

尽量降低剖宫产率，采用正确的手术技术来确保残余肌层厚度和牢固瘢痕形成，预防感染，积极纠正贫血及低蛋白血症，以减少 CSD 的形成。

六、CSD 术后再次妊娠的管理

（一）CSD 对再次妊娠（pregnancy after prior cesarean，PAPC）的影响

1. CSD 对生育力的影响：CSD 可导致不孕。憩室中残存的月经血及持续的异常子宫出血会改变宫颈黏液性状，阻碍精子的进入，影响精子质量，且局部易发生炎症反应，影响受精卵着床，同时亦有杀精作用。CSD 患者盆腔积液中细胞因子白介素－6（IL－6）和肿瘤坏死因子－α（TNF－α）表达增加，与不孕相关。CSD 患者行辅助生殖的成功率也低。瘢痕憩室内存在活性的子宫内膜，受精卵着床于瘢痕憩室处称为瘢痕妊娠，一旦确诊，应积极终止妊娠。

2. CSD 对妊娠结局的影响：部分孕妇及临床医师因孕早期发现 CSD，担心发生不良妊娠结局而选择终止妊娠；还有部分 CSD 孕妇因孕期子宫前壁下段肌层薄而处于焦虑状态，导致孕妇要求甚至部分临床医师也建议提前终止妊娠。有学者认为这种处理方式是值得进一步探讨的。诚然，国内外既往研究发现 CSD 孕妇孕晚期子宫下段肌层更薄，发生子宫破裂的风险更高，但对于有生育要求的 PAPC 孕妇，做出终止妊娠的建议时应当慎之又慎，不宜轻易做出决定。应根据孕妇的生育意愿、孕期的定期监测，充分知情同意后做出综合判断。

3. CSD 孕妇子宫破裂高风险预测指标：Ofili-Yebovi 等提出，残余肌层厚度（remaining myometrial thickness，RMT）与相邻肌层厚度比值（remaining myometrial thickness/adjacent myometrial thickness，PRM）小于 50% 为大 CSD。Osser 等提出，将既往有 1 次剖宫产史孕妇的 RMT 为 2.2mm（经阴道超声测量）或 PRM 为 23% 作为定义大 CSD 的截断值，而既往有过 2 次剖宫产史的孕妇相应的截断值则分别为 1.9mm 及 31%。2010 年的一项研究提出，将 RMT 为 2.5mm 或 PRM 为 29% 作为定义大 CSD 的截断值。Bij de Vaate 等建议将大 CSD 定义为憩室深度/相邻肌层厚度为 50%～80%。近年来常被用于预测 CSD 孕妇发生子宫破裂的参数还有憩室深度/RMT，当憩室深度/

RMT 小于 0.785 时发生子宫破裂的风险较小，憩室深度/RMT 大于 1.3035 时，发生子宫破裂的风险超过 50%。但也有研究认为，这些指标的特异度及阳性预测值较低，将其作为 CSD 孕妇发生子宫破裂高风险的预测指标尚有待进一步研究。经充分的孕前评估、严密监测和及时处理，CSD 孕妇与无 CSD 的 PAPC 孕妇的分娩结局相似，建议不必因 CSD 的存在或 CSD 为大缺损而盲目终止妊娠或过度焦虑。

（二）CSD 相关手术对生育力的影响

根据患者的自身情况及残余子宫肌层厚度选择合适的手术治疗方法，可改善 CSD 继发不孕患者的生育力。经宫腔镜手术、腹腔镜手术治疗后总体妊娠率约为 60%。关于 CSD 行手术治疗是否能够降低再次发生瘢痕妊娠及子宫破裂的风险，目前仍无统一结论。

对于排除其他不孕因素后伴有 CSD 的继发不孕患者，手术修补 CSD 的证据不充分。

（三）CSD 术后再次妊娠的时间

国内医师通常基于现有的循证医学证据及自己的临床经验，告知患者行 CSD 修补手术后再次妊娠的时间。对于行剖宫产术后子宫瘢痕切除术治疗的 CSD 患者，由于子宫切口的最佳愈合时间为术后 2~4 年，故建议术后避孕 2 年；而对于腹腔镜下"折叠对接缝合法"及宫腔镜手术者，由于没有破坏子宫的完整性，可适当缩短避孕时间，在术后 6 个月可酌情计划妊娠（基于小样本量临床研究的结果）。当 CSD 患者经治疗后再次妊娠时，首先应行超声检查，一旦确诊 CSP，应早期终止妊娠；对于正常妊娠患者，需充分告知孕期的风险，加强妊娠期母儿监测，如有子宫破裂征兆，及时就诊；分娩前充分评估，选择合适的方式终止妊娠，以减少不良事件的发生。目前认为，CSD 不是阴道分娩的绝对禁忌证，研究显示，当子宫瘢痕处 RMT 为 2.1~4.0mm 时行剖宫产术后阴道分娩（vaginal birth after cesarean，VBAC）子宫破裂的风险较小，瘢痕处 RMT 为 0.6~2.0mm 时子宫破裂风险增加，但多数学者认为这类患者应选择剖宫产术作为分娩方式。

（汤彪 王刚）

主要参考文献

［1］中华医学会计划生育学分会. 剖宫产术后子宫瘢痕憩室诊治专家共识［J］. 中华妇产科杂志，2019，54（3）：145－148.

［2］王雪金，孔祥怡，李秋圆，等. 子宫瘢痕憩室及宫腔积液对体外受精－胚胎移植妊娠结局的影响［J］. 中华生殖与避孕杂志，2022，42（9）：909－916.

［3］赵琪锦，李楚，杨云萍，等. 子宫瘢痕憩室的研究进展［J］. 中国计划生育学杂志，2022，30（9）：2165－2170.

［4］陈雪芬，华玉蓉，陈昱，等. 生物反馈电刺激疗法治疗剖宫产术后子宫瘢痕憩室的效果观察［J］. 中国计划生育和妇产科，2021，13（8）：60－62，67.

［5］王林林，杨慧霞，陈俊雅，等. 剖宫产术后子宫瘢痕憩室再次妊娠的不良妊娠结局

分析及预测［J］. 中华妇产科杂志，2022，57（8）：587－593.

［6］ 滕伟. 剖宫产术后子宫疤痕憩室分级诊断与月经异常及再妊娠相关性的研究［D］. 广州：广州医科大学，2019.

［7］ 何秀宣，李标，程燕. 剖宫产术后瘢痕子宫合并子宫瘢痕憩室对再生育的影响［J］. 中国计划生育和妇产科，2019，11（5）：25－28.

［8］ 陈华，鲁南，杨岳州，等. 剖宫产切口瘢痕以及憩室对体外受精－胚胎移植后妊娠结局的影响［J］. 中华生殖与避孕杂志，2020，40（6）：447－453.

［9］ 刘广谱. 有生育要求的剖宫产瘢痕憩室患者的临床管理［J］. 国际妇产科学杂志，2022，49（4）：430－433.

［10］ 胡珍. 剖宫产瘢痕憩室再生育分娩方式及妊娠结局分析［J］. 中国计划生育学杂志，2019，27（5）：643－646.

［11］ 赵一，冯力民. 剖宫产瘢痕憩室的再生育问题［J］. 中国计划生育和妇产科，2017，9（6）：4－6.

［12］ Zheng X Q, Yan J Y, Liu Z Z, et al. Safety and feasibility of trial of labor in pregnant women with cesarean scar diverticulum［J］. The Journal of International Medical Research，2020，48（9）：1－12.

［13］ Deng K X, Liu W J, Chen Y L, et al. Obstetric and gynecological outcomes after the transvaginal repair of cesarean scar defectin a series of 183 women［J］. The Journal of Minimally Invasive Gynecology，2021，28（5）：1051－1059.

［14］ Kulshrestha V, Agarwal N, Kachhawa G. Post-caesarean niche (Isthmocele) in uterine scar：an update［J］. Journal of Obstetrics and Gynaecology of India，2020，70（6）：440－446.

［15］ Du Q, Zhao W. Exploring the value of cesarean section diverticulum area to predict the safety of hysteroscopic management for cesarean scar pregnancy patients［J］. International Journal of Gynaecology and Obstetrics，2022，156（3）：488－493.

［16］ de Luget C D, Becchis E, Fernandez H, et al. Can uterine niche be prevented?［J］. Journal of Gynecology Obstetrics and Human Reproduction，2022，51（3）：102299.

［17］ Karpathiou G, Chauleur C, Dridi M, et al. Histologic findings of uterine niches［J］. American Journal of Clinical Pathology，2020，154（5）：645－655.

［18］ Goldenberg M, Timor I, Mashiach R, et al. Pregnancy following cesarean scar defect (niche) repair：a cohort study［J］. Archives of Gynecology and Obstetrics，2022，306（5）：1581－1586.

［19］ Harjee R, Khinda J, Bedaiwy M A, et al. Reproductive outcomes following surgical management for isthmoceles：a systematic review［J］. Journal of Minimally Invasive Gynecology，2021，28（7）：1291－1302.

第四章　子宫瘢痕妊娠

一、概述

（一）定义

子宫瘢痕妊娠（CSP）是指受精卵着床于前次剖宫产子宫切口瘢痕处的一种异位妊娠。这是一个时间限制性定义，仅限于停经时间小于或等于 12 周。孕中期 CSP 诊断为"宫内中孕，剖宫产术后子宫瘢痕妊娠，胎盘植入"，如并发胎盘前置，则诊断为"宫内中孕，剖宫产术后子宫瘢痕妊娠，胎盘前置状态，胎盘植入"，至孕中晚期则诊断为胎盘植入、前置胎盘，即形成凶险性前置胎盘。

（二）发病情况

CSP 的发生率为 0.045％～0.055％，占剖宫产术后女性的 1.15％ 左右，占既往有剖宫产史女性异位妊娠的 6.1％。目前，CSP 的发病机制尚不清楚，对 CSP 的诊断与治疗在国内外均无统一的标准以及较好的循证医学证据，缺乏大样本量的随机对照研究。

二、临床表现

CSP 在孕早期无典型的临床表现，或仅有少量阴道流血、轻微下腹痛等类似先兆流产的表现。有小部分患者出现停经后大量阴道流血，伴或不伴妊娠组织物排出。

三、诊断

（一）影像学检查

1. 彩超检查：CSP 诊断的首选方法。尤其是经阴道和经腹超声联合使用，有利于帮助定位孕囊及明确孕囊与子宫前壁下段肌层和膀胱的关系。超声下 CSP 的典型表现：①宫腔内、宫颈管内未见孕囊；②孕囊着床部位在子宫前壁下段肌层（相当于前次剖宫产子宫切口部位），有时孕囊内可见胎芽或胎心搏动；③子宫下段肌层连续性中断，孕囊与膀胱之间的子宫肌层明显变薄，甚至消失；④彩色多普勒血流显像（color Doppler flow imaging，CDFI）提示孕囊周边高速低阻血流信号。

2. MRI：可明确孕囊与子宫及其周围器官的关系。MRI 矢状面及横断面的 T1、T2 加权连续扫描均可以清晰地显示子宫前壁下段内的孕囊与子宫及其周围器官的关系。

缺点是费用较昂贵。所以，MRI 不作为首选的诊断方法。

（二）血 β-hCG

血 β-hCG 对于 CSP 的诊断并无特异性，但在治疗后的随诊中评价治疗效果时非常重要。有胎心的 CSP 患者血 β-hCG 水平可以大于 100000U/L。要注意对于血 β-hCG 异常升高者需警惕是否合并妊娠滋养细胞肿瘤。

四、分型

根据超声检查显示的着床于子宫前壁瘢痕处的孕囊的生长方向，以及子宫前壁孕囊与膀胱间子宫肌层的厚度进行分型。此分型方法有利于临床的实际操作。

1. Ⅰ型：①孕囊部分着床于子宫瘢痕处，部分或大部分位于宫腔内，少数甚或达宫底部宫腔；②孕囊明显变形、拉长，下端成锐角；③孕囊与膀胱间子宫肌层变薄，厚度大于 3mm；④CDFI 显示瘢痕处见滋养层血流信号（低阻血流）。

2. Ⅱ型：①孕囊部分着床于子宫瘢痕处，部分或大部分位于宫腔内，少数甚或达宫底部宫腔；②孕囊明显变形、拉长，下端成锐角；③孕囊与膀胱间子宫肌层变薄，厚度小于或等于 3mm；④CDFI 显示瘢痕处见滋养层血流信号（低阻血流）。

3. Ⅲ型：①孕囊完全着床于子宫瘢痕处肌层并向膀胱方向外凸；②宫腔及宫颈管内空虚；③孕囊与膀胱之间子宫肌层明显变薄，甚或缺失，厚度小于或等于 3mm；④CDFI显示瘢痕处见滋养层血流信号（低阻血流）。Ⅲ型中有一种特殊的超声表现类型，即包块型，其声像图的特点：位于子宫下段瘢痕处的混合回声（呈囊实性）包块，有时呈类实性；包块向膀胱方向隆起；包块与膀胱间子宫肌层明显变薄，或缺失；CDFI 显示包块周边见较丰富的血流信号，可为低阻血流，少数也可仅见少许血流信号，或无血流信号。包块型多由 CSP 流产后（如药物流产后或负压吸引术后）子宫瘢痕处妊娠物残留并出血所致。

以上分型方法不同于 2000 年 Vial 等的两分法（内生型和外生型）。两分法根据孕囊植入子宫瘢痕处的程度和生长方向进行分型，缺乏用于指导临床治疗的可以依据的数据及定量指标，不利于临床工作。

五、鉴别诊断

（一）宫颈妊娠

宫颈妊娠为孕囊着床于宫颈管内，子宫前壁下段肌层连续、无中断。妇科检查可见宫颈膨大，呈桶状，甚至可形成上小下大的葫芦形，宫颈呈紫蓝色，但宫颈外口是闭合的。鉴别依据：既往有无剖宫产史，超声检查判断孕囊着床的位置。当孕周数较大或包块较大时，区分起来较为困难，如患者有剖宫产史，应高度怀疑 CSP。

（二）宫内孕难免流产

当宫内孕难免流产时，孕囊在排出宫腔的过程中，如暂时停留于前次剖宫产子宫瘢

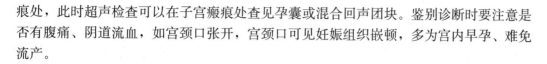

痕处，此时超声检查可以在子宫瘢痕处查见孕囊或混合回声团块。鉴别诊断时要注意是否有腹痛、阴道流血，如宫颈口张开，宫颈口可见妊娠组织嵌顿，多为宫内早孕、难免流产。

（三）妊娠滋养细胞肿瘤

如 CSP 清宫不全或不全流产后残留的妊娠组织继续生长，继而在子宫前壁下段形成包块，其超声检查发现子宫肌壁间混合回声团、局部可见高速低阻血流信号、局部肌层变薄甚至连续性中断等类似于妊娠滋养细胞肿瘤的表现，容易误诊为妊娠滋养细胞肿瘤。鉴别诊断时需注意：CSP 有明确的剖宫产史，包块位置在子宫前壁下段且与子宫瘢痕关系密切，血 β-hCG 水平通常低于正常妊娠的相同停经周数，很少超过100000U/L。结合病史和辅助检查，应首先考虑 CSP 的可能，不能轻易诊断妊娠滋养细胞肿瘤并进行化疗。

六、治疗

诊治要做到"三早"：早诊断、早终止、早清除。既往有剖宫产史的妇女一旦发现再次妊娠，应尽早行超声检查明确孕囊部位，早期排除 CSP。一旦确诊为 CSP，应立即提出终止妊娠的建议，并尽快清除妊娠组织。若患者因为自身原因坚决要求继续妊娠，应充分告知继续妊娠可能发生的风险和并发症，如胎盘植入、前置胎盘、子宫破裂等情况所导致的产前、产时或产后难以控制的大出血，甚至切除子宫、危及生命等凶险不良结局，并签署知情同意书。终止妊娠时应尽量遵循和选择终止早孕的基本原则和方法，以减小损伤，最大限度地保留患者的生育力。治疗方法包括药物治疗、子宫动脉栓塞术（uterine artery embolization，UAE）、手术治疗和高强度聚焦超声（HIFU）治疗等。可采用单一方法治疗或两种方法联合治疗。

（一）药物治疗

目前，比较常用的治疗药物是甲氨蝶呤（methotrexate，MTX）。MTX 治疗孕早期 CSP 的适应证：无活动性出血，一般情况平稳，血常规、肝肾功能基本正常者；不接受或不适宜手术治疗者；孕周较小，血 β-hCG 水平较低者；Ⅱ型和Ⅲ型 CSP 患者在行清宫术或病灶清除手术前的预处理，可及时阻止病情的发展，减少术中出血的风险；手术治疗后血 β-hCG 水平下降不理想或再次升高且不适合再次手术者。在临床上，有 MTX 联合 UAE（MTX 25mg，分别双侧子宫动脉注射后栓塞，总量 50mg），也有超声引导下孕囊内局部注射（25～50mg），或全身单剂量注射 MTX（50mg/m^2）等方案治疗 CSP。研究结果显示，无论单独应用 MTX 或联合 UAE，治疗 CSP 具有一定的效果，但疗程较长，并且有治疗失败的可能，文献报道的成功率在 71%～83%。MTX 治疗期间随时有出现严重的子宫出血的风险，故需在有条件进一步治疗的医疗机构进行。在药物治疗过程中须定期采用阴道彩超监测孕囊及其周围血流信号的变化，定期监测血 β-hCG 水平，以评估治疗效果。建议每周检测 1 次，每次 β-hCG 下降幅度大于 15%，彩超下见病灶血流明显减少甚至消失，包块明显缩小可视为效果满意，治疗有效。反之，

若血 β-hCG 下降不满意，或高速低阻血流信号持续存在，包块进一步长大，均提示 MTX 治疗反应差，可 1 周后增加药物治疗次数，或改变治疗方案。应用 MTX 保守治疗的 CSP 患者，在血 β-hCG 下降至 50U/L 或正常后可在 B 超监护下行清宫术以减少治疗时间，降低子宫大出血的风险。单纯药物治疗不作为治疗 CSP 的首选方案。

（二）UAE

UAE 是用于辅助治疗 CSP 的重要手段，一般与药物治疗或手术治疗联合使用。

1. 有效性：UAE 作为一种保留生育功能的治疗方法，近年来在临床上广泛应用。Maheux-Lacroix 等对 CSP 治疗方案的有效性及安全性进行了系统综述。与 UAE 联合后，清宫术中大出血风险由直接行清宫术的 28% 降低至 4%。Qiao 等通过一项荟萃分析指出，与甲氨蝶呤+清宫术相比，UAE 后行清宫术使血 β-hCG 正常化时间、住院时间、失血量均减少。UAE 组的不良事件发生率更低（$P=0.008$）。对于 CSP 患者，UAE 术后清宫更有利，并且可能是优先选择。

2. 适应证：①CSP 终止妊娠的手术或自然流产发生大出血时的紧急止血；②Ⅱ型和Ⅲ型 CSP，手术前预处理，以降低清宫术或病灶清除术的出血风险。

3. 注意事项：①子宫下段如存在异生血管，行 UAE 时栓塞剂使用量更大，出现栓塞剂脱落的风险更高，栓塞不完全概率更高，术中止血的保障效果更差；②栓塞剂建议使用直径 1~3mm 的新鲜明胶海绵颗粒；③栓塞部位为双侧子宫动脉，如有其他髂内动脉分支供血，则栓塞髂内动脉前干；④建议在 UAE 后 72 小时内完成清除 CSP 病灶的手术操作，以免侧支循环建立，降低止血效果。

4. 并发症：①手术失败；②子宫性闭经（发生率为 0.1%~0.4%）；③卵巢性闭经；④存在一定比例的患者 UAE 后发生不孕症或不良孕产史；⑤感染，严重者可导致死亡；⑥栓塞后综合征（100%），如疼痛等；⑦异位栓塞；⑧子宫切除。

近年来，有学者提出将主动脉球囊阻断术应用于 CSP 清宫术前预处理。该方法可有效减少清宫术中出血，避免子宫切除，并且子宫卵巢的血供不受影响，避免了 UAE 可能导致子宫卵巢功能衰竭等风险。

（三）手术治疗

手术分为清宫术、妊娠物清除及子宫瘢痕修补术、子宫切除术。各种手术需依据 CSP 分型、有无大出血的危险因素以及患者的生育要求等情况综合评估后选择。有出血高风险时可在手术前进行预处理。

1. 清宫术。

（1）超声监视下清宫术。其适应证：一般情况平稳、孕周小于 8 周的Ⅰ型 CSP，以及经过预处理（包括 UAE 或 MTX 或 HIFU 治疗）的Ⅱ型 CSP、Ⅲ型 CSP 和孕周大于或等于 8 周的Ⅰ型 CSP。术时需注意：先吸去子宫瘢痕处以外的蜕膜组织，再尽量吸去孕囊，之后以 200~300mmHg 压力清理子宫瘢痕处的蜕膜组织和残余的绒毛组织，尽量避免搔刮；做好随时止血及 UAE 的准备，若术中出血多，可使用缩宫素或前列腺素制剂促进宫缩，也可使用球囊压迫子宫下段瘢痕处，必要时行 UAE 止血；Ⅱ型、Ⅲ型

CSP 以及孕周大于或等于 8 周的 Ⅰ 型 CSP 均应先预处理后再手术；如清宫后仍有残留，可根据情况选择 MTX 治疗或再次清宫，必要时行妊娠病灶清除术及子宫瘢痕修补术。该术式的优点是简便，费用低，损伤小，恢复快。其缺点是子宫瘢痕处的缺损仍然存在。对于 Ⅲ 型 CSP，尤其是 Ⅲ 型中的包块型，清宫术风险较大，发生残留、出血的风险均增加，不建议行清宫术。

（2）宫腔镜下妊娠物清除术：文献报道，对 Ⅰ 型 CSP 采用宫腔镜下妊娠物清除术，获得一定的效果，目前尚缺乏大样本的临床数据。同时，宫腔镜对施术者要求高。其优点是在宫腔镜直视下手术，减少妊娠组织残留风险。缺点是无法修复薄弱的子宫前壁瘢痕处的肌层。

2. 妊娠物清除及子宫瘢痕修补术。

手术目的是清除妊娠病灶，切除子宫瘢痕组织，修补子宫前壁，恢复子宫正常的解剖结构。其适用于 Ⅱ 型和 Ⅲ 型 CSP（尤其是 Ⅲ 型中的包块型）、子宫前壁瘢痕处肌层菲薄、有再生育要求并希望同时修补子宫缺损的患者。手术方式包括开腹手术、腹腔镜手术、经阴道手术。手术者可根据患者的情况及自身的技术水平选择合适的手术方式。术前应充分评估术中出血的风险，可行预防性 UAE 或预备 UAE。术中预先阻断髂内动脉也能达到减少出血风险的效果。如无条件行 UAE，术中发生无法控制的大出血危及生命时，可行子宫切除术。经阴道切除子宫瘢痕妊娠病灶的优点在于：止血效果好，手术快捷、安全、疗效确切；同时修补子宫瘢痕憩室，减少再次瘢痕妊娠发生率；手术创伤小，术后疼痛轻，术后恢复快，住院时间短，费用低。

为减少经阴道子宫瘢痕妊娠病灶切除术术中出血及术后妊娠组织残留等并发症，可采取以下措施：手术过程中采用电刀更有利于止血，可减少出血；于宫颈膀胱间隙注射稀释垂体后叶素（垂体后叶素 6U 加入 0.9% 氯化钠注射液稀释至 10mL），其较肾上腺素不良反应小，止血效果更好；在子宫切口处行负压吸引并将部分瘢痕切除送检，再将宫腔内全面吸宫一次去除蜕膜组织以减少术后阴道流血时间，机化组织采用有齿卵圆钳钳刮去除。经腹腔镜切除子宫瘢痕妊娠病灶时应注意：充分下推膀胱，暴露子宫下段瘢痕处病灶部位后再进一步行病灶部位切开；如病灶处血供丰富，切开时出血风险大，可预先分离子宫动脉或髂内动脉行缝线套扎以阻断血供，减少出血；切开病灶处肌层时切口不用太大，切开后立即使用吸引器吸除妊娠组织，避免妊娠物残留在盆腹腔种植生长，必要时可让助手经阴道在腹腔镜监测下行吸宫术；缝合切口前，可适当修剪切口周围瘢痕组织，修剪时应采用冷刀，避免使用电器械影响局部血供，影响术后切口愈合。近年来，有学者提出在治疗 Ⅲ 型 CSP 时对子宫下段孕囊两侧的肌层组织折叠缝合，修复下段薄弱的肌层，将孕囊回纳宫腔后，再进行人工流产术。该术式因未切除原手术瘢痕组织，故术中出血少；此外，折叠缝合后加厚的下段肌层同样有收缩的功能，从而在人工流产术中、术后起到了减少出血的作用。其优点在于：保持了子宫下段肌层及黏膜层的完整性，减少了子宫创伤；孕期子宫尤其孕囊着床部位的血供丰富，该术式不需切除原手术瘢痕组织，故术中出血少；修复后的子宫下段肌层不影响人工流产术中、术后子宫肌肉的收缩，术中、术后大出血风险降低；对子宫下段瘢痕薄弱的肌层组织进行了修复，可满足患者再次妊娠的需求；操作简便，易掌握。清除子宫瘢痕处妊娠物后，应全面吸刮宫腔，减少术后出血、蜕膜组织残留等。子宫瘢痕处菲薄的瘢痕组织应尽量切除，保证对合的上下缘有正常的子宫肌层，缝合时应仔细对合，严密止血，尽可能双层缝合。术中注意分离膀胱宫颈间隙，如子宫前壁与前腹壁粘连，子宫下拉困难，可行辅助腹腔镜下子宫前壁粘连松解术。尽管经阴道途径可完成妊娠物清除术及子宫瘢痕修补术，但要求术者有丰富的经阴道手术的经验。阴道操作空间小，妊娠周数超过 10 周或包块直径大于 6cm 者则不宜选择经阴道手术。具体手术路径的选择可根据医疗机构的技术能力、设备条件以及患者具体情况等综合考虑。

3. 子宫切除术：不作为治疗 CSP 的首选手术方式。但在基层医院缺乏介入治疗条件，患者发生大出血危及生命的情况下，只能就地抢救时，为抢救患者生命，可选择子宫切除术。术前需充分与患者沟通术后无生育力等情况，并告知在当时的情况下没有更好的替代方案选择，签署知情同意书。

（四）HIFU 治疗

HIFU 治疗是用于辅助治疗 CSP 的重要手段，与药物治疗或手术治疗联合可更有效地处理 CSP。其主要作用机制是综合了超声波的热效应和空化效应的双重作用，通过将高强度超声波的能量定位聚焦到子宫下段瘢痕的胚囊处，使胚囊着床处的局部温度瞬间升高达 $65\sim100℃$，导致胚囊的周围血运阻断，使胚胎组织发生凝固性坏死，从而破坏绒毛及孕囊结构。其主要用于 CSP 术前预处理，以减少术中大出血风险。

七、治疗后随诊

术后每周监测 1 次血 $\beta-hCG$ 下降情况，其恢复正常的时间应同孕早期人工流产后（3~4 周）。如果术后每次血 $\beta-hCG$ 下降幅度不满意（小于 15%），或下降至某个水平后出现波动，或术后 4 周仍未恢复正常，则需结合临床、超声检查结果等以决定是否需要进一步干预。部分患者在清宫术后短期内会出现子宫瘢痕处的小血肿，表现为超声下的瘢痕处低回声，但无血流信号，如无活跃阴道流血可不予特殊处理，反之，则建议使用止血药物，而非再次手术治疗。术后超声随访建议每月 1 次，直至血 $\beta-hCG$ 恢复正常。

八、治疗后的生育管理

CSP 早期治疗后的再妊娠结局有宫内妊娠、自然流产和复发性子宫瘢痕妊娠（recurrent cesarean scar pregnancy，RCSP）。CSP 治疗后的自然妊娠率较满意，且个体化的治疗方式对自然妊娠率无显著影响。未发现腹腔镜瘢痕修复手术显著降低 RCSP 的发生率。CSP 再次妊娠后发生 RCSP 的风险增加，孕早期需及早诊治。围产期结局总体良好。对于无生育要求的妇女，推荐使用长期且有效的避孕方法，以避免 CSP 的发生，所有的避孕方法均适用；对于有生育要求的妇女，建议治愈半年后再妊娠，并告知再次妊娠有发生 CSP、胎盘植入、孕晚期子宫破裂的风险。

（伍玲）

主要参考文献

[1] 中华医学会妇产科学分会计划生育学组. 剖宫产术后子宫瘢痕妊娠诊治专家共识 (2016) [J]. 中华妇产科杂志，2016，51 (8)：568－572.

[2] Litwicka K，Greco E. Caesarean scar pregnancy：a review of management options [J]. Current Opinion in Obstetrics & Gynecology，2013，25 (6)：456－461.

[3] Sun K M，Huang L W，Lin Y H，et al. Caesarean scar pregnancy：issues in management [J]. Ultrasound in Obstetrcis & Gynecology，2004，23 (3)：247－253.

[4] 金力，范光升，郎景和. 剖宫产术后瘢痕妊娠的早期诊断与治疗 [J]. 生殖与避孕，2005，25 (10)：630－634.

[5] Fylstra D L. Ectopic pregnancy within a cesarean scar：a review [J]. Obstetrical & Gynecological Survey，2002，57 (8)：537－543.

[6] 袁岩，戴晴，蔡胜，等. 超声对剖宫产瘢痕妊娠的诊断价值 [J]. 中华超声影像学杂志，2010，19 (4)：321－324.

[7] 刘真真，戴晴，王铭，等. 包块型剖宫产瘢痕妊娠临床及超声特征分析 [J]. 中国医学影像技术，2013，29 (6)：1006－1010.

[8] Vial Y，Petignat P，Hohlfeld P. Pregnancy in a cesarean scar [J]. Obstetrical & Gynecological Survey，2000，16 (6)：592－593.

[9] 梁致怡，苏继颖，杨华. 剖宫产术后子宫瘢痕妊娠清宫治疗的可行性分析 [J]. 中华医学杂志，2015，95 (37)：3045－3049.

[10] Liu S，Sun J，Cai B，et al. Management of cesarean scar pregnancy using ultrasound-guided dilation and curettage [J]. Journal of Minimally Invasive Gynecology，2016，23 (5)：707－711.

[11] 李源，向阳，万希润，等. 包块型剖宫产术后子宫瘢痕妊娠 39 例临床分析 [J]. 中华妇产科杂志，2014，49 (1)：10－13.

[12] Wang M，Yang Z，Li Y，et al. Conservative management of cesarean scar pregnancies：a prospective randomized controlled trial at a single center [J]. International Journal of Clinical and Experimental Medicine，2015，8 (10)：18972－18980.

[13] Yin X H，Yang S Z，Wang Z Q，et al. Injection of MTX for the treatment of cesarean scar pregnancy：comparison between different methods [J]. International Journal of Clinical and Experimental Medicine，2014，7 (7)：1867－1872.

[14] Jurkovic D，Hillaby K，Woelfer B，et al. First-trimester diagnosis and management of pregnancies implanted into the lower uterine segment cesarean section scar [J]. Ultrasound in Obstetrcis & Gynecology，2003，21 (3)：220－227.

[15] ACOG Practice Bulletin No. 94：Medical management of ectopicpregnancy [J]. Obstetrcis and Gynecology，2008，111 (6)：1479－1485.

［16］ Maheux-Lacroix S，Li F，Bujold E，et al. Cesarean scar pregnancies：a systematic review of treatment options ［J］. Journal of Minimally Invasive Gynecology，2017，24（6）：915－925.

［17］ Qiao B，Zhang Z，Li Y. Uterine artery embolization versus methotrexate for cesarean scar pregnancy in a chinese population：a meta-analysis ［J］. Journal of Minimally Invasive Gynecology，2016，23（7）：1040－1048.

［18］ Kutuk M S，Uysal G，Dolanbay M，et al. Successful medical treatment of cesarean scar ectopic pregnancies with systemic multidose methotrexate：single-center experience ［J］. Journal of Obstercis and Gynaecology Research，2014，40（6）：1700－1706.

［19］ Birch P K，Hoffmann E，Rifbjerg L C，et al. Cesarean scar pregnancy：a systematic review of treatmen studies ［J］. Fertility and Sterility，2016，105（4）：958－967.

［20］ Gao L，Huang Z，Gao J，et al. Uterine artery embolization followed by dilation and curettage within 24 hours compared with systemic methotrexate for cesarean scar pregnancy ［J］. International Journal of Gynecology & Obstetrics，2014，127（2）：147－151.

［21］ Bayoglu T Y，Mete U U，Balık，et al. Management of cesarean scar pregnancy with suction curettage：a report of four cases and review of the literature ［J］. Archives of Gynecology and Obstetrics，2014，289（6）：1171－1175.

［22］ Li H，Guo H Y，Han J S，et al. Endoscopic treatment of ectopic pregnancy in a cesarean scar ［J］. Journal of Minimally Invasive Gynecology，2011，18（1）：31－35.

［23］ 王光伟，刘晓菲，王丹丹，等. 选择性子宫动脉栓塞术联合宫腔镜手术治疗外生型剖宫产术后子宫瘢痕妊娠 67 例临床分析 ［J］. 中华妇产科杂志，2015（8）：576－581.

［24］ Hudeček，Felsingerová Z，Felsinger M，et al. Laparoscopic treatment of cesarean scar ectopic pregnancy ［J］. Journal of Gynecologic Surgery，2014，30（5）：309－311.

［25］ Huanxiao Z，Shuqin C，Hongye J，et al. Transvaginal hysterotomy for cesarean scar pregnancy in 40 consecutive cases ［J］. Gynecological Surgery，2015，12（1）：45－51.

［26］ Wu X，Xue X，Wu X，et al. Combined laparoscopy and hysteroscopy vs. uterine curettage in the uterine artery embolization-based management of cesarean scar pregnancy：a cohort study ［J］. International Journal of Clinical and Experimental Medicine，2014，7（9）：2793－2803.

第五章 凶险性前置胎盘

一、凶险性前置胎盘的相关定义

孕 28 周后，胎盘仍附着于子宫下段，其下缘达到或覆盖宫颈内口，位置低于胎儿先露部，称为前置胎盘。其分类如下。

1. 前置胎盘：胎盘完全或部分覆盖宫颈内口，包括既往的完全性前置胎盘和部分性前置胎盘。

2. 低置胎盘：胎盘附着于子宫下段，胎盘边缘距宫颈内口的距离小于 20mm，包括既往的边缘性前置胎盘和低置胎盘。

胎盘植入的定义最早由 Luke 等提出，胎盘植入又称为胎盘病理性黏附，是胎盘绒毛异常侵入子宫肌层的一组疾病。目前，该类疾病统一称为胎盘植入性疾病（placenta accreta spectrum，PAS）。

凶险性前置胎盘（pernicious placentaprevia，catastrophe placenta previa）指既往有剖宫产史，此次妊娠为前置胎盘，且胎盘附着于子宫瘢痕处，常常伴有胎盘植入，可导致难以控制的产后出血及其他并发症，故需引起重视。凶险性前置胎盘胎盘植入类型见图 5-1。

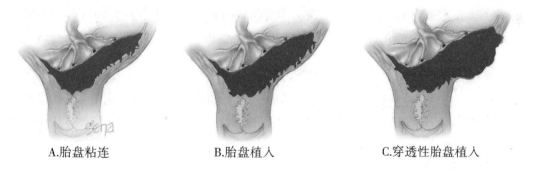

A.胎盘粘连　　　　　　　　B.胎盘植入　　　　　　　　C.穿透性胎盘植入

图 5-1 凶险性前置胎盘胎盘植入类型（威廉姆斯产科学）

二、凶险性前置胎盘的危险因素

凶险性前置胎盘的危险因素包括多次妊娠、剖宫产术、刮宫术、子宫腔粘连综合征、宫内感染、辅助生殖技术、子宫内膜消融术、高龄等。据文献报道，我国部分医院剖宫产率高达 40%～60%，随着国家生育政策的调整，自 2013 年以来，大量具有剖宫产手术史的女性妊娠，导致我国 PAS 发病率从 2013 年开始快速上升。Marshall N E 等报道，既往有剖宫产手术史的孕妇发生 PAS 的概率随剖宫产次数增加而增加，并且明显高于没有剖宫产手术史的孕妇。同时具备瘢痕子宫和前置胎盘两项危险因素时，PAS 的发病率明显升高。为了强调前置胎盘、瘢痕子宫在发生胎盘植入中的重要性，1993 年，Sisir K Chattopadhyay 首次提出了凶险性前置胎盘的概念。

三、凶险性前置胎盘的诊断和凶险性预测

（一）凶险性前置胎盘的诊断

1. 症状：前置胎盘典型的临床表现是孕晚期或临产后无诱因、无痛性阴道流血。但也有部分前置胎盘孕妇无产前出血，对于无产前出血表现的孕妇应高度怀疑胎盘植入。前置胎盘阴道流血往往发生在孕 32 周前，阴道流血可表现为反复少量出血，也可一次性快速大量出血。凶险性前置胎盘常常合并严重的胎盘植入，可无阴道流血。

2. 体征：孕妇体征与前置胎盘的出血量及出血速度密切相关。反复出血可呈贫血貌，急性大量出血可致失血性休克。

3. 腹部检查：子宫软，无压痛，轮廓清楚，子宫大小与妊娠周数相符。胎位清楚，由于胎盘位置低于胎儿先露部，常伴有胎先露高浮或臀位、横位等异常胎位。

4. 辅助检查：前置胎盘和胎盘植入的诊断主要依据影像学检查。超声检查和 MRI 是筛查和诊断 PAS 的两种主要方法。超声检查安全、准确、经济，是筛查的首选方法。MRI 在判断胎盘植入程度及胎盘覆盖位置等方面，特别是对判断胎盘侵袭邻近器官情况具有更高的诊断价值。通过超声检查诊断前置胎盘的"四要素"：①胎盘附着位置，如前壁、后壁或侧壁等。②胎盘边缘距宫颈内口的距离或超出宫颈内口的距离（精确到 mm）。③覆盖宫颈内口处胎盘的厚度。④宫颈管的长度。对于既往有剖宫产手术史的前置胎盘患者，应特别注意是否合并胎盘植入。

（二）凶险性前置胎盘的凶险性预测

凶险性前置胎盘需要进一步判断疾病的凶险性，换言之，即通过病史和影像学检查判断凶险性前置胎盘是否合并胎盘植入，以及胎盘植入的类型和范围，预测术中出血及子宫切除的风险。

1. 超声检查。

（1）超声检查的时机：孕早期（孕 12 周前）可通过超声检查确定孕囊的位置，以尽早筛查出剖宫产瘢痕妊娠。孕 18~20 周的孕妇需要进行全面的超声检查，包括胎儿发育状况、胎盘状况。产前筛查为胎盘前置状态的孕妇，孕 32 周进行超声检查再次评估胎盘位置、是否合并胎盘植入。

（2）超声检查胎盘植入征象：胎盘植入的超声产前诊断率有较大差异，取决于所使用的超声指标、操作者经验、检查条件、使用的设备和检查的孕周等。"胎盘后低回声带消失"是描述胎盘植入征象的第一个二维影像指标，预测 PAS 的灵敏度为 76%，特

异度为 69%~100%。"大而不规则的胎盘陷窝"是可靠的胎盘植入超声征象，该指标的灵敏度为 80%~90%，阳性预测价值为 89%~92%。彩色多普勒超声（CDFI）可以更好地显示子宫胎盘循环，灰阶成像联合彩色多普勒超声可提高超声诊断的灵敏度（达90%左右），阴性预测值在 95%~98%。2018 年，FIGO 指南推荐使用标准的胎盘植入超声定义和术语，以减少主观判断引起的误差。Jauniaux E 等使用新术语对 PAS 进行超声诊断的回顾性研究，发现在胎盘粘连中最常见的征象是"透亮带"消失和桥血管；胎盘植入中最常见的征象除了"透亮带"消失，还有高度血管化。穿透型胎盘植入中最常见的征象除了高度血管化，还有胎盘陷窝。

（3）超声评分量表：相对于单项超声指标，通过多项超声指标联合临床特征所建立的胎盘植入超声评分量表可以提高胎盘植入的检出率。国内外学者制定了不同的评分量表。2015 年，Rac 等报道了可预测 PAS 风险的评分量表，量表由胎盘陷窝、子宫下段前壁肌层变薄、子宫膀胱界面的跨界血管、胎盘主要附着位置、既往剖宫产次数共 5 项指标构成，当评分大于 5 分时，患者有 50% 的 PAS 风险。国内一项前瞻性研究中，通过 8 项 PAS 超声征象和剖宫产术史制定的评分量表，可以评估胎盘植入类型并预测出血和子宫切除风险，该评分量表共 18 分，当评分大于或等于 10 分时，穿透型胎盘植入的可能性大，见表 5-1。

表 5-1 超声评分系统预测胎盘植入凶险程度

项目	0 分	1 分	2 分
胎盘位置	正常	边缘或低置（距离宫颈内口<2mm）	完全前置
胎盘厚度（cm）	<3	3~5	≥5
胎盘后低回声带	连续	局部中断	消失
膀胱线	连续	中断	消失
膀胱陷窝	无	有	融合成片，伴"沸水征"
胎盘基底部血流信号	基底部血流规则	基底部血流增多、成团	出现跨界血管
宫颈血窦	无	有	融合成片，伴"沸水征"
宫颈形态	完整	不完整	消失
剖宫产史	无	1 次	≥2 次

注：①评分≤5 分，预测为无植入或者粘连型胎盘植入。②评分 6~9 分，预测为植入型。③评分≥10 分，预测为穿透型胎盘植入。评分越高，出血风险越高，子宫切除的可能性越大。

2. MRI。

（1）检查时机：建议在孕 35 周前特别是孕 28~32 周进行 MRI 检查，这样可以及时有效地判断胎盘植入的部位、深度、广度，并明确胎盘植入的严重程度，对于制订合适的手术方案、适时终止妊娠都有重要的临床意义。

（2）注意事项：MRI 检查时，孕妇仰卧，膀胱适度充盈，为避免发生孕晚期仰卧位低血压综合征，孕妇也可采用左侧卧位。

（3）胎盘的 MRI 序列：主要包括 DWI、T1WI 和 T2WI 三种，但用于诊断 PAS 各有优缺点。

（4）胎盘植入 MRI 征象：根据 2020 年的《腹部放射学会和欧洲泌尿生殖放射学会（SAR-ESUR）关于胎盘植入性疾病 MRI 检查的联合共识声明》，7 项指标根据专家意见一致性分析作为"推荐"等级，分别是胎盘/子宫膨出、局部外生团块、膀胱壁中断、子宫肌层变薄、胎盘后 T2 低回声线消失、胎盘床异常血管、胎盘内 T2 低信号带。

（5）MRI 评分量表：基于 MRI 征象的评分量表可提高预测 PAS 的准确性，如 Ueno 团队纳入了 70 例前置胎盘患者，使用 6 项 MRI 征象，建立了基于放射影像学的 PAS 评分量表，该评分量表对植入型前置胎盘具有良好的诊断性能，同时研究表明使用 MRI 评分量表可以减少不同阅片人对病情判断的差异。Bourgioti 团队的前瞻性研究包含 100 例前置胎盘患者，共使用 15 项 MRI 征象进行评估，其中胎盘内 T2 低回声带、子宫肌层破裂、子宫膨出、子宫胎盘界面或宫旁血管增生这几项指标出现与母儿的临床不良预后显著相关，15 项 MRI 征象出现至少 3 项就能预测分娩并发症，超过 6 项预示可能发生大出血、子宫切除、膀胱破裂修补等不良结局。2021 年 1 月，北京大学第三医院赵扬玉团队的一项回顾性研究发现，采用胎盘内 T2 低信号带面积、胎盘内增生血管面积、子宫膀胱交界面增生血管、子宫外突、宫颈受侵犯 5 个 MRI 征象建立的评分模型可预测侵袭性胎盘植入及不良临床结局，评分大于或等于 2 分可以预测侵袭性胎盘植入，灵敏度和特异度分别为 0.836、0.726；大于或等于 3 分可以预测不良临床结局，灵敏度和特异度分别为 0.707、0.818。利用 MRI 检查对 PAS 患者进行综合评分可以预测病情严重程度及不良结局，对术前评估、制订治疗方案有重大意义。

四、凶险性前置胎盘的治疗

目前没有专门针对凶险性前置胎盘治疗的相关指南。凶险性前置胎盘的治疗可以参照《前置胎盘的诊断与处理指南（2020）》《胎盘植入诊治指南（2015）》以及 2018 年 FIGO 和 ACOG 的《胎盘植入性疾病指南》等。

（一）凶险性前置胎盘的孕期管理

1. 明确凶险性前置胎盘的诊断：既往有剖宫产手术史，此次通过影像学检查确定为前置胎盘并且胎盘覆盖于原子宫瘢痕部位。

2. 评估凶险性前置胎盘的凶险性：也就是通过超声或 MRI 检查评估是否存在胎盘植入，以及胎盘植入的程度和植入范围。超声检查经济有效、普及程度高，可以作为临床筛查的首选。MRI 检查具有更高的组织特征对比分辨率，可全面观察胎盘-肌层界面细节，对于穿透型胎盘植入并侵及膀胱、直肠、阔韧带等邻近器官组织的诊断，MRI 明显优于超声检查。

3. 纳入红色高危孕产妇专案管理：凶险性前置胎盘孕产妇作为重点人群纳入红色高危孕产妇专案管理，做到"发现一例、登记一例、报告一例、管理一例、救治一例"。凶险性前置胎盘孕产妇应当在县级以上危重孕产妇救治中心进行孕期保健，三级医疗机构住院分娩。

4. 孕期保健：加强健康宣教，重视孕期营养状况，孕期保健要积极纠正贫血，尽可能提高血红蛋白水平，将血红蛋白水平维持在 110g/L 以上，这样可以提高对手术失血的耐受性，减少对输血的需求。

5. 期待治疗：在母体和胎儿安全的前提下尽量延长孕周，提高胎儿存活率。期待治疗适用于一般情况良好、胎儿存活、阴道流血不多、无需紧急分娩的孕妇。有阴道流血或宫缩的孕妇，推荐住院治疗，适当休息，选择高纤维素饮食，避免便秘。密切监测孕妇的生命体征及阴道流血情况；常规进行血常规、凝血功能检测并备血，纠正贫血；监护胎儿情况，包括胎心率（fetal heart rate，FHR）、胎动计数、胎儿电子监护及胎儿生长发育情况等；使用宫缩抑制剂 48 小时以利于完成糖皮质激素治疗；注意防范长期住院治疗孕妇血栓栓塞。

（二）凶险性前置胎盘的围术期管理

1. 终止妊娠的时间：凶险性前置胎盘终止妊娠的时间需要权衡母儿的风险和收益来确定。计划的择期剖宫产可在充分术前准备的情况下完成，减少出血量，降低并发症发生率及产妇死亡率。2018 年 FIGO 和 ACOG 的《胎盘植入性疾病指南》建议对于病情稳定的 PAS 孕妇，可使用糖皮质激素促胎肺成熟，在孕 $34\sim36^{+6}$ 周择期剖宫产终止妊娠。《胎盘植入诊治指南（2015）》推荐胎盘植入孕妇终止妊娠时间在孕 $34\sim36$ 周。

2. 多学科团队管理（MDT）：凶险性前置胎盘孕妇安全的重要保障，可根据孕妇产前诊断的病情需求，制订围术期的管理计划，进行个体化的安排。

3. 剖宫产手术切口的选择。

（1）腹壁切口的选择：根据胎盘的位置、胎盘植入的严重程度、盆腹腔粘连的严重程度综合确定剖宫产手术腹壁切口。为方便手术操作，穿透型植入胎盘或者有多次腹部手术史并可能有腹腔严重粘连的患者宜选择腹部纵切口。

（2）子宫切口的选择：原则上子宫切口应避开胎盘或胎盘主体部分。可以根据胎盘附着的位置、胎儿的位置、胎盘移除后止血操作的便捷性选择子宫切口，包括子宫体部切口、底部切口、下段切口、子宫双切口、子宫后路切口。

4. 手术方式的选择。

（1）择期剖宫产或急诊剖宫产：凶险性前置胎盘患者在产前存在出血时间、出血速度、出血量的不可预测性，同时手术操作极具难度及复杂性，因此该类患者的手术既要有周密详尽的择期手术计划，又要有能应对急症手术的备用预案。当然，所有术前准备完善后的择期剖宫产更具安全性。但是在计划性择期手术之前，一旦发生危及母儿安全的大量产前出血，或者具有其他剖宫产手术指征，均应立即施行急症手术。

（2）保留子宫或子宫切除：2018 年 FIGO 和 ACOG 的《胎盘植入性疾病指南》指

出：若术前胎盘植入诊断明确，PAS 的标准手术方式是娩出胎儿后不剥离胎盘，直接切除子宫。但是当患者有保留子宫的强烈愿望时，需要根据患者的病情严重程度以及个人需求制订个体化的治疗方案，以确定最适合的手术方案。目前有多种保留子宫的措施，以及失败后的预案。但是当术前评估子宫切除风险大，或各种保留子宫预案失败后，应根据实际情况尽早确定子宫切除手术方案。

5. 止血措施。

（1）子宫加压缝合止血（uterine compression suture，UCS）：1993 年，B-Lynch 教授首次报道 B-Lynch 缝合术。此方法通过纵向压迫使子宫处于被动收缩状态，关闭血窦加上子宫下段两条横向缝线的压迫作用，阻止部分子宫动脉、卵巢动脉分支由子宫侧缘向子宫中央的血流分布，达到迅速止血的效果。此后，在 B-Lynch 缝合术的基础上，各学者又创造了一系列改良的子宫加压缝合技术，如海曼缝合、"三明治"缝合、"蠕虫"式加压缝合、补丁缝合等。UCS 已经广泛用于产后出血的治疗。但单纯使用 B-Lynch 缝合术等 UCS 对子宫下段止血效果较差，特别是凶险性前置胎盘病例，胎盘附着于子宫下段或侵犯宫颈管，出血主要来源于子宫下段以及宫颈。因此，UCS 需要与其他止血措施联合使用方可取得较好效果，如止血带捆绑下的子宫下段环形蝶式缝扎术、子宫下段前后缩窄加子宫纵横阻断缝合术和宫颈提拉缝合成形术等。

（2）止血带的应用：术中使用止血带捆扎（或者 Forley 导尿管替代）子宫下段，可以暂时阻断子宫动脉血供，减少胎盘植入患者的出血。该技术是一项暂时性的辅助止血手段，为术中下一步的处理，如子宫加压缝合、子宫动脉结扎等提供时间和准备。止血带捆扎操作简单易行，可以在基层医院开展。

（3）动脉结扎的应用：凶险性前置胎盘患者术中发生严重出血时可采用子宫动脉结扎、髂内动脉结扎。子宫动脉结扎包括子宫动脉上行支和下行支的结扎，简单快捷，止血效果确切，基本不影响卵巢血供。凶险性前置胎盘患者的子宫动脉下行支粗大，并与阴道动脉上行支、膀胱动脉上行支吻合后形成丰富的病理性血管网，因此需要同时结扎双侧子宫动脉上行支和下行支才能有效止血。也有研究认为髂内动脉结扎的止血效果确切，可使大约 50% 的产后出血患者避免切除子宫，围产结局良好，也不影响患者以后的生育力。但是髂内动脉结扎技术要求高，增大的妊娠子宫所造成的阻挡使操作很困难，在组织分离血管结扎的过程中耗费时间较长，此外，还有损伤髂内静脉，加剧出血的风险。因此，该方法并不作为动脉结扎止血的首选。图 5-2 为动脉结扎应用的示意图。

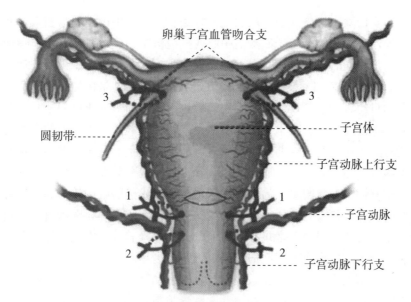

图5-2 动脉结扎的应用

注：1. 双侧子宫动脉上行支结扎；2. 双侧子宫动脉下行支结扎；3. 双侧卵巢子宫血管吻合支结扎。

（4）宫腔填塞压迫止血：通过宫腔球囊填塞，可产生由宫腔内向宫腔外的静水压，并使宫腔均匀受压，该压力大于子宫动脉压，可有效降低子宫动脉流入子宫中的血流量；同时可刺激子宫分泌前列腺素，促进宫缩。宫腔球囊填塞对阴道分娩产后出血和剖宫产术中止血，以及降低子宫切除率都有积极作用。此外，在资源贫乏地区，紧急情况下术中也可用宫腔纱布填塞的方式止血，对保留患者子宫有积极作用。

（5）子宫重建术：术中发现胎盘植入子宫深肌层或已穿透达浆膜层时，应避开胎盘做子宫切口，不剥除胎盘，直接将植入部位的胎盘与子宫壁整块切除，再修补切口以完成子宫重建。子宫壁胎盘整块切除联合子宫重建修复也是保留子宫的方法之一。也有文献比较了保守治疗和胎盘整块切除两种手术方式保留子宫的优缺点，结果发现后者的子宫切除率更低（84.6％vs 15.0％）。因此，有学者提出在胎盘植入患者手术中应用"三步法"，即避开胎盘进宫腔、盆腔去血管化以及胎盘不剥离、子宫壁部分切除后子宫重建保留子宫，并建议该方法仅限于胎盘植入前壁且植入面积小于50％的患者。

（6）胎盘原位保留：原位保留部分或全部胎盘，等待胎盘吸收、排出或在子宫缩小以后再采用宫腔镜去除胎盘。在一项包含167例PAS患者的临床研究中，78.4％（131/167）的PAS患者接受胎盘原位保留，不需要再进行子宫切除，治疗成功的患者胎盘排出的平均时间是13.5周；但22％的患者发生了出血、严重感染等严重并发症，最终仍需进行子宫切除。胎盘组织的排出、吸收可能需要较长时间，脓毒血症、感染性休克、子宫坏死、瘘管形成、邻近器官损伤、急性肾衰竭、肺栓塞或死亡等严重并发症的发生率较高，最终可能还是需要切除子宫。因此，胎盘原位保留作为一个备选方案，仅用于极严重病例二次手术切除子宫时减小难度、增加安全性。

（7）子宫切除术：严重产后出血的凶险性前置胎盘患者的主要治疗方案。择期剖宫产的同时行子宫切除术是最安全、最常用的方法。产前准确诊断胎盘植入，并采取分层管理，在有救治条件的危重孕产妇救治中心或三级医院的多学科团队协作管理的情况下完成择期剖宫产，同时行子宫切除术，能极大地改善母儿结局，减少并发症。围产期子宫切除术可分为全子宫切除术和次全子宫切除术，主要目的是快速切除子宫，达到止血并挽救生命的目的。次全子宫切除术操作简单，手术时间短，止血快速。因此，只要能及时止血，首选次全子宫切除术。但当胎盘侵袭宫颈位置深、无完整的宫颈时，需全子宫切除才能有效止血。凶险性前置胎盘患者可能存在严重的盆腹腔粘连、正常解剖结构破坏、组织脆性增加、大量新生血管怒张、子宫与膀胱分界面致密粘连，甚至胎盘侵及膀胱，进行子宫切除异常困难。为减少输尿管损伤，术前膀胱镜检查和输尿管支架安置术是有必要的。对于累及膀胱的穿透型胎盘植入，需要泌尿外科医师进行控制性膀胱切开术和切除术。有学者报道不常规从子宫前壁分离下推膀胱，而改为经后路进行子宫切除术，能有效减少术中出血及膀胱损伤。

（8）手术的辅助措施：血管介入技术包括子宫动脉栓塞、髂内动脉球囊阻断、髂总动脉球囊阻断、腹主动脉球囊阻断等。动脉球囊阻断是一项临时性的动脉阻断技术，可有效地减少术中出血，使手术视野更清晰，以帮助术者尽快采取其他止血措施保留子宫或者完成子宫切除术。对于髂内动脉球囊阻断在 PAS 患者中止血效果的研究，结论不一，有些研究认为在术中使用可以减少出血，降低子宫切除率，而另一些研究认为它在减少术中出血方面没有显著效果。这可能是由于 PAS 患者特别是穿透型胎盘植入患者存在广泛丰富的病理性盆腔血管网络，通过髂内动脉或髂总动脉阻断，未必能有效阻断盆腔血供。1995 年，Paull 等人首次报道将腹主动脉球囊用于胎盘植入患者剖宫产术中止血。近年来，随着腹主动脉球囊阻断技术在产科的不断运用，其临床价值越来越明显，它主要用于穿透型胎盘植入等严重 PAS 患者的术中止血。当然，腹主动脉球囊阻断技术也可能带来下肢血栓形成，甚至动脉夹层、主动脉破裂等严重致死性并发症，需要特别关注，并制定相应预案。因此，建议腹主动脉球囊阻断技术仅作为穿透型胎盘植入等有产科大出血风险疾病的一项辅助处理措施。

术者根据自身经验、手术操作的熟练程度及出血情况合理选用上述止血措施，力求早期选用简单、快捷、有效的止血方式，可多种技术联用，以便尽快控制出血，避免损伤周围器官。

五、总结

随着发病率迅速增加，凶险性前置胎盘导致的严重产科并发症甚至孕产妇死亡成为全球关注的热点问题。多学科团队对凶险性前置胎盘患者进行综合治疗及精细化管理是改善母儿不良结局、降低孕产妇死亡率的关键。

（蒋庆源）

主要参考文献

[1] Luke R K，Sharpe J W，Greene R R. Placentaaccreta：the adherent or invasive placenta [J]. American Journal of Obstetrics and Gynecology，1966，95（5）：660—668.

[2] Silver R M，Branch D W. Placenta accreta spectrum [J]. The New England Journal of Medicine，2018，378（16）：1529—1536.

[3] 张巍，安力彬，高玉霞，等. 我国近10年剖宫产率变化及影响因素分析 [J]. 中国妇幼保健，2011，26（30）：4645—4647.

[4] Zhang H，Dou R，Yang H，et al. Maternal and neonatal outcomes of placenta increta and percreta from a multicenter study in China [J]. The Journal of Maternal-Fetal & Neonatal Medicine，2019，32（16）：2622—2627.

[5] Marshall N E，Fu R，Guise J M. Impact of multiple cesarean deliveries on maternal morbidity：a systematic review [J]. American Journal of Obstetrics and Gynecology，2011，205（3）：262，e1—e8.

[6] Silver R M，Landon M B，Rouse D J，et al. Maternal morbidity associated with multiple repeat cesareandeliveries [J]. Obstetrics and Gynecology，2006，107（6）：1226—1232.

[7] Dashe J S，McIntire D D，Ramus R M，et al. Persistence of placenta previa according to gestational age at ultrasound detection [J]. Obstetrics and Gynecology，2002，99（5 Pt 1）：692—697.

[8] Daney de Marcillac F，Molière S，Pinton A，et al. Accuracy of placenta accreta prenatal diagnosis by ultrasound and MRI in a high-risk population [J]. Journal of Gynecology Obstetrics Biology Reproduction（Paris），2016，45（2）：198—206.

[9] Riteau A S，Tassin M，Chambon G，et al. Accuracy of ultrasonography and magnetic resonance imaging in the diagnosis of placenta accrete [J]. PLoS One，2014，9（4）：e94866.

[10] D'Antonio F，Iacovella C，Bhide A. Prenatal identification of invasive placentation using ultrasound：systematic review and meta-analysis [J]. Ultrasound in Obstetrics & Gynecology，2013，42（5）：509—517.

[11] Morel O，Collins S L，Uzan-Augui J，et al. International Society for Abnormally Invasive Placenta（IS－AIP）. A proposal for standardized magnetic resonance imaging（MRI）descriptors of abnormally invasive placenta（AIP）-from the International Society for AIP [J]. Diagnostic and Interventional Imaging，2019，100（6）：319—325.

[12] 种轶文，张爱青，王妍，等. 超声评分系统预测胎盘植入凶险程度的价值 [J]. 中华围产医学杂志，2016，19（9）：705—709.

[13] Clark S L, Koonings P P, Phelan J P. Placenta previa/accreta and prior cesarean section [J]. Obstetrics and Gynecology, 1985, 66 (1): 89−92.

[14] Jha P, Pōder L, Bourgioti C, et al. Society of Abdominal Radiology (SAR) and European Society of Urogenital Radiology (ESUR) joint consensus statement for MR imaging of placenta accreta spectrum disorders [J]. European Radiology, 2020, 30 (5): 2604−2615.

[15] Bourgioti C, Zafeiropoulou K, Fotopoulos S, et al. MRI prognosticators for adverse maternal and neonatal clinical outcome in patients at high risk for placenta accreta spectrum (PAS) disorders [J]. Journal of Magnetic Resonance Imaging, 2019, 50 (2): 602−618.

[16] 陈练, 陈明, 裴新龙, 等. 基于 MRI 征象的评分模型预测侵袭性胎盘植入和不良临床结局的价值 [J]. 中华围产医学杂志, 2021, 24 (1): 32−39.

[17] 中华医学会妇产科学分会产科学组. 前置胎盘的诊断与处理指南 (2020) [J]. 中华妇产科杂志, 2020, 55 (1): 3−8.

[18] 中华医学会围产医学分会, 中华医学会妇产科学分会产科学组. 胎盘植入诊治指南 (2015) [J]. 中华妇产科杂志, 2015, 50 (12): 970−972.

[19] Society for Maternal-Fetal Medicine (SMFM): Management of bleeding in the late preterm period [J]. American Journal of Obstetrics and Gynecology, 2018, 218 (1): B2−B8.

[20] Polat I, Yücel B, Gedikbasi A, et al. The effectiveness of double incision technique in uterus preserving surgery for placenta percreta [J]. BMC Pregnancy Childbirth, 2017, 17 (1): 129.

[21] Shih J C, Liu K L, Kang J, et al. 'Nausicaa' compression suture: a simple and effective alternative to hysterectomy in placenta accreta spectrum and other causes of severe postpartum haemorrhage [J]. British Journal of Obstetrics and Gynaecology, 2019, 126 (3): 412−417.

[22] Matsubara S, Takahashi H. Uterine sandwich suture: the concept of "role sharing" is important [J]. Cureus, 2020, 12 (11): e11492.

[23] Ikeda T, Sameshima H, Kawaguchi H, et al. Tourniquet technique prevents profuse blood loss in placenta accreta cesarean section [J]. Journal of Obstetrics and Gynecology Research, 2005, 31 (1): 27−31.

[24] Palacios Jaraquemada J M, Pesaresi M, Nassif J C, et al. Anterior placenta percreta: surgical approach, hemostasis and uterine repair [J]. Acta Obstetricia et Gynecologica Scandinavica, 2004, 83 (8): 738−744.

[25] Chandraharan E, Rao S, Belli A M, et al. The Triple-P procedure as a conservative surgical alternative to peripartum hysterectomy for placenta percreta [J]. International Journal of Gynecology & Obstetrics, 2012, 117 (2): 191−194.

[26] Paull J D, Smith J, Williams L, et al. Balloon occlusion of the abdominal aorta during caesarean hysterectomy for placenta percreta [J]. Anaesthesia and Intensive Care, 1995, 23 (6): 731—734.

[27] Masamoto H, Uehara H, Gibo M, et al. Elective use of aortic balloon occlusion in cesarean hysterectomy for placenta previa percreta [J]. Gynecologic and Obstetric Investigation, 2009, 67 (2): 92—95.

第六章　瘢痕子宫妊娠人工流产与中孕引产

第一节　瘢痕子宫妊娠人工流产

近年来，随着剖宫产率的逐年上升及子宫肌瘤剔除术（尤其是腹腔镜下）的广泛开展，瘢痕子宫妇女避孕失败、要求流产的人数不断增加。瘢痕子宫妊娠不但增加手术操作难度，同时也增加子宫穿孔、术中出血等并发症的发生概率，剖宫产术后子宫瘢痕妊娠的发生率也呈上升趋势。剖宫产术及子宫肌瘤剔除术（尤其是腹腔镜下）后的粘连导致子宫过度屈曲和宫体上吊，加上子宫切口瘢痕处组织较薄、质脆、弹性差，易造成宫缩差，这不仅增加了人工流产手术的操作难度，还增加了术中、术后并发症的发生风险。

一、人工流产的适应证

人工流产的适应证：孕 10 周内自愿要求终止妊娠而无禁忌证者和因某种疾病（包括遗传性疾病）不宜继续妊娠者。

二、人工流产的禁忌证

人工流产的禁忌证：各种疾病的急性阶段、生殖器急性炎症、全身情况不能胜任手术（治疗好转后可住院手术）、术前体温在 37.5℃以上。

三、手术要求

1. 术前医师应当向患者及家属讲解手术方法、手术风险及注意事项，以便让患者和家属做好心理准备，签署手术同意书。而后根据病史、查体、辅助检查对患者子宫大小和形态以及孕囊着床位置等进行深入的评估和分析，确定手术方式，同时明确患者的用药禁忌。

2. 为了保证手术顺利进行，在术前要充分软化宫颈，以有效降低人工流产综合征的发生率。

3. 为了缓解手术疼痛，在麻醉前需对患者进行超前的镇痛治疗，以安抚患者的情绪，从而保证手术的顺利进行。

4. 手术结束后，要严格监测患者的病情变化，同时还要严密观察患者有无发生不良反应，待患者病情稳定后方可离开出院。

四、注意事项

1. 瘢痕子宫组织质脆，医师应高度重视，严格操作，术前应仔细检查子宫位置，子宫过度倾曲者，术前应手法复位，纠正子宫呈近水平位时再扩张宫颈及吸宫。

2. 选择合适的吸管与负压，动作轻柔，切忌反复多次进出宫腔，以免引起子宫瘢痕处的损伤、破裂。

3. 因瘢痕子宫组织血供相对较少，免疫力较正常子宫差，易发生并发症，故术后要重视抗炎治疗。瘢痕组织收缩较正常组织欠佳，易致宫缩乏力，术后应预防性促宫缩，并观察术后 2 小时内阴道流血量。

五、常见人工流产并发症

（一）子宫穿孔

子宫穿孔是人工流产严重的并发症之一。因为妊娠子宫柔软，尤其哺乳期妊娠子宫更软，剖宫产术后妊娠子宫有瘢痕、子宫过度倾曲或者有畸形等情况下，施行人工流产术易致穿孔。子宫穿孔可由探针、宫颈扩张器、吸管、刮匙或卵圆钳引起。诊断子宫穿孔并不困难，当上述器械进入宫腔探不到宫底部时，出现"无底"的感觉，或其深度明显超过检查时子宫的大小，提示子宫穿孔。若看见有大网膜、肠管、脂肪组织吸出或钳出，则判定子宫穿孔。一旦发生子宫穿孔，应立即停止手术，给予催产素和抗生素，严密观察患者的生命体征、有无腹痛、阴道流血及腹腔内出血征象。若手术尚未完成，患者情况尚好，估计穿孔小，无内出血，可由有经验的医师在超声或腹腔镜的帮助下完成手术。对于手术已完成者，如患者情况良好，无出血及腹腔内脏器官损伤，可卧床休息，给予宫缩剂、抗生素，留院观察 3 天后方可出院随访。

（二）人工流产综合征

人工流产综合征是指在人工流产手术操作中或手术结束时，部分患者出现心动过缓、心律不齐、血压下降、面色苍白、头晕、胸闷、大汗淋漓等一系列临床表现，严重者甚至出现晕厥、抽搐等。其发生主要由宫颈和子宫遭受机械性刺激引起迷走神经反射所致，并与孕妇精神紧张，不能耐受宫颈扩张、牵拉和过高的负压有关。一旦发生应立即暂停手术，平卧吸氧，静脉注射阿托品 0.5～1.0mg，静脉注射 50％葡萄糖溶液或静脉滴注 5％～10％葡萄糖溶液等。要预防人工流产综合征的发生，首先应解除孕妇对手术的顾虑，术前应进行精神安慰。其次是力求手术操作轻柔，扩张宫颈不可使用暴力。此外，吸宫时要掌握适宜的负压，吸净后应避免反复多次吸宫。估计可能发生者，可于术前静脉注射阿托品 0.5～1.0mg，或者在麻醉下进行手术。

（三）不全流产

不全流产为人工流产最常见的并发症，主要是部分胎盘残留，也可能有部分胎物残留。一般在人工流产术后，阴道流血量少于月经量，持续 3～5 天。若术后阴道流血超过 10 天，血量过多或流血停止后又有多量流血，应考虑为不全流产。超声检查有助于确定宫腔是否有胎物残留，如有残留物应及时刮宫并送病理学检查，术后给予抗生素预防感染，宫缩差者同时给予缩宫素预防出血。要熟练技术操作及仔细检查流出物。若无明显感染征象，应尽早行刮宫术，刮出物送病理学检查，术后常规应用抗生素预防感染，若同时伴有感染，应在控制感染后再行刮宫术。若宫缩差、出血多，则给予缩宫素。

（四）术中出血

术中出血是指手术中出血量超过 200mL。其原因大多为妊娠月份较大的钳刮术，用的吸管较小，负压太低，大块组织未能及时吸出而妨碍宫缩；另外，人工流产次数较多、瘢痕子宫着床位置低、宫颈裂伤或子宫穿孔等因素也可导致术中出血。术中出血一旦发生，应给予输液备血，应用宫缩剂加强宫缩，最有效的方法是迅速清除宫内残留组织。有宫颈裂伤者进行缝合止血，有子宫穿孔者行子宫修补术，术后应用抗生素预防感染。预防术中出血的重要方法是严格掌握手术的适应证，严格遵守技术操作规程，手术操作熟练。此外，应于术前详细询问病史及检查，如有无凝血功能障碍、有无多次人工流产史，以及是否准确判断孕周大小等。

（五）空吸

宫腔内无孕囊，可能是由月经失调、hCG 假阳性以及其他妇科疾病等造成的，也可能是异位妊娠的误诊。为避免空吸，应在术前把超声作为常规检查，以确定宫内妊娠。

（六）漏吸

确定为宫内妊娠，但手术时未吸到胚胎及胎盘绒毛，往往由胎囊过小、子宫过度屈曲或者子宫畸形造成。因此，在吸出组织中未见绒毛等胚胎组织，或吸出组织因过少而与妊娠月份不符时，应将吸出物及时送病理学检查，并于术后复查血 hCG 及超声检查。术前应认真仔细地检查，除尿妊娠试验外，超声应列为常规检查。人工流产时间不宜选在孕 40 天以内，最好选在孕 45 天，超声显示孕囊 2cm 以上时实施手术。术后应该仔细检查吸出物。除考虑漏吸外，还应排除宫外孕的可能。

（七）术后感染

人工流产后，开始为急性子宫内膜炎，治疗不积极可扩散至子宫肌层、附件、腹膜，甚至发展为败血症。原因多为不全流产或流产后过早性交，也可由器械、辅料消毒不严格或操作时缺乏无菌观念所致。应掌握好适应证与禁忌证，及时发现不全流产者，术后避免过早性交。嘱患者术后按时复诊，若有异常情况及时复诊，手术时应严格无菌操作，器械及敷料应严格消毒。对伴有炎症流产者，应先给予抗感染治疗再施行手术。发现不全流产者应及时处理，术后常规给予抗生素进行预防。

（八）宫颈裂伤

人工流产时，宫颈扩张时突然失去阻力，同时从宫颈口处流出大量鲜红的血，应考虑为宫颈裂伤。原因可能是暴力使用宫颈扩张器、胎儿骨骼强行通过宫颈、宫颈钳反复钳夹滑脱。扩张宫颈时应动作轻柔，宫颈扩张器要逐号使用，不要跨号使用。术前宫颈准备充分，手术时的孕周控制在 14 周以内，轻度裂伤者可采用局部压迫治疗，严重裂伤者采用肠线缝合止血。

（九）羊水栓塞

羊水栓塞是人工流产并发症中最为严重的一种，偶可发生在人工流产钳刮术中，因宫颈损伤、胎盘剥离使血窦开放，为羊水进入创造了条件，此时应用缩宫素可促使羊水栓塞发生。应掌握好手术适应证及禁忌证，手术操作过程中动作要轻柔，尽量避免宫颈损伤，适时应用缩宫素，不为羊水进入创造条件，以避免羊水栓塞的发生。

（十）人工流产并发症造成的远期不良后果

宫颈及宫腔内粘连会导致闭经、月经过少、慢性盆腔炎，而二者又往往导致继发不孕。应选择合适的吸管，负压合适，吸刮子宫不能过度，吸头进出宫颈管时不能带负压，操作一定要轻柔。宫腔粘连阻断经血排出可造成闭经和周期性腹痛，此时应用探针或小号扩张器慢慢扩张宫颈内口，做扇形钝性分离粘连，使经血排出，腹痛迅速缓解。子宫粘连分离术后或行宫腔镜手术后，宫腔可放置宫内节育器，也可加用性激素人工周期疗法 2~3 个月，使子宫内膜逐渐恢复。

六、无痛选择问题

瘢痕子宫是人工流产术中引起子宫穿孔的主要原因之一。由于患者在无痛人工流产手术过程中身体肌肉松弛，精神放松，不会因疼痛、躁动而影响手术，故手术时间短、效果好，大大降低了人工流产并发症尤其是剖宫产术后子宫穿孔的发生率。虽然在适应证及手术方法方面，无痛人工流产与传统人工流产相同，但前者真正为患者解除了痛苦。无痛人工流产从循证医学的角度体现了"以人为本"的健康主题，故无痛人工流产在瘢痕子宫早期妊娠终止术中可以普遍推广。

七、剖宫产术后子宫瘢痕妊娠

子宫瘢痕妊娠是罕见而危险的妊娠类型，是指孕囊、绒毛或胚胎着床于既往切口瘢痕上，常因误诊为宫内孕行人工流产术时引发致命性大出血。因此对于剖宫产术后瘢痕子宫妊娠要求终止妊娠的患者，最好在人工流产前行阴道超声检查，明确孕囊着床部位。一旦诊断为子宫瘢痕妊娠，可采用药物保守治疗和子宫动脉栓塞（同时用栓塞剂和MTX），也可行开腹手术或腹腔镜下瘢痕（包括孕囊）楔形切除术，必要时可行全子宫切除术。为避免瘢痕子宫妊娠带来的不良后果，应加强宣传教育，使剖宫产及子宫肌瘤剥除术的育龄夫妇真正认识到瘢痕子宫终止妊娠手术的危害性，自觉采取有效的避孕措施，避免不必要的手术。

（赖曾珍）

第二节　瘢痕子宫妊娠中孕引产

近年来，国内剖宫产率逐年上升，给剖宫产后再孕流产带来了技术上的困难和安全风险，尤其是对瘢痕子宫的中孕引产造成了很大的困难。一般认为，瘢痕子宫妊娠中期在引产过程中，子宫下段的瘢痕形成会影响到宫颈内口的平滑肌伸展扩张，导致产程延长，薄弱的下段发生肌纤维断裂，引起子宫破裂、大出血。以前瘢痕子宫引产被列为各种中孕引产方法的相对禁忌证，通常以剖宫取胎来终止妊娠，由于损伤大，患者难以接受。最近几年有许多报道表明，通过临床实践，药物引产有很高的安全性，并且简单方便，患者痛苦小，因而逐渐取代了剖宫取胎术。

一、引产前的准备

1. 详细询问病史，既往剖宫产的术式及愈合情况。通过超声观察子宫瘢痕愈合情况及胎盘位置。如果子宫瘢痕愈合差且既往术式为子宫体部剖宫产，则子宫破裂的可能性大。如果胎盘位于瘢痕处或覆盖宫颈内口，则应采取剖宫取胎术。

2. 促宫颈成熟准备。孕中期宫颈不成熟、弹性差，不容易扩张，不仅会降低引产成功率，还会增加引产过程中发生出血、宫颈撕裂和阴道穹隆撕裂等并发症的风险。我国专家共识指出，当 Bishop 评分小于或等于 4 分时，建议采用促宫颈成熟的方法，包括药物促宫颈成熟和器械促宫颈成熟。

（1）药物促宫颈成熟。

米非司酮：常用的促宫颈成熟药物。该药是孕激素受体拮抗剂，能解除孕激素对子宫的抑制性，使蜕膜组织变性坏死，引起内源性前列腺素释放，同时增高妊娠子宫对前列腺素的敏感性从而使宫颈成熟，常在依沙吖啶羊膜腔内注射前服用。服用方法：25mg，2 次/天，口服，连服 3 天，或 50mg，2 次/天，口服，连服 2 天，总量为 150～200mg。

米索前列醇：大月份钳刮术前可口腔（经口腔颊黏膜）或阴道放置 400μg。

地诺前列酮：依沙吖啶羊膜腔内注射当天，Bishop 评分小于或等于 4 分时，阴道放置 1 枚，24 小时后取出。

卡前列甲酯：人工流产手术前 90 分钟阴道放置卡前列甲酯 1mg。

（2）器械促宫颈成熟。

宫颈注水球囊：将细的带球囊的导管插入宫颈管内口，缓慢注入少量生理盐水，使球囊膨大并留置在宫颈管内。

渗透性扩张器：置入后 12～18 小时可以达到最佳的宫颈扩张效果。

二、常用引产方法

(一) 经阴道引产

1. 依沙吖啶羊膜腔内注射引产。

依沙吖啶主要用于孕 16~26 周的中孕引产，其引产成功率一般在 95% 以上，但依沙吖啶给药后易产生不协调宫缩和强直宫缩，又因孕中期宫颈成熟度差，宫颈扩张缓慢与较强的宫缩不同步，可能造成宫颈裂伤，甚至导致胎儿从阴道后穹隆或子宫瘢痕处排出。有研究提示，将依沙吖啶配伍米非司酮行羊膜腔内注射引产，不仅可以协同宫颈扩张和宫缩同步进行，使产程进展顺利有序，而且在缩短产程的同时，减少宫颈裂伤和子宫破裂的发生风险，同时也促进胎盘胎膜的排出，大大提高依沙吖啶引产的安全性。

2. 米非司酮配伍米索前列醇引产。

一般情况下，米非司酮配伍米索前列醇具有协同作用，不仅促宫颈成熟，而且内源性前列腺素与外源性米索前列醇均有诱发宫缩和软化宫颈的双重作用，从而使产程中宫颈扩张和宫缩同时进行，提高瘢痕子宫引产的安全性和有效性。

3. 单用米索前列醇引产。

米索前列醇能使宫颈结缔组织释放多种蛋白酶，促使胶原纤维降解，软化宫颈，同时引起妊娠宫缩而发动分娩，但需要注意的是，临床上应严格规范米索前列醇的用药方法，掌握每次用药剂量和间隔时间，应从小剂量开始，严禁盲目大剂量应用，造成过强宫缩而诱发子宫破裂，特别是在瘢痕子宫的引产过程中更要严格控制。目前米索前列醇的用法有口服、舌下含服、颊部含化、阴道给药、直肠给药。其中阴道给药的生物利用度最高。根据具体的使用剂量、用药间隔及次数，2019 年我国专家共识中米索前列醇的最大剂量为 $1000\mu g$，2014 年 WHO 指南中最大剂量为 $2000\mu g$，而 2020 年昆士兰指南的最大剂量更大。目前关于最大剂量的观点：现有的最大剂量（重复次数）是从临床研究中推断出来的，并不是基于患者的安全问题得到的结果。在临床中可以适当提高米索前列醇的最大剂量（重复次数），但需做好沟通、加强监护。

4. 水囊引产。

水囊引产成功率低，容易并发感染，是否增加孕期瘢痕子宫破裂的风险尚不确定。《临床诊疗指南与技术操作规范：计划生育分册（2017 修订版）》建议：禁止将水囊引产用于瘢痕子宫孕妇，包括剖宫产术后瘢痕子宫孕妇。但有国内研究证实水囊引产应用于瘢痕子宫中孕引产是安全有效的。建议：当明确无法使用药物引产时，可以在充分知情同意的情况下谨慎使用水囊引产。

(二) 剖宫取胎术

剖宫取胎术不是剖宫产术后瘢痕子宫孕妇中孕引产的首选方法，主要用于不能耐受阴道分娩或其他引产方式，或引产过程中出现急诊情况必须立即结束分娩，或在引产过程中出现先兆子宫破裂、大出血等严重并发症，必须立即结束分娩。术中应当注意：由于孕妇有剖宫产史，盆腔粘连比较多见，术中要仔细分离粘连，避免器官损伤；孕中期子宫下段形成欠佳，且膀胱腹膜处有前次剖宫产术下推膀胱后形成的粘连，术中下推膀胱时要找准层次，动作轻柔，避免损伤膀胱；子宫切口尽量采用下段横切口，娩出胎儿及其附属物后，严密止血，双层缝合子宫下段切口，对合整齐，保持切口缝合平滑；注意保护腹壁切口，避免羊水或蜕膜等宫腔内容物流入腹腔或污染腹壁，以防发生子宫内膜异位症。

三、引产并发症的处理

剖宫产术后瘢痕子宫孕妇中孕引产过程中要重视子宫破裂或先兆子宫破裂、软产道损伤等并发症的防治。

（一）子宫破裂或先兆子宫破裂

剖宫产术后（特别是古典式剖宫产术）瘢痕子宫孕妇，术后再次妊娠中孕引产时子宫破裂的发生率为 0.28%~4.80%，目前多为个案报道，破裂部位几乎均为剖宫产术后的子宫前壁瘢痕部位，多合并致命性大出血，一定要引起重视。一般认为，子宫破裂与用药剂量大导致的子宫过强收缩有关。目前已有病例报告报道了剖宫产术后瘢痕子宫孕妇中孕引产发生子宫破裂。米索前列醇的用量与最新的指南相比偏大，由此可能导致宫缩过强，甚至强直性收缩，容易发生子宫破裂，也有报道米索前列醇并未过量却发生子宫瘢痕处破裂的病例，可能更多是瘢痕自身的原因。因此，引产前对子宫瘢痕愈合情况的评估至关重要。引产前超声观察剖宫产术后子宫瘢痕部位肌层的厚度、连续性、有无子宫瘢痕憩室、浆膜层的连续性，结合距上次剖宫产术的时间以及孕周等情况，综合评估子宫破裂的发生风险，选择合适的引产方法，并做好相应的应急预案。随着剖宫产手术次数的增加，子宫瘢痕部位的肌层厚度减小，出现子宫瘢痕缺损的概率增加。在剖宫产术后瘢痕子宫孕妇中孕引产过程中，定期超声评估子宫瘢痕部位的肌层厚度有很好的提示作用，如果小于 2mm，子宫破裂的发生风险增加。在引产前应向孕妇及家属详细交代病情及引产中可能出现大出血、子宫破裂，甚至需切除子宫。对于近期剖宫产、多次剖宫产、子宫瘢痕部位肌层较薄或孕周较大的孕妇，必须加强产程监测，记录宫缩开始的时间，根据宫缩频率和强度调整用药量，高度警惕强直性宫缩，一旦出现持续性宫缩或子宫下段压痛，高度怀疑先兆子宫破裂或子宫破裂，要立即行超声复查并及时行剖宫取胎术终止妊娠，防止失血性休克和孕产妇死亡的情况发生。

（二）软产道损伤

软产道损伤包括宫颈、后穹隆和阴道裂伤。软产道损伤后大出血多发生在胎儿及附属物排出后，一般表现为宫缩良好，出血颜色鲜红，宫缩剂止血无效。需用两把卵圆钳顺时针逐点检查宫颈，及时发现宫颈裂伤。必要时用阴道拉钩充分暴露阴道前后穹隆，仔细检查是否有裂伤。找到裂口的最顶端，从顶端上 5mm 处开始缝合，将可能缩回至裂口顶端组织内的血管严密结扎，避免裂口顶端发生血肿。有时裂伤的上端会延伸至穹隆甚至腹腔，应及时发现，妥善处理。

总之，剖宫产术后瘢痕子宫孕妇中孕引产总体是安全的。与剖宫取胎术相比，剖宫产术后瘢痕子宫孕妇孕中期经阴道引产的损伤相对较小。引产前宫颈的准备非常必要。引产方法主要包括依沙吖啶羊膜腔内注射、依沙吖啶配伍米非司酮行羊膜腔内注射、米非司酮配伍米索前列醇等。剖宫产术后瘢痕子宫孕妇中孕引产需在有抢救条件的医疗单位进行，引产过程中，要时刻警惕子宫破裂。终止妊娠前除全面的中孕引产术前准备外，还需要进行仔细全面的子宫瘢痕部位的综合评估，如评估子宫瘢痕部位的肌层厚度、超声检查明确胎盘位置与剖宫产术后子宫切口瘢痕的关系。如存在胎盘前置，应根据胎盘的具体位置及胎盘前置的程度选择依沙吖啶羊膜腔内注射引产、米非司酮配伍米索前列醇引产或剖宫取胎术；如存在胎盘植入，则行剖宫取胎术终止妊娠。引产过程中需加强产程监测，高度警惕强直性宫缩，及时发现并正确处理子宫破裂等严重并发症。

（赖曾珍）

主要参考文献

［1］ Eller S, Pauker S, Tennenbaum H. Abortion in a woman with previous cesarean section ［J］. Obstetrics and Gynecology, 1976 (47): 651－652.

［2］ Dharan J S, Perriera A, Merkatz I R. First-trimester abortion in a woman with a previous low transverse cesarean section ［J］. Journal of Matern Fetal Neonatal Medicine, 2006 (19): 37－38.

［3］ Gupta J K, Bhattacharya S, Dharan B, et al. First-trimester abortion in a woman with a previous low transverse cesarean section ［J］. Journal of Matern Fetal Neonatal Medicine, 2009 (22): 939－941.

［4］ Yong J Y, Li X, Tan L, et al. A modified vacuum curettage method for termination of pregnancy in a woman with a uterine scar ［J］. Contraception, 2013 (88): 467－469.

［5］ American College of Obstetricians and Gynecologists. Committee opinion no 650: second-trimester abortion ［J］. Obstetrics and Gynecology, 2015 (126): e135－141.

［6］ 邵庆翔，栾国卫，姜丽霞，等. 抗孕激素米非司酮及其代谢产物的临床药代动力学 ［J］. 中国临床药理学杂志, 1993, 9 (3): 144.

［7］ 杨娟，刘素梅. 米非司酮配伍米索前列醇用于瘢痕子宫中期引产临床观察 ［J］. 中国医学创新, 2008, 5 (30): 108－109.

［8］ 龚毅，曾宝金. 米非司酮配伍米索前列醇终止瘢痕子宫中期妊娠引产 48 例临床观察 ［J］. 现代中西医结合杂志, 2008, 17 (36): 5586－5587.

［9］ 周桂兰，任俊阁，姚如菊. 米非司酮、利凡诺联合用于瘢痕子宫中期妊娠引产临床观察 ［J］. 中国自然医学杂志, 2008, 10 (4): 274－275.

［10］ Clarke-Pearson D L, Wallach J, Dicks L, et al. Vaginal misoprostol for cesarean section scar pregnancy ［J］. Journal of Matern Fetal Neonatal Medicine, 2018, 31 (13): 1604－1607.

［11］ Hohmann C, Werner E, Werner A, et al. Cesarean scar pregnancy: ultrasound

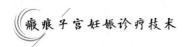

diagnosis and management ［J］. Ultraschall in der Medizin，2017，38（3）：285－292.

［12］ Liu B，Liu X，Liu Y，et al. Vaginal misoprostol for cesarean section scar pregnancy：a systematic review and Meta-analysis ［J］. Journal of Matern Fetal Neonatal Medicine，2019，32（13）：1837－1847.

［13］ 中华医学会计划生育学分会. 剖宫产术后瘢痕子宫孕妇中期妊娠引产的专家共识 ［J］. 中华妇产科杂志，2019，54（6）：381－386.

［14］ 中华医学会计划生育学分会. 临床诊疗指南与技术操作规范：计划生育分册 （2017修订版）［M］. 北京：人民卫生出版社，2017.

第七章　瘢痕子宫晚期妊娠引产

一、概述

随着二孩生育政策和三孩生育政策的先后出台，既往有过剖宫产术、子宫肌瘤剥除术、子宫畸形修补成形术、子宫穿孔或破裂修复术等子宫手术史的孕妇因医学原因或妊娠足月需要终止妊娠的数量相应增加。瘢痕子宫孕妇的分娩方式包括选择性再次剖宫产（elective repeat cesarean sectian，ERCS）和剖宫产术后再次妊娠阴道试产（trial of labor after cesarean section，TOLAC）。相较于再次剖宫产，剖宫产术后再次妊娠阴道分娩（vaginal birth after cesarean，VBAC）更经济、产后疼痛较少，母儿发病率及产后感染率较低，住院时间较短，产后恢复较快，再次妊娠时发生子宫瘢痕妊娠、前置胎盘及胎盘植入的风险更低，所以越来越多的瘢痕子宫孕妇愿意尝试 VBAC，但 VBAC 也有其局限性，可能增加子宫破裂的发生风险，但整体风险率不足 1%。因此，如何确定瘢痕子宫晚期引产的适应证、时机和方案，提高引产成功率，避免子宫破裂、子宫切除、胎儿窘迫、软产道损伤及引产术中或术后大出血等并发症是产科医师所关注的重点问题。中华医学会妇产科学分会产科学组制定的《剖宫产术后再次妊娠阴道分娩管理的专家共识（2016）》指出，对于瘢痕子宫晚期引产应严格掌握适应证、禁忌证、引产指征，采用合理的引产方法，以尽可能提高引产成功率，减少子宫破裂的发生风险。

二、TOLAC 的适应证、禁忌证和高危因素

Ouzounian J G 等回顾分析了 6821 例 TOLAC 孕妇的妊娠结局，自然临产和引产者 VBAC 分娩率分别为 86% 和 66%，而子宫破裂的发生率无统计学差异，故认为引产并没有增加 TOLAC 孕妇子宫破裂的发生风险。为了减少 TOLAC 的母儿不良结局，提高 VBAC 的成功率，选择恰当的病例来进行 TOLAC 是成功的关键。

在决定是否行 TOLAC 前，必须认真了解其适应证、禁忌证以及高危因素（详见第八章）。事实上，TOLAC 并没有绝对的禁忌证和适应证，不同国家和地区对其纳入标准也不一样，所以评估必须个体化。在特殊情况下，即使不符合 TOLAC 的适应证，若胎死宫内或者产妇已经自然临产进入活跃期，医师和孕妇也有可能会尝试 TOLAC。

三、引产指征

参照《妊娠晚期促子宫颈成熟与引产指南（2014）》，瘢痕子宫引产指征及引产时机与非瘢痕子宫基本一致。以下为瘢痕子宫引产的相对指征。

1. 孕 39~40 周。

2. 妊娠期糖尿病：未行胰岛素治疗而血糖控制达标者，若无母儿并发症，可期待至预产期。糖尿病合并妊娠及需胰岛素治疗者，若血糖控制良好且无母儿并发症，可期待至孕 39 周。血糖控制不满意或出现母儿并发症，应及时入院观察，根据病情决定终止妊娠时间。

3. 胎儿生长受限：若脐动脉舒张末期血流消失，可期待至孕 34 周及以上终止妊娠；若脐动脉舒张末期血流倒置，期待至孕 32 周及以上终止妊娠；若孕 32 周前出现脐动脉舒张末期血流消失或倒置，合并静脉导管血流异常，结合孕周、新生儿诊疗水平，完成促胎肺成熟后，可考虑终止妊娠。

4. 妊娠期肝内胆汁淤积症：轻者孕 38～39 周终止妊娠，重者孕 34～37 周终止妊娠，结合治疗效果、胎儿状况及其他合并症等综合评估终止妊娠时间。

5. 足月或近足月的胎膜早破：孕周大于或等于 34 周；确诊绒毛膜羊膜炎、胎儿窘迫、胎盘早剥等不易继续妊娠者；孕周小于 24 周者；孕 24～27^{+6} 周，根据患者意愿决定是否引产。

6. 妊娠期高血压疾病：妊娠期高血压、子痫前期可期待至孕周大于或等于 37 周。重度子痫前期：孕周小于 24 周、病情控制不稳定者，孕 24～28 周经评估无法继续期待者，孕 28～34 周经治疗 24～48 小时病情仍加重者，孕周大于或等于 34 周者。

7. 胎死宫内。

8. 既往有胎死宫内的不良孕产史：减轻妊娠焦虑或风险。

9. 羊水量异常：结合母儿情况综合评估。

四、引产前的准备

1. 充分有效的沟通：有意愿行 TOLAC 的孕妇在门诊及住院后均应与高年资主治医师及以上级别医师进行详尽的沟通与交流。医师有责任和义务向孕妇及家属详细交代 TOLAC 的适应证、禁忌证以及高危因素；充分交代 TOLAC 的利弊与风险；充分交代母儿情况、引产原因、引产方式、子宫破裂的发生风险、子宫破裂对母儿的危害、医院的监护及应急处理措施，并填写本医院的剖宫产术后再次妊娠孕妇分娩方式的评估表及签署规范的 TOLAC 知情选择书。

2. 病史和体格检查：仔细询问病史，注意前次剖宫产术距离本次妊娠的时间，是否经历阴道试产及宫口开大情况，手术指征及术后有无感染，子宫切口的位置、类型及愈合情况，新生儿出生体重等。核对孕周，如果胎肺未成熟，情况许可，尽可能先行促胎肺成熟再引产，防止医源性的早产和不必要的引产。评估母儿状态、胎儿大小、头盆情况、宫颈条件、子宫下段有无压痛等，制订详细的分娩计划。

3. 超声检查：孕 36～37 周行超声检查评估胎儿成熟度及羊水、胎儿脐血流情况，子宫前壁下段瘢痕处肌层的厚度及连续性，胎盘附着位置与子宫瘢痕的关系，注意是否有胎盘前置或胎盘植入的情况，必要时行 MRI 检查进一步明确。

4. 备血，必要时留置导尿管，开放静脉通路，做好随时紧急剖宫产的准备。

5. 对医院及医护人员的要求：本医院能实施紧急剖宫产手术，并备有随时可参与抢救的产科医师、儿科医师、麻醉医师及手术室护士。医护人员熟练掌握各种引产方法

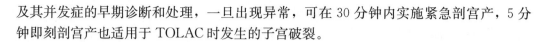

及其并发症的早期诊断和处理，一旦出现异常，可在 30 分钟内实施紧急剖宫产，5 分钟即刻剖宫产也适用于 TOLAC 时发生的子宫破裂。

五、促宫颈成熟

促宫颈成熟的目的是促进宫颈变软、变薄并扩张，降低引产失败率，缩短从引产到分娩的时间。评估宫颈成熟度最常用的方法是 Bishop 评分法。评分大于或等于 6 分提示宫颈成熟，评分越高，引产成功率越高；评分小于 6 分提示宫颈不成熟，需要促宫颈成熟。目前临床上常用的促宫颈成熟方法主要有机械性扩张和前列腺素类药物。

（一）机械性扩张

宫颈扩张球囊、Foley 导管、低位水囊、海藻棒等，均需要在胎膜完整、阴道无感染时才能使用。其主要是通过机械刺激宫颈管，促进宫颈局部合成和释放内源性前列腺素从而软化宫颈，提高宫颈成熟度。与前列腺素类药物相比，机械性扩张成本低，室温下稳定，较少引起宫缩过频、过强或过度刺激，但有引起潜在感染、胎膜早破、宫颈损伤等风险。研究已经证实，对于宫颈不成熟的孕妇，给予机械性扩张促宫颈成熟后再使用缩宫素，与单独使用缩宫素相比，可明显降低剖宫产率，且显著缩短临产时间。现以宫颈扩张球囊为例，详细介绍机械性扩张的方法。

宫颈扩张球囊是一种带有长度可调式可塑形针芯的有机硅双球囊导管，球囊的最大扩张度为 80mL/球囊。其适用于单胎妊娠、头先露、未进入产程、Bishop 评分小于 6分、胎膜完整者。其禁忌证包括前置胎盘或胎盘植入、脐带脱垂、生殖道疱疹感染、胎心率异常、臀位、横位以及无法耐受引产等情况。

1. 放置前准备：签署知情同意书；常规白带、B 族链球菌（GBS）检查；超声、胎心监护；评估骨盆条件，排除头盆不称；阴道检查，宫颈评分。

2. 操作步骤。

（1）窥阴器充分暴露宫颈。

（2）无齿卵圆钳夹住阴道球囊下部（切勿钳夹球囊），将两球囊插入宫颈管内。

（3）将子宫球囊（红色活塞标记有"U"字母）充入 40mL 生理盐水（充入前确保两球囊均在宫颈管内，避免球囊滑脱）。

（4）子宫球囊被充盈 40mL 后，将球囊往后拉直至球囊贴住宫颈内口。

（5）将阴道球囊（绿色活塞标注有"V"字母）充入 20mL 生理盐水（充入前确保阴道球囊位于阴道内）。

（6）依次增加球囊内的液体量（每次 20mL），最大 80mL（球囊最大容积为 80mL，具体充盈体积根据情况而定）。

3. 放置时间：无特殊规定，可根据科室情况决定。对于单用宫颈扩张球囊者，建议在晚上 8 点放置；对于联合宫颈扩张球囊和缩宫素者，可在早上 8 点放置。

4. 放置后管理：孕妇活动不受限；无需额外的监测，直至有规律宫缩出现；一旦出现规律宫缩，将孕妇移送至产房，并评估宫颈扩张情况。

5. 取出时机：宫颈成熟后自行脱出，临产或规律宫缩，胎膜破裂，放置 12 小时，孕妇出现不适反应，异常出血、胎儿窘迫等。

6. 取出方法：用标有"U"和"V"的相应阀门放液缩瘪两只球囊，并将球囊从阴道内取出；再次评估 Bishop 评分；根据 Bishop 评分决定是否立即破膜；取出后立即使用缩宫素，调整缩宫浓度和滴速，达到 2～3 分钟 1 次的有效宫缩。

（二）前列腺素类药物

常用的前列腺素类药物主要为可控释地诺前列酮栓和米索前列醇。

1. 可控释地诺前列酮栓：一种可控制释放的前列腺素 E2（PGE2）栓剂，含有 10mg 地诺前列酮，以 0.3mg/h 的速度缓慢释放，需低温保存。

（1）优点：可以控制药物释放，在出现宫缩过频时能方便取出。

（2）应用方法：外阴消毒后将可控释地诺前列酮栓置于阴道后穹隆深处，并旋转 90°，使栓剂横置于阴道后穹隆，利于保持原位。在阴道口外保留 2～3cm 终止带以便于取出。在药物置入后，嘱孕妇平卧 20～30 分钟以利于栓剂吸水膨胀。2 小时后复查，栓剂仍在原位后孕妇可下地活动。

（3）取出指征：①出现规律宫缩（每 3 分钟 1 次的宫缩）并同时伴随宫颈成熟度的改善，Bishop 评分大于或等于 6 分。②自然破膜或行人工破膜术。③宫缩过频（每 10 分钟 5 次及以上的宫缩）。④置药 24 小时。⑤有胎儿出现不良状况的证据，如胎动减少或消失、胎动过频、电子胎心监护结果分级为Ⅱ类或Ⅲ类。⑥出现不能用其他原因解释的母体不良反应，如恶心、呕吐、腹泻、发热、低血压、心动过速或者阴道流血增多。取出至少 30 分钟后方可静脉点滴缩宫素。

（4）禁忌证：哮喘、青光眼、严重肝肾功能不全等，有急产史或有 3 次以上足月产史的经产妇，瘢痕子宫妊娠，有宫颈手术史或宫颈裂伤史，已临产，Bishop 评分大于或等于 6 分，急性盆腔炎，前置胎盘或不明原因阴道流血，胎先露异常，可疑胎儿窘迫，正在使用缩宫素，对地诺前列酮或任何赋形剂成分过敏。

2. 米索前列醇：一种人工合成的前列腺素 E1（PGE1）制剂，有 100μg 和 200μg 两种片剂。

（1）优点：价格低、性质稳定、易于保存、作用时间长，尤其适合基层医院应用。

（2）使用方法：①用于孕晚期未破膜而宫颈不成熟者。②每次阴道放药剂量为 25μg，放药时不要将药物压成碎片。如 6 小时后仍无宫缩，在重复使用米索前列醇前应行阴道检查，重新评估宫颈成熟度，了解原放置的药物是否溶化、吸收，如未溶化和吸收则不宜再放。每日总量不超过 50μg，以免药物吸收过多。③如需加用缩宫素，应该在最后 1 次放置米索前列醇后 4 小时以上，并行阴道检查证实米索前列醇已经吸收才可以加用。④使用米索前列醇者应在产房观察，监测宫缩和胎心率，一旦出现宫缩过频，应立即进行阴道检查，并取出残留药物。

（3）禁忌证与取出指征：同可控释地诺前列酮栓。

虽然目前尚无足够的证据证实机械性扩张与前列腺素类药物在促宫颈成熟方面存在有意义的差异，但与机械性扩张相比，前列腺素类药物明显增加宫缩过频、过强或过度刺激，子宫破裂的发生风险，因此，中华医学会妇产科学分会产科学组在 2014 年发布

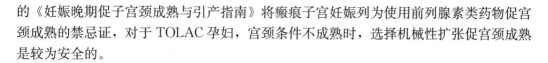

的《妊娠晚期促子宫颈成熟与引产指南》将瘢痕子宫妊娠列为使用前列腺素类药物促宫颈成熟的禁忌证，对于 TOLAC 孕妇，宫颈条件不成熟时，选择机械性扩张促宫颈成熟是较为安全的。

六、常规的引产方法

（一）缩宫素静脉滴注

尽管小剂量缩宫素静脉滴注用于非瘢痕子宫妊娠的引产较为安全，但对瘢痕子宫孕妇引产来说需要慎重。一项巢式病例对照研究发现，当缩宫素的滴速超过 20mU/min 时，子宫破裂的发生风险较 20mU/min 以下者升高。因此，参考非瘢痕子宫妊娠引产方法，对瘢痕子宫妊娠行缩宫素引产时更应使用小剂量。

1. 方法：缩宫素静脉滴注推荐使用小剂量，有条件者最好使用输液泵。具体应用方法如下。①缩宫素液的配制：先用乳酸钠林格注射液 500mL，用 7 号针头行静脉滴注，按 8 滴/分钟调好滴速，然后再向输液瓶中加入 2.5U 缩宫素（0.5％缩宫素浓度），将其摇匀后继续滴入。②合适的浓度与滴速：因缩宫素个体敏感性差异极大，静脉滴注缩宫素应从小剂量开始循序增量，从 8 滴/分钟开始，根据宫缩、胎心情况调整滴速，一般每隔 20 分钟调整 1 次。应用等差法，即从每分钟 8 滴调整至 16 滴，再增至 24 滴；为安全起见，也可从 8 滴/分钟开始，每次增加 4 滴，直至出现有效宫缩。最大滴速不得超过 40 滴/分钟，如达到最大滴速仍不出现有效宫缩，可增加缩宫素浓度，但缩宫素的应用量不变。增加浓度的方法是以乳酸钠林格注射液 500mL 加 5U 缩宫素（1％缩宫素浓度），先将滴速减半，再根据宫缩情况调整，增加浓度后，最大增至 40 滴/分钟，原则上不再增加滴速和缩宫素浓度。

2. 注意事项：由经验丰富的医护人员调整和观察宫缩强度、频率、持续时间，加强胎心监护，避免宫缩过频导致胎盘早剥或子宫破裂。若宫缩过频、过强或过度刺激，应立即停用缩宫素，必要时使用宫缩抑制剂。警惕过敏反应。有条件者对孕妇持续心电监护，观察孕妇生命体征，注意孕妇的主诉及一般情况。输液量不宜过大，以防止发生水中毒。引产成功率与孕妇既往阴道分娩史、年龄、体重指数、孕周及估计胎儿体重、宫颈成熟度、胎先露高低有关，如引产大于或等于 8 小时仍未临产，应再次评估是否适合阴道分娩，并再次与家属交代病情，必要时行剖宫产术终止妊娠。

（二）人工破膜

人工破膜适用于宫颈成熟、头先露已入盆的瘢痕子宫孕妇。人工破膜可以刺激内源性前列腺素和缩宫素释放，诱发宫缩。产程中出现宫缩乏力者，可先行人工破膜加强宫缩，破膜亦可以增加子宫对缩宫素的敏感性，因而可以减少缩宫素的用量。破膜的同时可以了解羊水性状，明确有无潜在的胎儿窘迫及头盆不称。

人工破膜相关的潜在风险包括脐带脱垂或受压、母儿感染、前置血管破裂和胎儿损伤。因此人工破膜前需先排除有无脐带先露、血管前置、阴道感染，并且破膜一定要在宫缩间歇期进行，破膜后术者手暂时停留在阴道内，适当堵住宫口，以避免羊水急速、大量流出引起脐带脱垂或胎盘早剥。当触及有脐带脱出宫口时，应立即持续上推胎头，避免脐带受压，并立即准备紧急剖宫产终止妊娠。若发现有胎盘早剥，也应紧急剖宫产终止妊娠。人工破膜前后均需听胎心率，破膜后观察羊水性状和胎心率变化情况，必要时再次行阴道检查。

七、引产过程中的注意事项

应严格遵循操作规程，严格掌握适应证及禁忌证，严禁无指征的引产。如果引产不成功，则引产的指征及引产方法需要重新评估。所有孕妇宜以孕早期超声结果核实孕周。根据不同个体，选择适当的引产方法及药物用量、给药途径，不能随意更改和追加药物剂量。密切观察产程，加强胎心监护，随时分析监护结果，注意子宫下段压痛、尿液颜色等。

八、引产过程中并发症的处理

引产过程中若出现宫缩过频、胎儿窘迫、梗阻性分娩、先兆子宫破裂、羊水栓塞等情况，应按如下流程处理。

1. 立即停止使用催引产药物。

2. 立即改变体位，吸氧，静脉输液（不含缩宫素）。

3. 静脉给予子宫松弛剂，如硫酸镁或特布他林等。

4. 立即行阴道检查，了解产程进展。可疑胎儿窘迫未破膜者予人工破膜，观察羊水有无粪染或呈血性。经上述综合处理，尚不能消除危险因素，短期内又无阴道分娩的可能或病情危重者，应迅速选用剖宫产术终止妊娠。

5. 鼓励更多的孕妇选择 TOLAC，且有效的分娩镇痛并不会掩盖子宫破裂时的症状和体征，反而有利于手术的紧急施救。

6. 子宫破裂的早期识别与处理：严密监测孕妇血压、呼吸、脉搏、子宫下段有无压痛、有无血尿，特别是宫缩过强而产程停滞或胎先露下降受阻时，不可靠的胎心监护图形、明显的可变减速和心动过缓是子宫破裂的特征性表现，心动过缓是最典型的子宫破裂表现。其他少见的临床表现包括既往剖宫产切口区域疼痛、先露部上升和阴道流血。如伴有隐匿性腹腔内出血，产妇可能表现为肩部疼痛、心悸、乏力、晕厥和休克。一旦出现这些表现，应行紧急剖宫产终止妊娠并行子宫裂口修补。

（张琴）

主要参考文献

[1] Rosenstein M G, Kuppermann M, Gregorich S E, et al. Association between vaginal birth after cesarean delivery and primary cesarean delivery rates [J]. Obstetrics and Gynecology, 2013, 122 (5): 1010−1017.

[2] ACOG Practice bulletin No.115: Vaginal birth after previous cesarean delivery [J]. Obstetrics and Gynecology, 2010, 116 (2 Pt 1): 450−463.

[3] Clark S M, Carver A R, Hankins G D V. Vaginal birth after cesarean and trial of

labor after cesarean: what should we be recommending relative to maternal risk: benefit? [J]. Women's health (London, England), 2012, 8 (4): 371−383.

[4] 中华医学会妇产科学分会产科学组. 剖宫产术后再次妊娠阴道分娩管理的专家共识 (2016) [J]. 中华妇产科杂志, 2016 (8): 561−564.

[5] Ouzounian J G, Miller D A, Hiebert C J, et al. Vaginal birth after cesarean section: risk of uterine rupture with labor induction [J]. American Journal of Perinatology, 2011, 28 (8): 593−596.

[6] 中华医学会妇产科学分会产科学组. 妊娠晚期促子宫颈成熟与引产指南 (2014) [J]. 中华妇产科杂志, 2014, 49 (12): 881−885.

[7] Lipman S, Cohen S, Einav S, et al. The Society for Obstetric Anesthesia and Perinatology consensus statement on the management of cardiac arrest in pregnancy [J]. Anesthesia and Analgesia, 2014, 118 (5): 1003−1016.

[8] Holmgren C, Scott J R, Porter T F, et al. Uterine rupture with attempted vaginal birth after cesarean delivery: decision-to-delivery time and neonatal outcome [J]. Obstetrics and Gynecology, 2012, 119 (4): 725−731.

第八章　瘢痕子宫妊娠阴道分娩

一、瘢痕子宫的形成

剖宫产术、子宫肌瘤剔除术、子宫破裂修补术、子宫畸形成形术等子宫手术导致子宫肌层出现创面，在创面修复的过程中逐渐形成瘢痕，这种合并有瘢痕的子宫即瘢痕子宫。子宫瘢痕是各种创伤后正常子宫组织的外观形态和组织病理学改变的统称，是子宫创伤修复的必然产物。子宫创伤的愈合是一个复杂的生物过程，其基本阶段包括炎症、增生、修复和重新形成。引起瘢痕子宫最常见的原因是剖宫产术，其次是子宫肌瘤剔除术。近年来，随着剖宫产率的升高，瘢痕子宫越来越多。

（一）剖宫产术与子宫瘢痕

正常子宫肌层由大量平滑肌组织和少量弹力纤维、胶原纤维组成。子宫峡部内膜与宫体内膜相似，子宫峡部肌壁结构也与宫体肌壁结构相似。在孕晚期子宫峡部伸展形成子宫下段，子宫下段剖宫产横切口即位于此。研究发现，剖宫产术后大约3个月子宫切口瘢痕开始形成，大约在术后半年愈合完成。子宫切口愈合分度标准：Ⅰ级，切口愈合良好；Ⅱ级，下段变薄；Ⅲ级，下段变薄而且可以看到宫腔内；Ⅳ级，子宫切口的瘢痕处出现憩室或破裂。剖宫产瘢痕愈合不良的发生率为0.2%～4.3%，可能的原因很多，如剖宫产次数、母体的年龄、母体的肥胖程度、子宫位置、子宫切口类型、缝合方式、单层或双层缝合、缝线的松紧程度、术后有无发热等。随着剖宫产次数的增加，子宫瘢痕处缺陷明显增加，与一次剖宫产相比，两次或多次剖宫产时子宫瘢痕处分离和子宫破裂的发生率增加3～5倍。剖宫产术后发热者再次妊娠时子宫破裂的发生率增加4.02倍。肥胖的孕妇在第一次剖宫产出现产时和产褥期并发症的风险增加，其中感染发生率增加1.7倍。子宫切口愈合不良最多表现为子宫瘢痕憩室，即子宫瘢痕处可见浆膜下子宫切口的分离，子宫肌层菲薄甚至缺失。近年来，我国剖宫产率呈现上升势头，剖宫产所致子宫瘢痕憩室也越来越多。剖宫产术后6个月内，大部分患者的子宫切口瘢痕为纤维结缔组织，平滑肌纤维变性；剖宫产术后6～12个月内，子宫切口瘢痕有嫩肉芽组织和普遍增长的纤维组织，平滑肌细胞间有广泛的嫩结缔组织，其间有众多的纤维母细胞、淋巴细胞；剖宫产术后2～3年，子宫瘢痕肌肉化的程度达最佳状态；术后3年以后，子宫瘢痕肌肉化的程度越来越差，并且逐渐退化，瘢痕组织失去原结构和弹性。因此，剖宫产术后2～3年是再次妊娠的最佳时间。

（二）子宫肌瘤剔除术与子宫瘢痕

子宫肌瘤又称为子宫平滑肌瘤，是女性生殖系统最常见的良性肿瘤，发病率为20%～30%，其中30%～50%发生于育龄女性。根据肌瘤与子宫肌壁的位置关系，子宫肌瘤可分为三类：①肌壁间肌瘤，占60%～70%，瘤体位于子宫肌层内，与肌壁间界限清楚，其周围有肌层包绕。②浆膜下肌瘤，占20%～30%，肌瘤向子宫浆膜面生长，并突出于子宫表面，其表面仅由子宫浆膜覆盖，若瘤体继续向浆膜面生长，仅有一蒂与子宫相连，称为带蒂浆膜下肌瘤。③黏膜下肌瘤，占10%～15%，肌瘤向宫腔内生长，突出于宫腔内，瘤体表面仅由子宫内膜层覆盖。子宫肌瘤剔除术的术式包括经腹子宫肌瘤剔除术、腹腔镜子宫肌瘤剔除术、经阴道子宫肌瘤剔除术、宫腔镜下经宫颈子宫肌瘤切除术等。由于子宫平滑肌纤维的再生能力较差，子宫肌瘤剔除术后子宫切口愈合主要依靠结缔组织增生连接，形成纤维瘢痕修复，同时有少量平滑肌再生参与修复。子宫瘢痕的愈合与肌瘤的大小、多少、部位，肌瘤剔除的深度，子宫切口的选择，术中止血是否彻底，缝合技巧，术后是否感染等因素有关。例如，浆膜下或黏膜下肌瘤如累及子宫肌层深度较小，肌瘤剔除后子宫创面瘢痕愈合对妊娠子宫完整性影响较小。肌壁间子宫肌瘤累及肌层深度较大时，肌瘤剔除后子宫肌层缺损较大，瘢痕愈合情况直接影响孕期子宫的稳定性。提高手术技巧和合理选择术式对预防切口愈合不良和降低妊娠子宫破裂的发生风险尤为重要。对于子宫肌瘤剔除术后多长时间适宜妊娠目前尚无统一标准，多数学者认为子宫肌瘤剔除术后妊娠时间的评估应根据术中情况，包含子宫肌瘤的部位、大小、数量，子宫肌瘤剔除的方式，瘤腔缝合情况等。如为单个小肌瘤，创口整齐无感染，愈合好，术后3～6个月可考虑妊娠；如为多发或单个肌瘤大，特别是穿透宫壁的患者，术后应避孕6～12个月。

二、瘢痕子宫妊娠分娩方式的发展史及现状

活体剖宫产术始于1598年，经过4个多世纪的发展，在处理高危妊娠和难产、挽救孕产妇和围产儿生命等方面发挥了重要作用，目前仍然是用于终止高危妊娠的主要方式。就瘢痕子宫妊娠而言，其分娩方式包括选择性再次剖宫产（elective repeat cesarean section，ERCS）和阴道试产。1916年，美国医学家Graigin提出"一次剖宫产，永远剖宫产"的理念，在此后的数十年为广大孕妇及医护人员所认同。国际产科学界从20世纪70年代末就开始尝试TOLAC，并取得成功，打破了"一次剖宫产，永远剖宫产"的理念。20世纪80年代，美国首次提出剖宫产术后再次妊娠阴道分娩（VBAC）这一概念，美国国立卫生研究院（National Institutes of Health，NIH）在2010年的研讨会上讨论了其安全性和结局，最后达成共识，认为阴道试产是许多有剖宫产史孕妇的合理选择，成功阴道分娩是降低剖宫产率和减少剖宫产并发症的有效途径，号召医疗机构提供瘢痕子宫阴道试产服务。随后其在美国、加拿大、英国、法国等发达国家逐渐广泛开展，并发展为一项成熟的技术。

近年来，随着我国生育政策的调整，瘢痕子宫妊娠越来越多，如果一味追求选择性剖宫产，剖宫产术后再次妊娠的风险增加，例如，子宫瘢痕妊娠、凶险性前置胎盘、胎

盘植入、子宫破裂等，故剖宫产术后再次妊娠阴道分娩就成为产科医师不得不考虑的分娩方式，广大瘢痕子宫孕妇同样面临分娩方式的选择。2016年，我国产科专家参考了国外指南并结合我国的实际情况，制定了剖宫产术后再次妊娠阴道分娩管理的专家共识，我国一些三级医院相继开展该技术，并取得较好成效。但由于技术条件、硬件、观念等多种因素的影响，我国的TOLAC工作仍处于起步阶段，仅在部分医院开展，目前多数医院、多数产科医师、多数孕妇仍然选择再次剖宫产。国内报道TOLAC率仅为1.8%～11.1%，选择阴道试产的瘢痕子宫孕妇有20%～40%因各种原因中转剖宫产，故最终成功阴道分娩的就更少了。美国的TOLAC率是25%，在发达国家，TOLAC率最高达到40%～50%，在我国要达到如此高的比例还有很长的路要走。

三、开展瘢痕子宫妊娠阴道分娩的意义及安全性

虽然TOLAC面临子宫破裂的发生风险是客观存在的，但仍然有必要开展瘢痕子宫妊娠阴道分娩这项工作，其意义是多方面的，例如，成功阴道分娩可以降低剖宫产率、减少剖宫产术的近期和远期并发症，有利于产后康复；胎儿在TOLAC过程中可从母体获得免疫球蛋白G（IgG），并且经受宫缩和产道的挤压，胎肺功能得到锻炼，呼吸道内羊水和黏液排出，新生儿吸入性肺炎、肺透明膜病及远期呼吸系统疾病的发生率明显降低。Black等研究发现，ERCS与儿童哮喘住院的风险增加相关。另外，成功阴道分娩后有利于三孩生育政策的落地生根。例如，如果第一胎和第二胎均为剖宫产，妇女对第三胎妊娠风险的顾虑明显增加，部分妇女可能因此而放弃本有的三孩计划；相反，如果第一胎剖宫产，第二胎成功阴道分娩，妇女对第三胎妊娠风险的顾虑相对减少，从而有利于三孩生育政策的实施。从卫生经济学角度说，瘢痕子宫妊娠成功阴道分娩可缩短住院时间，节省医疗资源等。因此，在保障母儿安全的前提下，通过TOLAC最大限度地挖掘阴道分娩的潜能是产科医师面临的挑战。目前我国瘢痕子宫孕妇终止妊娠的方式仍然以择期剖宫产为主，其中一个重要原因是医疗机构、产科医师和广大瘢痕子宫孕妇对瘢痕子宫妊娠阴道分娩的风险缺乏充分正确的认识，存在盲目恐惧。

瘢痕子宫妊娠阴道分娩的安全性到底如何？这是广大产科医师和瘢痕子宫孕妇十分关心的问题。2010年NIH研讨会上讨论了TOLAC的安全性，认为对于多数瘢痕子宫孕妇选择阴道试产是安全的，2015年英国皇家妇产学院的《前次剖宫产再次妊娠指南（第2版）》也阐明了该观点。目前已经达成共识，对于大多数曾有过一次子宫下段剖宫产的孕妇来说，计划性VBAC是一种安全且恰当的分娩方式，瘢痕子宫孕妇阴道试产过程中发生子宫破裂的风险整体不足1%，故阴道试产是许多有剖宫产史孕妇的合理选择，成功阴道分娩是降低剖宫产率及减少剖宫产并发症的有效途径，但一旦发生子宫破裂，孕妇输血率、子宫切除率、围产儿发病率和死亡率明显增加。TOLAC的成功率各国报道不一，TOLAC的成功率与患者的选择、阴道助产水平、分娩镇痛的开展、宫颈成熟度、孕妇的精神心理、人文关怀等多种因素有关。四川省妇幼保健院的TOLAC成功率为77.7%。瘢痕子宫孕妇一旦成功阴道分娩，其母儿并发症的发生率低于择期剖宫产，但如果因各种原因而中转剖宫产，其母儿并发症的发生率则高于择期剖宫产。一项调查报告发现TOLAC成功的孕妇子宫破裂的发生率为0.1%，ERCS的子宫破裂发

生率为 0.05％，而一旦阴道试产失败，子宫破裂的发生风险将增加 20 倍。因此，决定 TOLAC 并发症发生风险的关键在于能否成功 VBAC。加强孕期保健，产前做好分娩方式的宣教，严格把控 TOLAC 的适应证和禁忌证，试产前充分评估，产时加强管理及多学科协作，完善抢救流程和提高抢救水平，对大多数单次子宫下段横切口剖宫产后再次妊娠孕妇，TOLAC 的可行性及安全性较高，可作为剖宫产后再次妊娠孕妇的合理选择。TOLAC 的母儿安全是建立在完善的管理制度、规范的诊疗行为、高效的应急预案以及充分的医患沟通之上的。

四、开展 TOLAC 工作的基本条件及应急预案的制定

尽管 TOLAC 总体上是安全的，但一旦发生子宫破裂，母儿并发症增加甚至危及母儿生命。故对于有 TOLAC 意愿的孕妇，必须在产前进行充分评估，在具备阴道分娩适应证、规范的产时管理和相应应急预案的前提下实施。开展 TOLAC 不仅是对产科工作的考验，更是对医疗机构的考验，该工作涉及的科室包括但不限于产科、新生儿科、麻醉科、手术室、输血科、ICU、超声科等，只有通过科学合理的流程和制度对这些科室进行资源整合，才可能形成真正的 VBAC 技术，具备紧急剖宫产、新生儿窒息复苏、紧急输血等紧急救治能力是开展 TOLAC 工作的必备条件，否则一旦发生子宫破裂，难以保证母儿的生命安全。开展 TOLAC 工作还需要制定应急预案，该应急预案要体现多学科模式和团队精神。例如，当发生子宫破裂时，需要在尽可能短的时间内启动紧急剖宫产以确保母儿安全，此时由谁与患者和家属沟通，由谁开医嘱和送手术通知单，由谁通知麻醉科、手术室和新生儿科等科室，都是 TOLAC 工作中可能面临的实际问题。只有有了畅通的流程和可靠的应急预案，一旦发生先兆子宫破裂或子宫破裂等紧急情况，团队成员才可能默契配合，才能在忙而不乱、有条不紊的状态下进行抢救。针对已经制定好的流程和应急预案，要定期演练，让团队内的每一个成员真正熟悉流程和环境，让不同科室之间的衔接更加顺畅。需要强调的是，各个开展 TOLAC 工作的医院要根据人员配置、技术水平、硬件设施等情况制定适合于本医院的流程、制度和应急预案，其他医院的流程、制度和应急预案可以参考但不宜复制，因为很难有一个放之四海而皆准的流程、制度和应急预案，要确保流程的实用性和可操作性。

五、瘢痕子宫妊娠阴道分娩患者的筛选及分娩前评估

（一）筛选要求

瘢痕子宫妊娠阴道分娩成功率和安全性与是否合理筛选患者密切相关。患者筛选合理，成功率和安全性高，筛选患者时既不能盲目苛刻，否则阴道分娩的潜能难以挖掘，也不能过度宽松，否则安全性难以得到保证。目前全球不同国家根据本国实际情况制定了瘢痕子宫妊娠阴道分娩的专家共识或指南。我国产科专家制定了《剖宫产术后再次妊娠阴道分娩管理的专家共识（2016）》。不同国家和地区的指南或专家共识在病例的选择方面存在一定的差异，由于我国瘢痕子宫妊娠阴道分娩的科研数据有限，我国的专家共识参考了美国、加拿大、英国等多个国家的指南并结合我国的实际情况。在患者的评估

筛选方面，建议更多参考我国的专家共识，这是因为我国的专家共识更加贴近我国的实际情况，可操作性更强一些。本章将重点参照我国的专家共识来介绍患者评估标准。如果在实施 TOLAC 前充分评估，可提高成功率和减少母儿并发症。建议在孕 36~37 周由高年资产科医师确定分娩方式、计划分娩日期、评估是否引产等。可以在孕期提前作好 TOLAC 的宣教，以便孕妇和家属有足够时间来认识、了解和接受 TOLAC 这一概念，但不推荐过早评估，因为过早评估会面临太多的不确定因素（如胎儿大小、胎方位、羊水量、其他并发症等），很难给孕妇或家属一个比较确定的方案，同时也不推荐过晚评估，因为如果过晚评估，瘢痕子宫孕妇一旦临产，医师来不及获得前次剖宫产的相关信息资料，如剖宫产手术记录，不利于真正掌握孕妇的病情，也没有足够时间来做好 TOLAC 前的准备，从而增加了 TOLAC 的风险。在 TOLAC 实施前需严格掌握并充分分析 TOLAC 的适应证及禁忌证。在不同国家和地区，对 TOLAC 适应证及禁忌证的掌握不完全一致，这与技术水平、人种、经济、文化等多种因素可能有关，即使在同一国家、同一医院，TOLAC 的适应证及禁忌证也可能随着技术水平和某些观念的变化而相应变化。在国外，随着产科急救能力的不断提升以及高质量循证医学证据的积累，目前已经将 TOLAC 的适应证扩大并涵盖多次剖宫产后、双胎妊娠、臀位、巨大儿等并发症。在我国，由于硬件、人力资源等限制，TOLAC 仅仅在部分技术条件较好的医院开展。随着产科急救能力的提升和评估系统的完善，TOLAC 的适应证越来越广，而且安全性也不断提升，这些都为减少不必要的重复剖宫产提供了有力支持。

（二）TOLAC 的适应证

1. 孕妇及家属有阴道分娩意愿，这是 TOLAC 的必要条件。对于瘢痕子宫孕妇，在孕期保健过程中要积极做好分娩方式相关知识的宣教，让其尽早充分了解不同分娩方式的利弊，提前做好相应的心理准备。在充分知情了解的基础上，如果孕妇确无 TOLAC 意愿，即使病情评估符合 TOLAC 条件，也不能强迫孕妇进行 TOLAC。

2. 医院需具备抢救 VBAC 并发症的条件及相应的应急预案，以便在发生先兆子宫破裂、子宫破裂等情况时确保母儿安全。

3. 既往只有一次子宫下段横切口剖宫产史，且前次剖宫产手术顺利，切口无延裂，无晚期产后出血、产后感染等，且除剖宫产切口外子宫无其他手术瘢痕。尽管国外有尝试两次剖宫产史的 TOLAC，但和曾有过一次剖宫产史的孕妇相比，有过两次剖宫产史的孕妇施行 VBAC 后的子宫切除率（0.56% vs 0.19%）和输血率（1.99% vs 1.21%）增高。在我国，两次及以上剖宫产史是 TOLAC 的禁忌证。

4. 单胎头位。国外有指南认为，虽然双胎妊娠时子宫容量和张力相对较大而被认为 TOLAC 失败率和子宫破裂发生率会有相应升高，但是与单胎妊娠相比，双胎妊娠分娩时往往胎龄偏小，胎儿更容易通过产道，这是双胎阴道分娩的有利条件，故有一次子宫下段横切口剖宫产史的双胎妊娠可以考虑行 TOLAC。临床病例研究结果显示，有一次子宫下段横切口剖宫产史的双胎 TOLAC 成功率、子宫破裂发生率、母儿结局与单胎妊娠并无差别。双胎 TOLAC 的禁忌证取决于双胎本身的情况，而不应该因为瘢痕子宫而一概选择剖宫产。加拿大指南认为双胎、臀位不是 TOLAC 的禁忌证，但我国专家共识仍然建议单胎头位。

5. 无前次剖宫产指征且未出现新的剖宫产指征。

6. 两次妊娠时间间隔大于或等于 18 个月（剖宫产术后 2～3 年可能是子宫切口愈合的最佳时期，故也是再次妊娠的最佳时期）。对于既往有一次剖宫产且单胎足月妊娠的孕妇，尽管 VBAC 率与妊娠时间间隔时间无关，但缩短妊娠时间间隔时间会增加子宫破裂的发生风险，妊娠时间间隔小于 12 个月的子宫破裂绝对风险为 4.8%，妊娠时间间隔小于 15 个月的子宫破裂绝对风险为 4.7%。2010 年的一项研究表明，妊娠时间间隔小于 18 个月与子宫破裂风险的增加相关，而妊娠时间间隔为 18～24 个月则不存在此相关性。妊娠时间间隔大于或等于 24 个月和妊娠时间间隔为 18～24 个月的子宫破裂发生率无统计学差异。因此，应将妊娠时间间隔小于 18 个月视为子宫破裂的危险因素。

7. 超声检查提示子宫前壁下段肌层连续。超声测量子宫下段厚度在临床上已用于预测子宫破裂。有荟萃分析表明，测量子宫下段全层厚度和仅测量子宫肌层厚度的方法是等效的。超声测量有不同的测量值、特异度、灵敏度，因此目前没有预测子宫破裂的明确界限值，我们无法通过超声测量子宫切口肌层厚度来建议孕妇是否接受 TOLAC，但必须确保子宫前壁下段肌层连续完好。

8. 估计胎儿体质量小于或等于 4000g。为了减少巨大儿，孕期做好营养和体重的管理十分重要。

（三）TOLAC 的禁忌证

1. 医院不具备施行紧急剖宫产的条件。

2. 子宫手术史大于或等于 2 次，这里所谈的手术史是指波及子宫肌层的手术，如剖宫产术、子宫肌瘤剔除术等，并非指普通的人工流产术、宫内节育器放置术等未波及子宫肌层的手术。

3. 前次剖宫产切口类型为古典式、子宫下段纵切口或倒"T"形或"J"形切口，或广泛子宫底部手术；合并子宫瘢痕憩室或憩室修补史或宫角部切除史等。文献报道子宫下段横切口在 TOLAC 时子宫破裂发生率为 0.5%～0.9%，当切口为古典式或倒"T"形时子宫破裂发生率为 4%～9%。需要说明的是，部分有剖宫产史的患者并不能确认前次子宫切口的具体情况，而且由于各种原因也无法提供有效的病历资料支持。对于前次剖宫产具体切口方式、部位不清的患者，除非高度怀疑子宫体部切口（如极早剖宫产早产），也可以进行 TOLAC。但是对于高度怀疑前次为子宫体部剖宫产的孕妇，则不推荐 TOLAC。

4. 存在前次剖宫产指征。

5. 既往有子宫破裂史，或有穿透宫腔的子宫肌瘤剔除术史。曾有妊娠子宫破裂病史的孕妇再次妊娠，本次妊娠一旦临产，子宫破裂的发生风险高达 15%～32%。由于临产时间无法准确预测，建议有子宫破裂病史孕妇根据个体情况在孕 36～38 周择期剖宫产终止妊娠。

6. 前次剖宫产有子宫切口并发症，如愈合不良、术后感染等。

7. 超声检查胎盘附着于子宫瘢痕处。

8. 估计胎儿体质量大于或等于 4000g。

9. 不适宜阴道分娩的内外科合并症或产科并发症。

10. 阴道分娩禁忌证。

（四）提高成功率的因素

1. 有阴道分娩史，包括前次剖宫产术前或术后的阴道分娩史。文献报道，经历过 0 次、1 次、2 次、3 次 VBAC 后子宫破裂的发生率分别为 1.6%、0.3%、0.2%、0.35%。之前有过 VBAC 是成功施行 VBAC 的独立最佳预测因素，且与之相关的计划性 VBAC 的成功率可达到 90% 甚至更高。

2. 既往剖宫产指征不属于难产。前次剖宫产指征为胎位异常、胎盘异常、妊娠合并症、胎儿窘迫等因素的孕妇，因机体对前列腺素具有较高的敏感性，软产道易于扩张，TOLAC 过程中产程进展更快，VBAC 成功率更高。文献报道，前次剖宫产指征分别为难产、胎儿窘迫、胎先露异常者，本次 VBAC 的成功率分别为 64%、73%、84%。

3. 妊娠不足 39 周的自然临产。妊娠超过 40 周 VBAC 的成功率有可能会降低。

4. 入院时宫颈管消失、宫口扩张。临产时宫颈 Bishop 评分越高，TOLAC 成功率越高。相较于自然临产，引产或促进产程使子宫破裂的发生风险增加 2~3 倍，中转剖宫产的风险增加 1.5 倍。

5. 本次分娩距前次剖宫产大于 18 个月。

6. 孕妇 BMI 小于 30kg/m²。国外用 Logistics 回归分析建立的 VBAC 预测模型显示，孕期每增加 1kg 体质量，阴道试产失败率增加 13.7%。孕期增加体质量是 VBAC 的不利因素。

7. 孕妇年龄小于 35 岁。

8. 人种。和黑人相比，白人的 VBAC 率较高。

9. 使用硬膜外分娩镇痛，可以减轻孕妇疼痛，增加产妇阴道分娩的信心，从而提高 VBAC 的成功率，且不会增加 TOLAC 并发症的发生率，通常不会掩盖子宫破裂的症状和体征，但可能增加第二产程延长和手术助产的风险。

（五）TOLAC 可行性评估

目前全球范围内没有一个统一的评估方法，不同地区、不同医疗机构采用的评估方法不同，目前大致有如下几种评估方法。

1. 软件法：以单胎、枕先露、前次子宫下段横切口这三项指标为前提，ACOG 列出了母胎医学单位（Maternal-Fetal Medicine Unit，MFMU）等提供的 VBAC 成功率的计算工具软件。该软件只需要输入体重、身高、种族、妊娠期合并症等参数信息，就可立即得到评估结果。虽然还缺乏统一的标准，但是目前证据显示，只要 TOLAC 病例估算的 VBAC 成功率达到 70% 以上，就可以将母儿不良事件的发生率控制在与 ERCS 相当的水平。

2. 预测模型法：目前国内外有多种预测模型，国外预测模型有 Troyer 预测模型、

Weinstein 预测模型、Flamm 预测模型、Grobman 预测模型、Gonen 预测模型、Smith 预测模型、Metz 预测模型等。这些模型纳入的参数各不相同，准确率也各不相同，在我国是否适用，尚缺乏验证的数据。国内也有多种预测模型。

（1）Troyer 预测模型：1992 年，Troyer 等提出了评分法预测模型，分析了 264 例剖宫产病例资料，确定了影响分娩方式的主要因素。该模型包含 4 个变量，即既往头盆不称、无阴道分娩史、引产、入院时胎心不良，每个变量均为 1 分。由于此模型中的影响因素均为不利因素，故得分最低（0 分）的孕妇 VBAC 率最高（91.5%），得 3 分或 4 分的孕妇 VBAC 率最低（46.1%）。尽管该模型因变量较少而简单易行，且便于计算，但由于样本量较小，且缺乏孕妇自然影响因素，如年龄、BMI 及宫颈情况等，故该模型尚未在临床中广泛使用，其准确性和适用性受到限制。

（2）Weinstein 预测模型：1996 年，Weinstein 等回顾性研究了 1981—1990 年的 471 例有过剖宫产史的病例而制定了 VBAC 预测模型。该模型提出了在 VBAC 预测中具有重要价值的变量，包括剖宫产前阴道分娩史（0 分或 2 分）、Bishop 评分大于 4 分（0 分或 4 分）、前次剖宫产指征（分为 4 类，分别为 3~6 分）。最高得分为 12 分。研究显示，对于前次因胎位异常行剖宫产的妇女，VBAC 成功率比其他任何指征高 90%。牟田等研究认为，Weinstein 预测模型在国内的适用性优于其他 6 个模型，但此研究纳入的 TOLAC 孕妇仅有 53 名，故结论受限。

（3）Flamm 预测模型：1997 年，Flamm 等通过对加利福尼亚州 5022 名一次剖宫产后阴道试产的病例进行前瞻性研究而制定了入院评分系统。该研究仅使用了入院时可收集的变量。把显著影响 VBAC 成功率的 5 个变量纳入评分，即年龄小于 40 岁（2 分），阴道分娩史（根据时间前后分为 0~4 分），前次剖宫产指征为非试产失败（1 分），宫颈消退 25%~75%（1 分）或大于 75%（2 分），宫口扩张大于 4cm（1 分）。总分越高，VBAC 成功率越高，0~2 分对应成功率为 49.1%，10 分对应成功率可达 94.9%。该评分系统支持试产过程中动态评分，成功率随着分数的增加而提高。但该评分系统在未临产时使用效率较低，由于阴道分娩史分类较细且占比最大，故阴道分娩史对 VBAC 成功率的影响不容忽视。有研究显示，有阴道分娩史的孕妇 VBAC 成功率高达 93.5%~94.8%，可能与经产妇在分娩时大多会出现有效的宫缩、头盆不称问题发生的比例较低有关。但鉴于受计划生育政策的影响，此类模型不适合当时的中国孕妇，在生育政策调整后的当今中国，该模型是否适用，还需要进一步研究。

（4）国内预测模型：由于国情及生育政策，国外的 VBAC 预测模型不完全适用于我国，我国迫切需要更好的 VBAC 预测模型以应对挑战。我国的预测模型有 Bayes 方程式评估预测模型、评分系统预测模型、Logistic 预测模型、基于人工神经网络（ANN）预测模型等，但尚没有统一，不同地区、不同医院使用的模型也各不相同。VBAC 预测模型根据评估时间分为孕早中期预测模型及围产期预测模型，与孕早中期预测模型相比，围产期预测模型因纳入宫颈成熟度、胎头下降等与 VBAC 成功密切相关的影响因素，故更利于全面评估及识别是否适合进行 TOLAC，当然孕期门诊宣教及体重管理等对 TOLAC 来说也是十分重要的。预测因素是预测模型的重要基础，每增加一个预测因素，模型的预测能力都会提高，但预测因素过多会增加计算困难，反之，则预测能力较差。在多数预测模型中，预测因素控制在 3~6 个比较适宜，有利于产科医师指导剖宫产术后再次妊娠妇女选择分娩方式。预测模型建立后需要得到临床验证才能真正发挥其作用。模型的验证分为内部验证及外部验证。内部验证是基于模型研发的数据进行的验证，其目的是检验模型开发过程的可重复性。外部验证是将构建的模型用于新数据中进行验证，并评估该模型在新数据中的表现。与内部验证相比，外部验证的稳定性、可重复性及外部适用性更好。尽管既往研究的预测模型大多在内部验证时表现出良好的预测能力而提示预测模型在预测 VBAC 成功率中具有应用潜能，然而国内大多数模型很少在研究人群以外的人群中进行验证，故其真实的预测价值并未得到确认。

3. 评估表法：四川省妇幼保健院采用了评估表法，将 TOLAC 的适应证和禁忌证以表格的形式呈现，直观明朗，尤其适用于年轻医师和新开展 TOLAC 工作的医师。年轻医师或新开展 TOLAC 工作的医师对适应证和禁忌证不够熟悉，在临床实践中常常出现考虑不周全的情况，难以真正把握好评估标准。符合该表中的适应证时在相应栏目打"√"，不符合该表中的适应证时在相应栏目打"×"；符合该表中的禁忌证时在相应栏目打"√"，不符合该表中的禁忌证时在相应栏目打"×"。评估完毕后如果适应证全部打"√"，禁忌证全部打"×"，可考虑给予阴道试产机会。

剖宫产术后再次妊娠阴道分娩适应证和禁忌证评估表见表 8-1。

表 8-1 剖宫产术后再次妊娠阴道分娩适应证和禁忌证评估表

患者姓名：　　　　患者年龄：　　　　床号：　　　　住院号：

一、适应证（该项符合打"√"，不符合打"×"）	
1. 孕妇及家属有阴道试产的意愿。	
2. 既往只有一次剖宫产史，子宫下段横切口，且前次剖宫产手术顺利，切口无延裂，如期恢复，无晚期产后出血、产后感染等；除剖宫产切口外子宫无其他手术瘢痕。	
3. 胎儿为头位。	
4. 不存在前次剖宫产指征，目前也未出现新的剖宫产指征。	
5. 两次妊娠时间间隔≥18 个月。	
6. 超声检查子宫前壁下段肌层连续。	
7. 估计胎儿体质量≤4000g。	
二、禁忌证（该项符合打"√"，不符合打"×"）	
1. 已有两次及以上子宫手术史。	
2. 前次剖宫产术为古典式剖宫产术、子宫下段纵切口或倒"T"形切口。	
3. 存在前次剖宫产指征。	
4. 既往有子宫破裂史或有穿透宫腔的子宫肌瘤剔除术史。	
5. 前次剖宫产有子宫切口并发症。	
6. 超声检查胎盘附着于子宫瘢痕处。	

续表8-1

7. 不适宜阴道分娩的内外科合并症或产科并发症。	
8. 不适宜阴道分娩的其他情况。	
评估日期：　　　　　年　月　日　　　　　医生签名：	

六、瘢痕子宫妊娠阴道试产前的准备

对那些有阴道试产意愿且经过评估符合阴道试产条件的瘢痕子宫孕妇，在试产前还需要完善一系列准备工作，目的是进一步降低 TOLAC 的风险和提高 VBAC 率以及在试产过程中出现阴道试产失败或出现母儿并发症时能得到孕妇及家属的理解与配合。

（一）沟通

鉴于 TOLAC 的风险，试产前一定要与孕妇及家属进行充分沟通，让其充分了解 TOLAC 的意义、可能的获益、面临的风险和一旦发生相关并发症或意外情况可能采取的相应措施，在其充分理解的基础上需要签署好医疗文书。对于符合试产条件者，最终是选择阴道试产还是剖宫产，应当由孕妇及家属共同商量决定，所以医疗文书的抬头应该是知情选择书而不是知情同意书。各个医疗卫生机构可以根据自身的实际情况制作适合自己的格式化知情选择书。

（二）建立静脉通道

阴道试产前应该常规建立静脉通道，即使自然临产无需静脉滴注缩宫素也应建立静脉通道，因为一旦发生先兆子宫破裂或子宫破裂，可以迅速补液或给药，还可以为尽快实施急诊剖宫产术赢得宝贵的抢救时间。

（三）备血

尽管经过规范评估后的瘢痕子宫孕妇在阴道试产过程中发生子宫破裂的概率总体小于1%，但一旦发生，输血率、子宫切除率和围产儿发病率、死亡率明显增加。为了确保母儿安全，在阴道试产前需常规备血，以防不时之需。详细内容见第十五章。

（四）促进宫颈成熟

和非瘢痕子宫孕妇阴道试产一样，瘢痕子宫孕妇阴道试产的成功率和宫颈成熟度密切相关。阴道试产前需行阴道检查，了解宫颈的扩张、长度、位置、质地和先露高低。常用 Bishop 评分法，宫颈评分越高，阴道分娩成功率越高。宫颈条件不成熟者，阴道分娩成功率下降，且子宫破裂发生风险增加。促宫颈成熟的详细内容见第七章。

（五）安置导尿管

瘢痕子宫孕妇阴道试产过程中建议安置导尿管，可以获取以下好处。第一，便于试产过程中观察尿液颜色，如果出现血性尿液，要警惕子宫破裂的可能。当然，尿液出现

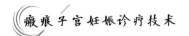

血性，也不排除由胎头压迫膀胱或其他因素所致。第二，对于试产过程中出现子宫破裂或其他紧急剖宫产指征而需实施紧急剖宫产，可以避免临时安置导尿管而耽误紧急抢救的时间。

七、瘢痕子宫妊娠阴道试产过程

（一）产程的观察及处理

与非瘢痕子宫孕妇阴道试产一样，在试产过程中需要严密监测母儿状况，除了观察非瘢痕子宫孕妇阴道试产需要观察的指标外，还要随时关注有无子宫破裂征兆。试产过程中需要一对一陪护，每一名试产的瘢痕子宫孕妇均需要一名固定的助产士观察和陪护。一方面是由于瘢痕子宫孕妇对子宫破裂的担心而心理压力增加，试产过程中更加需要心理疏通和陪护，增加阴道分娩的信心；另一方面是由于瘢痕子宫孕妇试产过程中除了具有非瘢痕子宫孕妇试产的风险，子宫破裂的发生风险相对高于非瘢痕子宫孕妇，通过一对一陪护，能及时发现试产过程中出现的子宫破裂征兆。由于异常胎心监护图是子宫破裂最早、最常见的表现，产程中需持续电子胎心监护，在规律宫缩开始时启用该设备。产程中还应注意子宫破裂的其他表现，如瘢痕部位压痛、宫缩间歇期瘢痕部位疼痛、异常阴道流血、血尿、低血容量休克、胎头位置升高或胎头从阴道回缩等。严密监测产程进展，当产程进展缓慢，尤其是活跃期进展不佳或胎头下降受阻时，应高度警惕子宫破裂的可能性，放宽剖宫产指征，当可疑或诊断子宫破裂时，需启动紧急剖宫产手术预案以确保母儿安全。详细内容见第九章。

（二）中转剖宫产

瘢痕子宫孕妇在阴道试产过程中一旦出现先兆子宫破裂或子宫破裂，需要尽快中转剖宫产，即使没有出现先兆子宫破裂或子宫破裂，出现其他剖宫产指征或孕妇放弃阴道试产时，也需要中转剖宫产。对于充分沟通后仍放弃继续试产的孕妇，产科医师不应强求其继续试产，应积极行剖宫产终止妊娠。出现先兆子宫破裂、子宫破裂等情况时需要启动紧急剖宫产。尽管从决定剖宫产到胎儿娩出的时间（DDI）目前全球没有统一标准，但为了保障母儿安全，应该尽量缩短DDI。马可心等认为应该把DDI控制在30分钟内。为了确保DDI，需要经常演练以提高应急处理能力。

（三）瘢痕子宫妊娠阴道分娩后的观察

瘢痕子宫孕妇待产过程中即使没有子宫破裂的任何临床表现，也不意味着一定就没有子宫破裂，故阴道分娩后仍然需要严密观察，要注意排除子宫破裂。

1. 生命体征：VBAC后持续监测生命体征2小时，若有烦躁、心率增快、血压下降等，应排除子宫破裂的可能。

2. 宫缩及阴道流血情况：密切观察宫缩及出血情况至产后2小时。若子宫轮廓不清、阴道流血较多、明显下腹部压痛等，应警惕子宫破裂，必要时行阴道检查或盆腔超声检查。

3. 血红蛋白及血细胞比容：产后监测血红蛋白、血细胞比容变化情况，判断有无活动性出血。在产房观察 2 小时后如病情稳定，排除子宫破裂，方可返回母婴同室。

八、瘢痕子宫妊娠阴道试产的"三道安全防线"

（一）第一道安全防线

严格评估，把握好 TOLAC 的适应证和禁忌证。并非所有瘢痕子宫孕妇都适合阴道试产，对于有 TOLAC 意愿的瘢痕子宫孕妇，需详细了解其既往史和本次孕期产检情况，结合其所在医疗机构的具体条件充分严格地评估 TOLAC 的可行性，严格把握 TOLAC 的适应证和禁忌证，对符合阴道试产条件者才能给予阴道试产机会，否则要坚决避免阴道试产，守住母儿安全底线，选择剖宫产终止妊娠以确保母儿安全。

（二）第二道安全防线

充分准备，严密监测。为了确保安全，在阴道试产前既要与孕妇和家属充分沟通并签署相关医疗文书，以便发生子宫破裂等并发症时能得到家属和孕妇的理解与配合，又要备血，建立静脉通道，安置导尿管，做好紧急剖宫产的准备。在试产过程中要避免出现观察的空白期，要进行一对一陪护，严密监测涉及母儿安全的各项指标，及时发现母儿的各种异常情况并正确处理。要将阴道试产的瘢痕子宫孕妇纳入高危管理，产程的观察和异常情况的处理应当由高年资医护人员来完成。

（三）第三道安全防线

早识别、早处理，严防破裂。子宫破裂是瘢痕子宫孕妇阴道试产过程中的严重并发症，尤其是完全性子宫破裂直接威胁母儿生命安全，故在试产过程中注意早识别、早发现和早处理。约 75% 的先兆子宫破裂都会表现为胎心异常，一旦发现胎心异常，不仅要考虑胎儿窘迫的可能，更要警惕子宫破裂的可能。在产程中需要动态评估，一旦可疑或诊断先兆子宫破裂，要立即启动紧急剖宫产终止妊娠以严防子宫破裂，保障母儿安全。

（聂小成）

主要参考文献

[1] 纪艳洁. 瘢痕子宫妊娠与分娩 [M]. 北京：化学工业出社，2016.
[2] 谢幸，孔北华，段涛. 妇产科学 [M]. 9 版. 北京：人民卫生出版社，2018.
[3] 李晓兰，张苗苗，刘慧姝. 剖宫产的历史和发展 [J]. 中国计划生育和妇产科，2017，9 (6)：23-26.
[4] 邢宇，陈萱. 剖宫产术后再次妊娠阴道试产的研究进展 [J]. 国际妇产科学杂志，2021，48 (1)：99-103.
[5] 中华医学会妇产科学分会产科学组. 剖宫产术后再次妊娠阴道分娩管理的专家共识（2016）[J]. 中华妇产科杂志，2016，51 (8)：561-563.

［6］周玮，漆洪波. 2019 年 ACOG 剖宫产后阴道分娩指南解读［J］. 中国实用妇科与产科杂志，2019，35（12）：1340－1343.

［7］刘倚君，蒋晨昱，刘兴会. SOGC 剖宫产术后阴道试产指南（2019 版）解读［J］. 实用妇产科杂志，2019，35（12）：914－917.

［8］任梅，杨海澜.《2015 年英国皇家妇产学院前次剖宫产再次妊娠指南（第 2 版）》解读［J］. 山西职工医学院学报，2016，26（2）：52－54.

［9］Black M，Bhattacharya S，Philip S，et al. Planned repeat cesarean section at term and adverse childhood health outcomes：a record-linkage study［J］. PLoS Medicine，2016，13（3）：e1001973.

［10］Menacker F，Declercq E，Macdorman M F. Cesarean delivery：background，trends，and epidemiology［J］. Seminars Perinatology，2006，30（5）：235－241.

［11］Yang Y T，Mello M M，Subramanian S V，et al. Relationship between malpractice litigation pressure and rates of cesarean section and vaginal birth after cesarean section［J］. Medical Care，2009，47（2）：234－242.

［12］Eshkoli T，Weintraub A Y，Baron J，et al. The significance of a uterine rupture in subsequent births［J］. Archives of Gynecology and Obstetrics，2015，292（4）：799－803.

［13］American College of Obstetricians and Gynecologists. ACOG Committee Opinion No.764 summary：Medically indicated late-preterm and early-term deliveries［J］. Obstetrics and Gynecology，2019，133（2）：400－403.

［14］Varner M W，Thom E，Spong C Y，et al. Trial of labor after one previous cesarean delivery for multifetal gestation［J］. Obstetrics and Gynecology，2007，110（4）：814－819.

［15］马可心，张为远. 紧急剖宫产术的决定手术至胎儿娩出时间［J］. 中华妇产科杂志，2017，52（2）：134－137.

［16］Young C B，Liu S，Muraca G M，et al. Mode of delivery after a previous cesarean birth，and associated maternal and neonatal morbidity［J］. Canadian Medical Association Journal，2018，190（18）：556－564.

［17］Swift B E，Shah P S，Farine D，et al. Sonographic lower uterine segment thickness after prior cesarean section to predict uterine rupture：a systematic review and meta-analysis［J］. Acta Obstetricia et Gynecologica Scandinavica，2019，98（7）：830－841.

［18］陈晓明，陈震宇. 剖宫产术后再次妊娠经阴道分娩预测模型研究进展［J］. 中国现代医生，2021，59（25）：184－188.

［19］牟田，王雁，刘国莉，等. 剖宫产术后经阴道分娩的 7 种预测模型在中国的临床应用［J］. 北京大学学报（医学版），2016，48（5）：795－800.

［20］Khan B，Deeba F，Bashir R，et al. Out come of trial of scar in patients with

previous caesarean section [J]. Journal of Ayub Medical College，2018，28
（3）：587—590.

[21] Rogers A J，Rogers N G，Kilgore M L，et al. Economic evaluations comparing
a trial of labor with an elective repeat cesarean delivery：a systematic review [J].
Value in Health，2017，20（1）：163—173.

[22] Kalok A，Zabil S A，Jamil M A，et al. Antenatal scoring system in predicting
the success of planned vaginal birth following one previous caesarean section [J].
Journal of Obstetrics and Gynaecology，2018，38（3）：339—343.

[23] Goldstein R F，Abell S K，Ranasinha S，et al. Association of gestational weight
gain with maternal and infant outcomes：a systematic review and Meta-analysis
[J]. Journal of the American Medical Association，2017，317（21）：2207—
2225.

[24] Familiari A，Neri C，Caruso A，et al. Vaginal birth after caesarean section：a
multicentre study on prognostic factors and feasibility [J]. Archives of
Gynecology and Obstetrics，2020，301（2）：509—515.

[25] Sargent J，Caughey A B. Vaginal birth after cesarean trends：which way is the
pendulum swinging？ [J]. Obstetrics and Gynecology Clinics of North America，
2017，44（4）：655—666.

第九章　产程和产后 2 小时的评估和照护

一、产程

分娩是整个生育过程中十分关键的时期。分娩的全过程称为总产程，是指胎儿及其附属物从临产开始至全部从母体娩出的过程。临床上按不同阶段的特点，将其分为三个产程，并对三个产程进行了速度和时限规定。随着产科学和助产学的发展，大量的观察和研究发现，这些规定并不科学，且在不同程度上干扰了分娩的自然进程。助产士需要在临床实践中建立正确的分娩理念，帮助孕妇建立自然分娩的信心，为确保母婴安全、获得良好的分娩结局提供高水平、高质量、有效的人性化助产照护。对 TOLAC 孕妇病史、体格检查及既往病历资料进行全面回顾，并将计算出的阴道试产成功率（产前版预测和产时版确定）作为参考。提前完成知情同意书（包括分娩镇痛以及即刻剖宫产、全身麻醉、输血等一切可能的临床紧急措施）的签署。临产发动后，必须及时通报产科、麻醉科及新生儿科。开通 16 号针输液通道，交叉配血，标本留血库待用，有条件的医院可备 2 单位 O 型 Rh 阴性血。鼓励立刻实行椎管内分娩镇痛，即使没有产痛，在产程发动后也应该放置硬膜外导管。警惕子宫破裂的发生风险，尤其是在分娩镇痛的情况下，对于疼痛评分大于或等于 4 分或出现任何子宫破裂征兆者，应该采取以下措施：立刻通知包括产科、麻醉科及新生儿科在内的多学科团队，用 16 号针静脉输液，备血；若出现疑似子宫破裂征兆，由产科医师立即启动"5 分钟即刻剖宫产"应急机制。

（一）第一产程

第一产程又称宫口扩张期，指临产开始直至宫口完全扩张［即宫口开全（10cm）］为止，分为潜伏期和活跃期。第一产程起点确定的关键在于临产诊断。临产开始的标志为规律且逐渐增强的宫缩，持续 30 秒或以上，间歇 5~6 分钟，同时伴随进行性宫颈管消失、宫口扩张和胎先露下降。医护人员应根据产程进展，对 TOLAC 孕妇进行个体化护理，产程中对母胎情况的观察和评估远比以时间定义更为重要。同时应告知孕妇，宫口扩张是一个渐进的过程，持续时间个体差异较大。

1. 评估：对新入室产妇进行快速评估，包括产妇的生命体征、胎心、宫缩、胎方位、羊水及阴道流血情况，以快速判断是否存在产科高危或急症情况，以便进行紧急处理。当排除或紧急处置产科高危急症情况后，建议对产妇进行全面的基本情况评估，包括产妇的一般情况、临床表现、本次妊娠历次检查记录及既往妊娠史。

（1）快速评估：生命体征、胎心、宫缩、胎位、阴道流血情况等。

（2）基本情况评估。

- 一般情况：年龄、身高、体重、步态、营养状况及皮肤弹性等。
- 临床表现：宫缩开始的时间、频率和强度；有无破膜，若已破膜，则询问并记录破膜的时间，羊水量、性状、颜色和气味；有无阴道流血，若有出血，则询问并记录出血的时间、量、颜色、性状及伴随症状；同时，要评估胎动情况和产妇最关心的问题。
- 本次妊娠历次检查记录：预产期、妊娠周数、本次妊娠经过、RPR 检查结果（梅毒快速检测）/血红蛋白检查结果/破伤风免疫状况/HIV 检查情况。重温或制订分娩计划或与产妇讨论分娩相关事宜，如陪产、延迟结扎脐带、新生儿肌肤接触与母乳喂养等。
- 既往妊娠史：妊娠次数/分娩次数、既往剖宫产、产钳或胎吸史，以及其他并发症，如产后出血、会阴Ⅲ度裂伤等。

（3）专科情况评估。

- 胎心：胎心率是产程中重要的观察指标。正常胎心率为 110～160 次/分。第一产程中行胎心监测的常用方法有多普勒胎心听诊仪、胎心听诊器和胎儿电子监护（electronic fetal monitoring，EFM）。EFM 能连续评估胎心率变化及宫缩和胎动的关系，早期大量的非随机回顾性临床研究提示，与间断性胎心听诊相比，产时持续 EFM 使胎儿和新生儿死亡率降低。但目前最新循证医学显示，没有证据表明产程中持续 EFM 在改善围产儿预后方面优于间断性胎心听诊，而且持续 EFM 会限制产妇活动，影响产程进展。因此，对于单纯瘢痕子宫，无其他合并症的 TOLAC 孕妇推荐采用间断性胎心听诊。当进行间断性胎心听诊时，应至少听诊 60 秒，包括宫缩的前、中、后，如发现异常，应立即行 EFM。对于有合并症的 TOLAC 高危孕妇，行 EFM；若医院情况允许，当低危 TOLAC 产妇产程中出现高危因素时，如可疑感染、胎粪污染、伴有活动性阴道流血等，建议行 EFM。产程中一旦胎膜破裂，建议立即听诊胎心，观察羊水颜色、性状和流出量，并行阴道检查判断是否出现脐带脱垂，同时做好记录。建议产程中对破膜者动态观察羊水变化，结合胎心情况，及时发现胎儿窘迫的早期表现。
- 宫缩：宫缩作为分娩监护的重要指标，贯穿于整个分娩过程。观察宫缩时产妇的面部表情、呼吸、呻吟、紧张、屏气用力等。触诊腹部了解宫缩持续时间、间隔时间和强度。EFM 可直观反映宫缩强度、频率和持续时间，是反映宫缩的客观指标。
- 产程进展：产程时长与分娩结局及新生儿结局密切相关，是产科医师、助产士乃至产妇自身最为关注的项目之一。临床上目前常采用观察法和阴道检查对产程的进展进行监测与评估。观察法主要通过观察产妇阴道血性分泌物、出血或流液的量和性状、会阴的膨隆情况及程度进行产程进展的监测及评估；阴道检查是分娩过程中较为常用的产程进展评判方法，通过阴道检查可监测产妇软产道的多项内容，包括宫颈管位置、长度、软硬度、容受度，宫口扩张程度及宫颈是否水肿等，并可探查胎头下降程度及胎方位、胎头与骨盆适应度、是否存在脐带先露或脱垂、胎膜完整性等。
- 疼痛：分娩疼痛是一种被认为可接受的、无需医疗干预的生理疼痛，但越来越多的女性都希望在分娩过程中进行疼痛管理，以提高分娩体验。对疼痛的评估方法有很多，目前临床上常用的方法有观察法和测量工具法。观察法主要通过观察产妇的面部表情及其他应对行为进行疼痛评估；测量工具法主要通过使用数字评分法、文字描述评定法、面部表情疼痛评定法来评估产妇的疼痛程度。

• 心理社会支持：由于产房的环境和人员陌生、分娩的疼痛、未知分娩结局，产妇可出现焦虑、恐惧，反复询问产程及胎儿情况，或大声喊叫等。医护人员可通过与产妇交流、观察产妇的行为（如身体的姿势是放松还是紧张）、询问睡眠及饮食情况、观察其尖叫或沉默等评估产妇的心理状况，也可通过心理评估工具，如宗氏焦虑自评量表（self-rating anxiety scale，SAS）和宗氏抑郁自评量表（self-rating depression scale，SDS），评估产妇的心理状况。

2. 照护：助产士应规范管理产程，加强产程中对母胎的监测，提供人文关怀，实施镇痛措施使产妇舒适，减少不必要的医疗干预。

（1）一般照护。

• 生命体征监测：每 2 小时监测一次，特殊情况增加频次。

• 饮食指导：产程中的入量管理对于产程的进展和分娩结局有着重要的作用，有研究显示，在产程中应当提倡不限制经口进食，可以口服利于消化且能快速提供能量的饮食。助产士应当加强对产妇的评估和监测，选择适当的方式进行入量管理。

• 卫生指导：保持会阴部清洁。有阴道流血、流液的产妇建议每天擦洗会阴 2 次，及时更换产褥垫。

• 排尿：TOLAC 孕妇临产后常规留置导尿管，排空膀胱，促进产程进展。

• 活动与休息：不限制体位，鼓励产妇离床活动，有研究表明，在第一产程中，行走和直立的姿势可以缩短分娩时间，降低剖宫产的风险。产妇需要休息和睡眠时，保持环境安静、暗光、温暖及私密。Barbara 在 *Gentle Birth Choices* 一书中指出温柔分娩包括安心的环境、自由走动、宁静的氛围、柔和的光线、持续的分娩支持等多种要素。现在越来越多的研究显示温柔分娩有助于缓解产妇的焦躁情绪，避免负面情绪的刺激，这对于减少母婴不良结局、促进自然分娩具有积极作用。

（2）专科照护：注意产妇主诉，监测生命体征变化、子宫下段是否存在压痛、血尿等情况。

• 胎心：胎心率小于 110 次/分钟或大于 160 次/分钟时，指导产妇左侧卧位或变换体位，吸氧，动态监测胎心变化，必要时寻求帮助。

• 宫缩：发现宫缩乏力或过强时，分析原因并对症处理。减少环境干扰，让产妇变换体位休息；若出现病理性缩复环，应及时通知医师处理。出现会阴膨隆、阴道血性分泌物增多等怀疑宫口开大的表现时，建议随时行阴道检查。若发现活跃期有延长趋势或停滞，建议酌情行阴道检查，及时查找原因，告知医师以确定下一步处理方式。

• 产程进展：每 2～4 小时进行 1 次阴道检查。若母胎状态良好，可适当延长检查间隔时间或减少检查次数。

• 胎膜：不主张产程中常规人工破膜。一旦胎膜破裂，应立即听诊胎心，并观察羊水性状和流出量，行阴道检查以确定是否出现脐带脱垂，同时做好记录。对于破膜者，产程中应动态观察羊水变化，结合胎心情况，及时发现胎儿窘迫的早期表现。

• 疼痛：建议对于计划 TOLAC 者应早期采用椎管内麻醉，以减轻疼痛，或满足急诊手术的麻醉需求。分娩镇痛应由麻醉科医师制订相应的用药方案，尽量通过最小剂量达到最佳的镇痛效果。使用分娩镇痛可增加产妇阴道分娩的信心，且不会增加TOLAC 产妇并发症的发生率，通常不会掩盖子宫破裂的症状和体征，但可增加第二产程延长和手术助产的风险。

鼓励辅助采用非药物方法减轻分娩疼痛，如陪伴、呼吸、按摩、热敷、热水淋浴或池浴、催眠、经皮神经电刺激疗法（TENS）、针灸等。

• 体位：鼓励产妇采取自觉舒适的任何体位，并提供必要的支持工具，如床栏、分娩椅/凳、分娩球、软垫等。

（二）第二产程

第二产程又称胎儿娩出期，指从宫口开全至胎儿娩出的全过程。

1. 评估：对进入第二产程的 TOLAC 产妇应快速评估生命体征、胎心、宫缩、胎位、胎头下降程度、会阴体、羊水及阴道流血情况，以快速判断是否存在产科高危急症或即将分娩等情况，以便进行紧急处理，当排除或紧急处置产科高危急症后，对母胎情况应进行综合评估。在第二产程管理过程中，对产妇进行持续动态评估，包括胎心、宫缩、产程进展、用力情况及心理社会支持。观察会阴膨隆程度及胎头拨露情况，阴道流血的量及性状。行阴道检查判断胎头下降程度及胎方位、胎头与骨盆适应度。查看会阴体长度、弹性、有无瘢痕，是否有水肿、炎症。

2. 照护：助产士应严密观察产程并监测母胎状况，指导产妇正确使用腹压，尽最大努力给予支持、鼓励和照护，以促进产程进展，协助胎儿娩出。

（1）一般照护。

• 生命体征：TOLAC 产妇持续心电监测。

• 饮食：不限制饮食，鼓励适量摄入流质和半流质食物或液体。

• 排尿：持续导尿，及时排空膀胱。

• 体位与休息：不限制体位，提供支持工具，提高产妇舒适度。在产妇需要休息时，保持环境安静、温暖及私密。不主张第二产程一直躺在产床上。WHO 提出，自由体位分娩作为促进自然分娩的措施之一，可使产妇更舒适（更符合生理体位），更有利于胎头下降。TOLAC 产妇可根据自己的喜好和舒适程度来采取不同的体位分娩。传统体位为膀胱截石位，此体位仅方便助产士的操作和观察；现代分娩体位则以增加产妇舒适度和促进胎头下降为目的，在安全性和操作方便程度方面不如传统体位。建议此阶段可根据产妇的舒适度不断调整体位，可自由选择卧、走、立、坐、跪、趴、蹲等符合生理体位的姿势，通过多体位变换来屏气用力，比仰卧位更能促进胎头下降且更为舒适。每个体位的时间不可过长，以产妇可持续的时间为主，一般每 20～30 分钟可变换一次体位，最长不超过 30 分钟，时间过长会造成产妇局部不适感或疲劳。

• 心理社会支持：持续陪伴，不能让产妇独处一室。

（2）专科照护。

• 胎心：每 5～10 分钟听诊 1 次，在宫缩后听诊，胎心率小于 110 次/分钟或大于160 次/分钟时指导产妇左侧卧位或变换体位，吸氧，动态监测胎心变化，必要时寻求帮助。

- 宫缩：密切观察，发现宫缩乏力或过强时，及时处理。
- 产程进展：TOLAC 产妇第二产程时间不宜过长，应适当缩短第二产程，必要时可行阴道手术助产，助产前需排除先兆子宫破裂。

相较于第一产程，在第二产程中，宫缩的频率更高，可影响胎盘血流，易造成胎儿窘迫，所以，要密切监测胎心变化。TOLAC 产妇需连续进行胎心监护，在此阶段，助产士还应严密观察宫缩，不仅要警惕强直性宫缩和病理性缩复环，还需注意有无继发性宫缩乏力的表现。

- 情感支持：给予鼓励性的语言，避免使用负性词汇；拉住产妇的手，让其感受到强有力的支持和关爱。
- 指导用力：宫缩时允许产妇向下用力（自发性）。如果自发性用力 30 分钟，会阴仍未开始变薄，应做阴道检查，评估宫口是否开全；若未开全则等待，指导产妇呼吸，勿向下用力。当产妇用力不当、胎头下降缓慢时，要积极寻找可能的原因，鼓励产妇改变体位，切不可操之过急，滥用腹压。

在第二产程中指导产妇正确屏气用力是产妇自然分娩的关键措施之一。传统的观念认为，宫口开全后应立即指导产妇屏气用力，而屏气的时间越长越有利于胎头下降，其指导方式是一旦出现宫缩即竭尽全力向下用力，持续时间至少 10 秒以上，换气再用力直至本次宫缩结束。现代分娩观点认为，应指导产妇延迟屏气用力，不鼓励产妇屏气用力，产妇可休息或改变各种体位，最长可等待至 1 小时后，采取措施指导产妇自主用力。有证据表明，第二产程延迟用力虽然会使产程稍微延长，但会增加自然分娩的可能性。学者通过对分娩镇痛孕妇的延迟用力和立即用力进行比较发现，延迟用力组的孕妇产程延长约 1 小时，但是第二产程中屏气用力所耗的时间却缩短了。延迟用力可能会增加阴道分娩率，社会因素剖宫产、阴道器械助产、产钳、会阴裂伤、会阴切开对产后性交困难和大便失禁几乎无影响。延迟用力对围生儿结局的影响还需要更多的证据来支持。但是延迟用力会增加产程中的监护和护理，由此增加相关的费用。宫底加压协助胎儿娩出的主要风险是子宫及其他器官的破裂和损伤，因此，第二产程禁止宫底加压协助胎儿娩出。

（3）接产。

- 体位：避免仰卧膀胱截石位，鼓励产妇选择感觉舒适的体位分娩，如侧卧位、俯卧位、半坐卧位或站位、蹲位、坐位等，鼓励家属陪伴。在第二产程中，不强迫产妇采用某一种特定的体位，根据产妇的意愿，鼓励产妇采用自觉舒适的自由体位，首推直立体位。常用的直立体位包括坐位（产妇坐在床上或坐在倾斜度大于 45°的床上）、蹲位（独立蹲下或者使用蹲杆、产垫）、半卧位（身体轴 45°倾斜或更大斜度倾斜）、膝位（直立、靠在床头或者由其他人搀扶着）、卧位包括截石位、侧卧位（左侧或右侧）、Trendelenburg 位（头低足高位）、膝肘位（四肢着地位，躯干轴线保持在水平方向）。采取自由体位分娩时，医护人员应该密切关注胎儿的安危，如果某些体位影响了医护人员对胎儿宫内情况的监测，则应该告知产妇，让其换用另一种体位分娩。
- 协助胎儿娩出。

- 新生儿早期保健：将新生儿放在产妇腹部进行肌肤接触，实施延迟断脐（待脐带停止搏动或胎儿娩出后 1~3 分钟），并注意保暖，不要因急于称体重、戴腕带、盖足印等而中断肌肤接触。母婴早期皮肤接触是很重要的。从心理学来说，这可以刺激母亲和婴儿结识对方。婴儿出生 1 小时内的早吸吮哺乳应被鼓励（WHO/联合国儿童基金会），这可加强母亲宫缩而减少产后出血。

- 防止会阴严重撕裂伤：适时适度保护会阴。在充分评估产妇会阴情况、胎心、胎儿大小及胎头下降速度后，决定开始保护会阴的时间和力度；控制胎头娩出速度：在宫缩间歇期轻轻用力，缓慢娩出胎头；不要急于娩肩，等待下一次宫缩时自然娩出；避免外力使腹部加压。推荐在第二产程中，根据产妇的意愿和实际条件，采用某些能减少会阴损伤和利于自然分娩的措施（如会阴按摩、会阴热敷、会阴保护）。有证据表明，会阴按摩（助产士把润滑的两个手指放入产妇阴道内，朝着直肠方向向下按压阴道，然后向两侧移动手指）对保持会阴完整有帮助，可减少严重会阴撕裂的风险。轻柔的会阴按摩会减少会阴Ⅲ、Ⅳ度裂伤，"hands-on"手法可能减少会阴Ⅰ度裂伤。有证据表明，会阴热敷可以减少会阴Ⅲ、Ⅳ度裂伤，但是对保持会阴完整性、会阴切开、会阴Ⅰ~Ⅱ度裂伤的意义尚不明确。会阴保护与不保护在保持会阴完整方面的差异并无统计学意义，但是不保护会阴会增加会阴Ⅰ度裂伤的风险。其他远期并发症和围生儿相关的证据尚不明确。自然分娩的产妇不推荐常规会阴切开或者不限制的会阴切开。

- 预防产后出血：于胎儿前肩娩出后给产妇肌内注射 10U 缩宫素。关于缩宫素和麦角新碱之间比较的研究较少，麦角新碱和缩宫素具有相似的预防产后出血的作用。原发性高血压患者禁用麦角衍生物，选用麦角衍生物预防产后出血时应谨慎，避免未经筛选的人群使用麦角衍生物，口服米索前列醇（600μg）是预防产后出血的有效药物，然而，考虑到与米索前列醇相比，缩宫素在预防产后出血方面的相对益处，以及与缩宫素相比，米索前列醇的不良反应较大，推荐将口服米索前列醇作为二线用药。

（三）第三产程

第三产程又称胎盘娩出期，从胎儿娩出后开始，至胎盘胎膜娩出，需 5~15 分钟，不应超过 30 分钟。新生儿娩出后，应正确处理，并进行 Apgar 评分；胎盘娩出后应仔细检查是否完整；分娩结束后应检查软产道有无损伤，积极预防产后出血。第三产程的临床表现为胎儿娩出后宫底降至脐下，产妇稍感轻松。宫缩暂停数分钟后再次出现，促使胎盘剥离，此时子宫容积突然变小，胎盘与子宫壁错位剥离，胎盘后血肿形成，子宫继续收缩使胎盘完全剥离而娩出。第三产程并不算独立的阶段，而是之前的状态（分娩过程）和之后即将发生的过程（控制出血和子宫恢复至妊娠前状态）的一种过渡状态。

1. 评估。

（1）快速评估：生命体征、阴道流血、宫缩、心理和情感状态、急危征象。

准确评估产妇生命体征决定了在紧急情况下产妇对出血、创伤等的耐受能力，及时行床旁心电监护，动态观察病情。第三产程时间的长短及是否发生并发症与胎盘剥离时间及宫缩能力密切相关。因此，如超过正常时限仍无胎盘剥离征象且出血不多，不应强行剥离胎盘，警惕可能的胎盘植入，必要时应立即行床旁 B 超检查。在胎盘娩出前后均需评估宫缩，警惕宫缩乏力导致产后出血。

（2）专科情况评估。

• 宫缩：触诊宫缩强度。

• 阴道流血：正确评估出血量、速度及有无凝血块。

• 计时：第三产程从胎儿娩出开始计算。

• 胎盘剥离征象：宫体变硬呈球形，下段被扩张，宫体呈狭长形且被推向上，宫底升高达脐上；剥离的胎盘降至子宫下段，阴道口外露的一段脐带自行延长，接产者用手掌尺侧在产妇耻骨联合上方轻压子宫下段时，宫体上升而外露的脐带不再回缩；阴道少量出血。

产后出血是孕产妇死亡的主要原因，积极正确地处理第三产程能有效减少产后出血量及降低产后出血的危险度。积极的第三产程处理包括预防性使用宫缩剂、延迟钳夹脐带、控制性牵拉脐带（controlled cord traction，CCT）及预防性子宫按摩等一系列的处理和照护。控制性牵拉脐带能帮助胎盘快速娩出，但目前没有充分的证据表明，在正常分娩时，胎儿娩出后 30~45 秒内牵拉脐带以加快胎盘娩出能够降低产后出血发生的危险。因此，暂不建议将控制性牵拉脐带作为第三产程的常规手段，仅在接生者能熟练掌握牵拉方法并且认为确有必要时选择性使用。控制性牵拉脐带的操作：断脐后一只手握住脐带轻轻牵拉，保持脐带轻微的张力并等待宫缩，另一只手置于耻骨联合上方持续提供对抗压力固定子宫，伴随一次强有力的宫缩鼓励产妇向下屏气并轻轻牵拉脐带，协助胎盘娩出。控制性牵拉脐带时，一阵宫缩后胎盘没有下降，不应继续牵拉脐带，而应轻轻握住脐带等待下一次良好宫缩的出现。在胎盘尚未完全剥离时，用力按揉、下压宫底或用力牵拉脐带，可能会引起胎盘部分剥离而导致出血或脐带断裂，甚至子宫内翻。因此，在行控制性牵拉脐带之前一定要进行专业的培训，确保接生者能熟练掌握此方法，并在确有必要时选择性使用。

2. 照护：正确处理娩出的新生儿，尽早进行母婴肌肤接触。仔细检查胎盘的完整性和软产道有无损伤，积极预防和减少产后出血的发生。

（1）协助胎盘娩出：正确处理胎盘娩出，控制性牵拉脐带，若发现胎膜部分断裂，用血管钳夹住断裂上端的胎膜，阴道流血量大于 250mL 时，应人工剥离胎盘。

（2）促进宫缩：胎盘胎膜排出后，按摩子宫以促进宫缩，减少产后出血。

（3）观察宫缩及阴道流血：胎盘娩出前后，了解宫缩的强度、频率。胎盘娩出后子宫迅速收缩，宫底下降至脐平，经短暂间歇后，子宫再次收缩成球形，宫底上升。准确评估阴道流血量，注意出血的时间、颜色和有无血凝块。诊断产后出血的关键在于对失血量进行正确的测量和估计，错误低估将丧失抢救时机。目前常用于出血量测量的方法主要有目测法、容积法、面积法、称重法、测量血细胞比容－血红蛋白（Hct－Hb）法、比色测量法、临床表观评估出血量法、羊水血细胞比容换算法等，临床上较常采用前四种方法。但是，以上这些评估出血量的方法均存在一些不足之处。我国产后出血防治协作组推荐用容积法、称重法，辅以面积法来评估出血量。

目测法简便易行，但由于主现误差很大，常为实际测量容积的 50% 左右，其临床应用价值有限。一项模拟产后出血量评估的研究发现，助产士与产科医师对于出血量的目测评估一般比实际出血量低 30%～50%。而国内由林建华等早期进行的一项失血量测量研究也发现，对自然分娩的产妇使用目测法估计的出血量与实际测量出血量相比，有显著性差异。面积法会受布类不同质地、厚度、干湿度、吸水量的影响，有一定的测量误差。容积法和称重法的准确性较高，但是容易发生出血收集不全或血液受羊水污染的情况，且胎盘后出血易被忽略，导致测量不准确，同时操作烦琐、工作量大。产后出血的准确测量及识别需要上述多种方法的综合应用。机体充足的代偿功能使产妇出血量在 1000mL（约为全身血容量的 20%）以内时生命体征仍能保持稳定状态，且血红蛋白和血细胞比容改变也不明显。故需注意产后出血的定量测量，密切监测生命体征、尿量等的变化，进行基础实验室检查（血常规、凝血功能、肝肾功能等）并行动态监测。

（4）检查软产道：检查有无会阴阴道裂伤及裂伤程度，必要时检查有无宫颈裂伤，按组织解剖关系进行缝合修复。

二、产后 2 小时的评估和照护

产后 2 小时并非产程的一部分，但这个时期是保障 VBAC 成功的重要环节，不可忽视，对于母体和新生儿的恢复以及早期亲子关系的建立至关重要。

（一）产妇的评估和照护

1. 评估：建议对产后的产妇进行快速评估，包括产妇的生命体征、阴道流血、宫缩等情况，以快速判断是否存在产后高危急症，以便进行紧急处理。当排除或紧急处理高危急症后，建议对产妇进行专科评估，包括产妇的宫缩及阴道流血情况。

2. 照护：密切观察母婴状况，积极预防、尽早发现和处理产后出血。协助母婴进行持续肌肤接触，完成第一次母乳喂养。产后 2 小时的产妇照护可分为一般照护和专科照护。一般照护包括生命体征的监测、饮食指导、保持清洁、休息以及心理社会支持。助产士应每 15 分钟对产妇测量一次呼吸、脉搏、血压，若发生烦躁、心率增快、血压下降等情况，应排除子宫破裂的可能；注意有无寒战、呼吸困难、血压异常下降或升高，警惕羊水栓塞；注意保暖，维持体温；帮助产妇进食清淡易消化的食物；保持清洁，提高产妇舒适度，调暗产房灯光，尽量让产妇休息；持续陪伴，不能让产妇和新生儿独处一室。专科照护包括观察宫缩、阴道流血、有无会阴及阴道血肿、膀胱充盈情况及帮助产妇进行母乳喂养，此外，关注产妇情绪。每 15 分钟评估产妇的宫缩及阴道流血情况，准确记录产后出血量，直至产后 2 小时。若出现子宫轮廓不清、阴道流血较多、明显下腹部压痛等，应警惕子宫破裂，必要时进行阴道检查或盆腔超声检查。评估血红蛋白及血细胞比容：产后监测血红蛋白、血细胞比容变化情况，判断有无活动性出血。鼓励产妇多饮水，尽早排空膀胱，防止产后尿潴留。

（二）新生儿的评估和照护

1. 评估：建议对每个新生儿在出生时即刻评估胎龄、羊水、哭声或呼吸、肌张力，识别是否需要进行新生儿复苏，并对每个新生儿进行 Apgar 评分，确定是否存在新生儿窒息及窒息程度。在新生儿生命体征稳定后进行全身体格检查，包括新生儿外观有无畸形、新生儿的身长及体重等，并准确记录。

2. 照护：密切观察新生儿情况，注意保暖，尽量保持母婴肌肤持续接触，保障新生儿安全。新生儿在产后 2 小时的照护可分为一般照护和专科照护。一般照护包括擦干保暖、信息确认与记录及观察生命体征。专科照护包括母婴肌肤接触、母乳喂养、眼部护理、肌内注射维生素 K_1 及免疫接种。新生儿娩出后应快速、全面地擦干全身，给予刺激（不主张处理胎脂和出生 24 小时之内沐浴），然后以温暖的大毛巾覆盖新生儿的身体并为其戴上帽子，在母婴肌肤接触过程中应注意保暖，并且每 15 分钟监测 1 次新生儿的生命体征。新生儿出生 2 小时内，尽量保持母婴肌肤接触，接触期间推迟任何常规性操作，如测量体重和身长、常规查体等。关注新生儿寻乳行为，协助产妇完成第一次母乳喂养，母婴肌肤接触至少 90 分钟后再进行新生儿即刻护理，与产妇共同确认新生儿性别及是否存在外观畸形，佩戴手、足双腕带，建立新生儿病历及登记其他信息。

（刘玲芳　陈琳）

主要参考文献

[1] 安力彬，陆虹. 妇产科护理学［M］. 北京：人民卫生出版社，2017.

[2] 丁焱，李笑天. 实用助产学［M］. 北京：人民卫生出版社，2018.

[3] 段然，漆洪波. "WHO－产时管理改进分娩体验（2018）"第一产程相关推荐的解读［J］. 中国实用妇科与产科杂志，2019，35（4）：431－434.

[4] 谷瑞芮，吴丽萍. 产程入量管理研究进展［J］. 中华现代护理杂志，2019，25（5）：542－546.

[5] 黄群，姜梅. 妇产科护理［M］. 上海：复旦大学出版社，2015.

[6] 黄蓉，侯燕文，万宏伟，等. 助产士主导的"温柔生产"集束化模式对自然分娩影响的临床研究［J］. 中国实用护理杂志，2015，31（20）：1483－1486.

[7] 贾小燕，漆洪波. "WHO－产时管理改进分娩体验"关于第二、三产程的推荐建议［J］. 中国实用妇科与产科杂志，2019，35（5）：547－550.

[8] 刘兴会，贺晶，漆洪波. 助产［M］. 北京：人民卫生出版社，2018.

[9] 中华医学会围产医学分会，中华护理学会妇产科专业委员会，中国疾病预防控制中心妇幼保健中心. 新生儿早期基本保健技术的临床实施建议（2017）［J］. 中华围产医学杂志，2017，20（9）：625－629.

[10] Armstrong N, Kenyon S. When choice becomes limited：women's experiences of delay in labour［J］. Health，2017，21（2）：223－238.

[11] Gizzo S, Patrelli T S, Gangi S D, et al. Which uterotonic is better to prevent the postpartum hemorrhage? Latest news in terms of clinical efficacy, side effects, and contraindications：a systematic review［J］. Reproductive Sciences，2013，20（9）：1011－1019.

[12] American College of Obstetricians and Gynecologists' Committee on Practice Bulletins—Obstetrics. ACOG practice bulletin No. 209：obstetric analgesia and anesthesia［J］. Obstetrics and Gynecology，2019，133（3）：e208－e225.

第十章 瘢痕子宫破裂

有创手术后在创面形成了瘢痕的子宫即瘢痕子宫。这些瘢痕可能位于宫底、宫体、子宫下段、两侧宫角等部位。对育龄女性来说，瘢痕子宫弹性差，瘢痕处的子宫肌层薄，妊娠后子宫破裂风险明显增加。

瘢痕子宫破裂最常见于妊娠后子宫在原有瘢痕处发生全层或部分破裂，是瘢痕子宫妊娠的严重并发症，严重危及母儿安全。瘢痕子宫破裂分为完全性子宫破裂和部分性子宫破裂。完全性子宫破裂是子宫全层（包括浆膜层）破裂导致宫腔与腹腔相通；部分性子宫破裂是指子宫部分性破裂，包括子宫肌层部分或全层破裂，但浆膜层仍完整。在医疗资源相对丰富的地区，瘢痕子宫破裂最主要的原因与剖宫产后阴道试产有关；而在医疗资源有限的地区，瘢痕子宫破裂则多数与梗阻性难产未能及时手术终止妊娠有关。

一、瘢痕子宫破裂的危害

（一）对母亲的影响

对母亲的影响：大出血、感染、邻近器官损伤（常见于泌尿道或肠道撕裂伤）、子宫切除以及孕产妇死亡。加拿大一项关于瘢痕子宫破裂造成的严重母亲不良结局的 10 年期回顾性研究显示，1879 例瘢痕子宫破裂患者中，有 4 例死亡（每 500 例瘢痕子宫破裂发生 1 例死亡）。但在 2010 年美国 NIH 共识发展会议关于剖宫产后阴道分娩的报告声明里，没有发现瘢痕子宫破裂导致母体死亡的报道，提示早期发现、迅速干预可明显降低孕产妇死亡的发生率。

（二）对围产儿的影响

对围产儿的影响：死胎、死产、新生儿窒息、新生儿死亡等。据报道，瘢痕子宫破裂相关的围产期死亡率为 5%～26%，死亡最常发生于伴有胎盘剥离的病例，以及胎儿游离出子宫的病例。新生儿并发症如低 Apgar 评分、新生儿缺氧缺血性脑病、新生儿惊厥等的发生率也增加，且迅速干预不一定能成功地预防所有上述不良结局。

二、瘢痕子宫破裂的早期识别

瘢痕子宫破裂的原因分为损伤性子宫破裂与自发性子宫破裂。前者是指机械性牵拉导致妊娠子宫瘢痕处的破裂；后者是由子宫瘢痕处内膜受损，造成穿透型胎盘植入而最终导致的子宫破裂。对自发性子宫破裂可通过定期的超声检查发现穿透型胎盘植入以提高早期发现率，而损伤性子宫破裂的早期识别则需要动态关注高危因素。

（一）瘢痕子宫破裂的高危因素

1. 既往有子宫破裂病史：一项纳入了 59 例既往有子宫破裂病史孕产妇的回顾性研究显示，孕晚期再次剖宫产时发现 19% 的孕产妇有部分性子宫破裂。

2. 既往剖宫产手术史：在既往接受过剖宫产的产妇中，无论采用何种分娩方式，瘢痕子宫破裂的总发生率约为 0.3%，而瘢痕子宫阴道试产时子宫破裂的发生率为 0.78%。

3. 既往子宫创口的类型：如为宫底切口或宫体纵切口，包括倒"T"形切口、"J"形切口或子宫下段横切口延裂至子宫上段，子宫破裂发生率较高。一项来自美国 NIH 母胎医学中心协作网络的前瞻性研究中，约 46000 例单胎瘢痕子宫妊娠的产妇选择阴道试产，既往为宫底切口、倒"T"形或"J"形切口的产妇中，子宫破裂发生率为 1.9%，既往为子宫下段横切口的产妇中，子宫破裂发生率仅为 0.7%。而既往为子宫下段纵切口的产妇，子宫破裂发生率接近子宫下段横切口产妇，但是评估既往子宫下段纵切口产妇子宫破裂风险的研究很少。

4. 既往子宫损伤的次数（包括剖宫产次数）：一篇系统评价纳入有配对数据的研究，结果显示，既往 1 次和 2 次剖宫产后，阴道试产时的子宫破裂发生率分别是 0.72% 和 1.59%。

5. 此次妊娠的分娩方式：选择 TOLAC 的瘢痕子宫孕妇的子宫破裂发生率高于选择择期再次剖宫产（planned repeat cesarean delivery, PRCD）者，TOLAC 的子宫破裂发生率为 0.78%，PRCD 为 0.02%。与临产时子宫破裂相关的危险因素有：宫颈低 Bishop 评分；产程较长；发生难产，尤其是宫口显著扩张（>7cm）时发生的难产等。

6. 引产及引产的方式：瘢痕子宫产妇接受引产时子宫破裂的发生风险高于自发临产者，来自 2010 年美国 NIH 国家科学大会的研究指出，引产时子宫破裂发生率为 1.5%，而自发临产者为 0.8%。引产时子宫破裂发生率与引产方式，如药物选择、药物用量及有无机械性促宫颈成熟有关。使用米索前列醇时子宫破裂的发生风险增加，为 5%~10%，而单用缩宫素引产子宫破裂的发生风险仅为 1.1%，故 ACOG 建议，对有剖宫产史的足月孕妇不建议使用米索前列醇引产。

7. 两次妊娠时间间隔：妊娠时间间隔短，不足 18 个月（尤其是小于 6 个月）时子宫破裂的发生风险增加。有研究报道，瘢痕子宫阴道试产时间距上次剖宫产时间相隔小于 24 个月的产妇，行 TOLAC 时发生子宫破裂的风险比相隔 24 个月以上者高 2~3 倍。

8. 上次子宫创面切口的缝合方式：上次子宫创面切口为单层缝合，尤其是锁边缝合者，部分性子宫破裂发生风险增加近 4 倍。

9. 其他可能的危险因素：孕周大于 40 周、胎儿出生体质量大于 4000g、既往子宫手术后出现感染或切口愈合不良、既往接受过中期妊娠剖宫取胎术等均是子宫破裂的高危因素。如果在既往剖宫产之前或之后有 1 次成功阴道分娩，则子宫破裂的发生风险会显著降低。

（二）瘢痕子宫破裂的预测

目前没有可靠方法来预测瘢痕子宫再次妊娠者是否会发生子宫破裂。孕期超声评估子宫下段瘢痕厚度对子宫破裂的阳性预测值较低，虽然现有数据显示，子宫下段全层厚度小于 2mm 时子宫破裂的发生风险会升高，但目前没有具体的子宫肌层厚度标准能充分预测子宫切口瘢痕是否会破裂。已有组合瘢痕子宫发生破裂的多种危险因素来研究建立预测模型的报道，但目前尚无证据证实这些预测模型的可靠性及有效性。由于现有资料数量较少，孕前发现子宫瘢痕憩室与子宫破裂的相关性并不确定，故对子宫破裂的预测价值较低。

三、瘢痕子宫破裂的临床诊断

完全性子宫破裂与部分性子宫破裂的临床表现有所不同。

（一）临床表现

1. 产前和产时的临床表现。

（1）胎心率异常：目前很多研究结果发现，子宫破裂者会突发异常的胎心率监护图形，表现为Ⅱ类或Ⅲ类图形。最常见的胎心率异常是胎儿心动过缓和（或）显著的变异减速或延长减速。胎心率异常是子宫破裂前较早而且最常出现的表现，因此，在瘢痕子宫阴道试产过程中推荐常规持续监测胎心率作为瘢痕子宫破裂的监测手段。

（2）腹痛：完全性子宫破裂表现出突发下腹剧烈撕裂样疼痛，后腹痛稍缓解，但随着羊水及血液进入腹腔，再次出现持续全腹疼痛，伴明显压痛、反跳痛，查体可在腹壁下扪及胎体。部分性子宫破裂症状较轻，全腹症状不明显，但原切口处可有轻压痛。阴道试产过程中采用硬膜外麻醉镇痛者则表现为对镇痛效果不满意而频繁要求增加硬膜外麻醉药物的剂量，尤其是采用的椎管内麻醉最初有效，其后疼痛明显加剧，可能是子宫破裂的早期征象。

（3）宫缩模式改变：可表现为最初子宫张力增加，拒绝按压，后宫缩突然停止。

（4）胎先露部位回缩，开大的宫口缩小：见于胎儿部分或全部从子宫破裂处游离出去的情况。若子宫破裂口位置较低，部分产妇可扪及子宫下段的破口。

（5）阴道流血：可能发生阴道流血，但不是主要症状。

（6）血尿：发生于子宫破裂延伸至膀胱的情况。

（7）早期休克的表现：破裂部位大出血可导致母体血流动力学迅速恶化，出现心动过速、低血压或其他休克体征。

2. 产后的临床表现：在产后患者中，瘢痕子宫破裂的主要表现为疼痛和持续的阴道流血。如果破裂损伤至膀胱，则可能发生血尿。

3. 术中的表现：打开腹腔后通常立即可确认。如果为完全性子宫破裂，可见子宫破口、腹腔积血，有时可见胎儿的部分组织脱出或堵塞于子宫破口。如果为部分性子宫破裂，可见子宫仅余浆膜层，若在不全破裂处形成阔韧带血肿，可在宫体一侧扪及逐渐增大、有压痛的包块。

（二）辅助检查

1. 产科超声检查是最主要的检查方法，子宫破裂表现为腹腔内游离暗区、子宫肌层断裂、子宫原有瘢痕处有相邻的血肿、宫外可见含液体的胎膜膨出、羊水减少或消失、子宫内无胎儿、在子宫外出现胎儿部分和（或）胎儿死亡等。

2. CT 或 MRI 检查能帮助检测有无腹膜积气和子宫破裂相关的损伤，尤其 MRI 检查可检测瘢痕肌层缺损的深度，对部分性子宫破裂比超声检查更灵敏。

3. 腹腔内出血时可行有创检查，如腹腔穿刺、阴道后穹隆穿刺，可抽出混有羊水和胎粪的血性液体。

4. 血常规检查，出血多时可发现血红蛋白、血细胞比容下降。

（三）诊断标准

1. 瘢痕子宫孕产妇存在 1 个及以上下列症状和体征时，应怀疑子宫破裂：突然出现的Ⅱ类或Ⅲ类胎心率图形、突发腹痛或腹痛加剧、胎先露部位回缩、阴道流血、血尿或宫缩模式改变、早期休克的表现。

2. 确诊标准：完全性子宫破裂的诊断依据是通过影像学检查或剖腹手术时发现子宫全层（包括浆膜层）破裂，部分性子宫破裂的诊断依据是通过剖腹手术探查时发现子宫部分性破裂。

（四）鉴别诊断

子宫破裂的鉴别诊断基于临床症状和体征。对于有急性腹痛、阴道流血、异常胎心率图形、血流动力学不稳定的患者，首先要与胎盘早剥进行鉴别；对于有急性腹痛、血流动力学不稳定但无阴道流血的患者，要与可能导致腹腔内出血的任何疾病，如重度子痫前期、肝脾破裂、内脏动脉瘤或假性动脉瘤破裂等鉴别。

四、瘢痕子宫破裂的治疗

（一）各种情况下瘢痕子宫破裂的处理

1. 产前瘢痕子宫破裂。

（1）产前检查发现部分性子宫破裂，其处理与孕周相关。如孕周小，胎儿尚不能在宫外存活，患者无明显临床症状，目前没有充分的证据做出确凿的推荐。病例报道显示，对于未足月的病例，通过密切监测进行期待治疗和早期分娩，可获得满意结局，但应充分告知孕妇及家属继续妊娠对孕妇及胎儿的潜在风险。对远未足月时发生症状性子宫破裂的少见患者，虽有报道称通过补片或分层缝合修补子宫缺损获得了成功结局，但鉴于这些病例的复杂性和罕见性，目前无法得出关于这些处理方法有效性的结论，而且可能导致母亲发生严重并发症，因此临床上并不推荐做产前修补术。如孕周近足月，建议完成地塞米松或倍他米松促胎肺发育成熟后在产程发动前行剖宫产。如已足月，建议尽早行剖宫产终止妊娠。

（2）产前突发腹痛伴胎心率异常，母体血流动力学稳定，考虑先兆子宫破裂，若有宫缩，应立即抑制宫缩，迅速完善术前准备，予吸氧、输液、备血，立即行紧急剖宫产，以防发展到完全性子宫破裂。

（3）产前突发腹痛伴胎心率异常，母体血流动力学不稳定，高度考虑子宫破裂，应立即启动紧急剖宫产。

一是积极进行液体复苏：积极补液和输血，稳定生命体征。一旦发现子宫破裂，立即建立多条大直径静脉通道或进行中心静脉置管，必要时还需建立一条动脉通道。同时进行浓缩红细胞及新鲜冰冻血浆的交叉配型，并联系血库，确保必要时能提供冷沉淀和血小板。制订大量输血方案，如医院有条件，可考虑回收患者术中出血，进行红细胞自体回输。术中准备好患者保暖和液体加温装置，以避免患者在休克或大量输血时出现低体温。

二是启动快速反应团队：提前通知麻醉团队，由具有经验的麻醉科医师上台，根据患者生命体征的稳定性及分娩的紧急性，选择麻醉方式。硬膜外麻醉和腰麻不宜用于需要 5 分钟紧急剖宫产的患者。对于重度出血以致凝血功能障碍的患者，还应考虑出现硬膜外或脊髓血肿的风险。还需通知新生儿科，让受过新生儿复苏培训的熟练人员待命，以便在需要时进行新生儿抢救。内出血多的患者，还需联系 ICU、输血科的医护人员共同参与抢救。

三是立即剖腹手术探查：安排经验丰富的手术医师及熟悉子宫切除手术的助手参与手术。腹壁切口的选择取决于主要诊断、是否合并有其他病因，以及手术医师擅长的术式。若腹腔内出血多，或考虑有其他病因存在，建议采用下腹正中线纵切口，以良好暴露整个子宫，并有助于全面探查腹部情况。术中子宫的处理取决于多种因素，包括子宫损伤的严重程度、能否修补、能否止血、感染严重程度、术中生命体征的稳定性、患者对未来妊娠的意愿是否强烈以及手术医师修补复杂子宫破裂的能力。术中检查发现子宫破口大、不整齐，有明显感染者应行子宫次全切除术。破口大、撕裂伤超过宫颈者，行子宫全切除术。对于子宫破口整齐、距破裂时间短、无明显感染者，或患者全身状况差不能承受大手术，可行破口修补术。

四是控制感染：手术前后给予大剂量广谱抗生素控制感染，如果术中失血量超过1500mL 或手术超过 4 小时，需术中再次给予抗生素以降低术后感染风险。

五是其他并发症的处理：子宫破裂容易并发宫缩乏力，可导致持续出血，应给予积极治疗，可使用手工按摩子宫、联合使用宫缩剂、止血缝合［各种子宫加压缝合和（或）子宫动脉上下行支结扎］或宫腔球囊填塞来止血，有条件的医院还可考虑行子宫动脉栓塞加强止血。子宫破裂可能导致膀胱损伤，如果子宫撕裂伤延伸至膀胱或怀疑有输尿管损伤，建议在术中请泌尿外科医师台上会诊。膀胱损伤的修复方法取决于损伤的部位、类型及严重程度。膀胱损伤一般位于膀胱顶和膀胱三角周围。膀胱顶破口的处理取决于创伤的大小，小破口（小于 2cm）采用单层缝合，大范围膀胱破口应行双层修补，修补完成后通过导尿管向膀胱内注入 200mL 混有 2~3 滴亚甲蓝的生理盐水，以测试缝合的密闭性。术后放置导尿道和（或）耻骨上导尿管可长达 14 天。膀胱三角区或以下部位的损伤可能累及输尿管或尿道，因此发生损伤时必须评估输尿管或尿道的完整性，通过检查确定输尿管是否完整、有无液体渗漏、是否具有蠕动性且管径正常。如考虑输尿管有损伤，应置入输尿管支架，由高年资的泌尿外科医师修补缺损。对于其他盆腔器官损伤，建议根据需要请有经验的盆腔外科医师、血管外科医师或普外科医师术中会诊，并采用标准技术进行血管和其他盆腔器官的损伤修复。

六是静脉血栓的预防：由于孕产期、产褥期高凝状态，手术、大出血、输血都会增加术后静脉血栓形成的风险，术后患者均应进行静脉血栓评分，使用充气加压装置预防下肢静脉血栓形成，评分 3 分及以上可给予低分子量肝素预防。

2. 产后发现子宫破裂：瘢痕子宫阴道分娩后应进行超声检查及早发现有无子宫破裂。若超声检查未发现异常，但产后患者生命体征不平稳、腹痛、叩诊腹腔有积液、血常规提示血红蛋白进行性下降，应及时再次进行超声检查，必要时进行 MRI 检查以明确诊断。高度怀疑子宫破裂时应立即行剖腹探查，术中明确子宫破裂情况，进行相应的子宫切除术或修补术。

3. 自发性子宫破裂：对于由粘连型胎盘谱系疾病所导致的自发性子宫破裂，强调规范的孕期检查，及时发现粘连型胎盘谱系疾病，并进行动态监测，在自发性子宫破裂前剖宫产终止妊娠。由于此类疾病出血风险极大，建议术前转诊至有条件的医院，制订相应的管理计划，组建由产科、麻醉科、ICU、新生儿科、介入放射科、病理科、血库组成的多学科治疗团队，充分备血，由经验丰富的高年资产科医师实施剖宫产术，术中评估子宫损伤情况，决定子宫修补或切除。

（二）子宫破裂的手术操作

1. 围产期子宫切除术。

子宫破裂是围产期紧急子宫切除术的常见原因。由于子宫破裂，正常解剖结构被破坏，且围产期子宫下段高度成熟并明显延长，宫颈软，识别难度增加。盆腔内组织（包括血管、阴道断端等）较脆弱，钳夹时容易撕裂，操作难度加大。盆腔内血管高度扩张，大出血风险明显增加，手术难度大，因此要做好预防或控制大出血的准备。应提前评估子宫破裂的发生风险，争取在子宫破裂前终止妊娠，并做好手术人员及手术资源的准备，以备在突发情况下可快速到位进行紧急手术。

由于子宫破裂时往往伴有严重出血、凝血功能异常，故切除子宫时应首先控制子宫血供，再行手术切割。术中严密止血，同时尽量减少死腔和创面。在子宫切除后，若盆腔内仍持续有渗血，经缝扎或电凝止血、纠正凝血功能异常仍无缓解，则可予盆腔填塞，通常对控制盆腔内低压（微血管或静脉）出血有明显效果。填塞方法有多种，具体选择取决于术者偏好和医院备用的材料。一种方法是将 Kerlix 绷带折成长条用于填塞。若无法获取 Kerlix 绷带，可使用剖腹手术用明胶海绵。将干燥的明胶海绵轻柔并牢固地填塞至盆腔内，使填塞物占满空隙，观察 10 分钟后，如果无血液渗透纱布或从纱布周围渗出，则填塞成功。其他可选择材料包括使用纱布填塞的 X 线暗匣塑料膜、可通过阴道取出的子宫填塞球囊等。一般术后需要再次剖腹手术取出填塞物，或者通过阴道或其他通道取出。如果填塞物取出过早或存在凝血功能障碍，出血可能复发；但如果延迟取出填塞物，则可能导致盆腔感染，故通常在填塞后 36~72 小时于全身麻醉状态下取出。术后较常出现发热症状，可使用广谱抗生素治疗感染。

2. 子宫修补保守手术：可采用传统关闭子宫切口的缝合方法来修补子宫裂口。一般来说，未累及附件、血管结构的子宫正中破裂常可通过一期缝合成功修补，并保留生育功能；而子宫侧方破裂和面积较大的缺损则建议修补后行输卵管绝育术。目前尚无试验评价子宫破裂后的最佳缝合方法是单层缝合还是双层缝合，通常修补缝合时多选择使用延迟可吸收缝线，行双层一期缝合，强调简单迅速地修补破裂并关闭切口。修补子宫裂口后检查宫缩及出血情况，按需采取子宫加压缝合术和（或）子宫动脉上下行支结扎术等来止血。除修补子宫缺损、控制出血外，还应识别其他器官如肠道、泌尿道有无损伤，有损伤要及时修补，尽量减少术后早期并发症。

五、瘢痕子宫破裂的预防

预防瘢痕子宫破裂，需提前详细询问病史，充分了解瘢痕子宫的类型、破裂的风险，加强孕期保健，有瘢痕子宫破裂高风险的孕妇提前入院待产，适时终止妊娠。针对不同瘢痕子宫的类型个性化地决定终止妊娠的时间。

1. 有子宫破裂史的孕妇，可在孕 36～37 周终止妊娠。有子宫破裂史的孕妇不多，终止妊娠的时间并无很强的循证医学证据。由于子宫破裂的原因复杂，相对应的瘢痕子宫破裂的发生风险差别很大（0～40%），前次子宫破裂位于宫底或为纵向破裂时，复发风险似乎最高（一项研究显示：3/3 vs 2/9）。早在孕中期就可出现子宫破裂复发，且难以预测。因此对这类孕妇应给予个体化处理。ACOG 建议既往妊娠发生了子宫破裂的孕妇在孕 36^{+0}～37^{+0} 周终止妊娠。若为有隐匿性子宫破裂但未全层破裂病史的孕妇，可在孕 37^{+0} 周～38^{+0} 周、分娩发动之前行再次剖宫产。如果既往为子宫体部破裂或合并其他并发症，孕晚期就有可能再次发生子宫破裂，终止妊娠的孕周可考虑提前到孕 34 周。如果前次妊娠有足月前子宫破裂的既往妊娠史或当前妊娠已经发生早产临产，也应提前终止妊娠。

2. 有子宫肌瘤剔除术史的孕妇如果需要剖宫产，可考虑在孕 36～39 周终止妊娠。可以根据手术情况，如剔除肌瘤的数量、深度和部位，进行个体化处理。有子宫肌瘤剔除术史的孕妇如果子宫肌层完整性未受破坏，可考虑阴道分娩。但分娩期间仍应严密监测，持续心电监护及胎心监护，高度警惕子宫破裂。如果子宫肌瘤剔除术破坏了子宫肌层完整性，分娩时发生子宫破裂的概率较高，ACOG 建议有以下两种情况时可在孕 37 周～38^{+6} 周行剖宫产术：①子宫肌瘤剔除时切口穿透宫腔；②肌瘤剔除范围较大。子宫完整性破坏严重者可在孕 36 周行剖宫产术。如果为腹腔镜下子宫肌瘤剔除术，肌层缝合的恢复程度通常不如开腹手术，很多子宫破裂发生在孕 36 周之前，因此应结合胎儿的情况，必要时进一步提前终止妊娠。

3. 有古典式剖宫产术史的孕妇，可在孕 36～37 周终止妊娠（推荐等级：C 级）。古典式剖宫产术切口穿过子宫体部甚至子宫底部（肌肉强烈收缩部位），如果子宫肌层完整性遭到破坏，出现强烈宫缩后子宫破裂的概率明显升高且后果严重。因此有古典式剖宫产术史的孕妇最好在规律宫缩出现之前行择期剖宫产，一般推荐在孕 36～37 周终止妊娠。

4. 有子宫下段剖宫产史的孕妇，到孕晚期，子宫下段肌层较薄，宫缩时子宫下段以被动性扩张为主，切口破裂的发生率不高，可根据既往子宫手术次数、距上次手术时间、上次手术缝合的方式、胎儿大小、有无产科指征、患者意愿、医院抢救子宫破裂的能力个体化选择分娩方式。若孕妇及家属有阴道分娩意愿，医院有抢救 VBAC 并发症的条件及应急预案，有阴道试产的适应证、无阴道试产的禁忌证，可考虑阴道试产，详细内容见第八章。若孕妇及家属有剖宫产意愿，或无阴道试产条件，有 1 次剖宫产史者可考虑在孕 39~40 周终止妊娠。对既往剖宫产大于或等于 3 次的患者，子宫破裂发生率相关资料有限，因此临床上并无具体剖宫产时间推荐，需要个体化评估。

（李灵玲）

主要参考文献

[1] Wen S W, Huang L, Liston R, et al. Severe maternal morbidity in Canada, 1991－2001 [J]. Canadian Medical Association Journal, 2005, 173 (7): 759－764.

[2] National Institutes of Health Consensus Development Conference Panel. National Institutes of Health Consensus Development conference statement: vaginal birth after cesarean: new insights March 8－10 [J]. Seminars in Perinatology, 2010, 34 (5): 351－365.

[3] Barger M K, Nannini A, DeJoy S, et al. Maternal and newborn outcomes following uterine rupture among women without versus those with a prior cesarean [J]. Journal of Maternal-fetal & Neonatal Medicine, 2013, 26 (2): 183－187.

[4] Al-Zirqi I, Daltveit A K, Vangen S. Infant outcome after complete uterine rupture [J]. American Journal of Obstetrics and Gynecology, 2018, 219 (1): 109－111.

[5] Tilden E L, Cheyney M, Guise J M, et al. Vaginal birth after cesarean: neonatal outcomes and United States birth setting [J]. American Journal of Obstetrics and Gynecology, 2017, 216 (4): 403－405.

[6] Fox N S. Pregnancy outcomes in patients with prior uterine rupture or dehiscence: a 5-year update [J]. Obstetrics and Gynecology, 2020, 135 (1): 211－212.

[7] Landon M B, Hauth J C, Leveno K J, et al. Maternal and perinatal outcomes associated with a trial of labor after prior cesarean delivery [J]. The New England Journal of Medicine, 2004, 351 (25): 2581－2583.

[8] Shipp T D, Zelop C M, Repke J T, et al. Intrapartum uterine rupture and dehiscence in patients with prior lower uterine segment vertical and transverse incisions [J]. Obstetrics and Gynecology, 1999, 94 (5): 735－737.

[9] Vachon-Marceau C, Demers S, Goyet M, et al. Labor dystocia and the risk of uterine rupture in women with prior cesarean [J]. American Journal of Perinatology, 2016, 33 (6): 577－578.

[10] Hamilton E F, Bujold E, McNamara H, et al. Dystocia among women with symptomatic uterine rupture [J]. American Journal of Obstetrics and

Gynecology, 2001, 184 (4): 620—624.

[11] Aslan H, Unlu E, Agar M, et al. Uterine rupture associated with misoprostol labor induction in women with previous cesarean delivery [J]. European Journal of Obstetrics, Gynecology, and Reproductive Biology, 2004, 113 (1): 45—48.

[12] Lydon-Rochelle M, Holt V L, Easterling T R, et al. Risk of uterine rupture during labor among women with a prior cesarean delivery [J]. The New England Journal of Medicine, 2001, 345 (1): 3—6.

[13] American College of Obstetricians and Gynecologists' Practice bulletin no. 205: vaginal birth after cesarean delivery [J]. Obstetrics And Gynecology, 2019, 133 (2): 110—127.

[14] Kiran T S, Chui Y K, Bethel J, et al. Is gestational age an independent variable Affecting uterine scar rupture rates? [J]. European Journal of Obstetrics, Gynecology, and Reproductive Biology, 2006, 126 (1): 68.

[15] Rozenberg P, Goffinet F, Phillippe H J, et al. Ultrasonographic measurement of lower uterine segment to assess risk of defects of scarred uterus [J]. Lancet, 1996, 347 (8997): 281—282.

[16] Jastrow N, Vikhareva O, Gauthier R J, et al. Can third-trimester assessment of uterine scar in women with prior cesarean section predict uterine rupture? [J]. Ultrasound In Obstetrics & Gynecology, 2016, 47 (4): 410—412.

[17] Ayres A W, Johnson T R, Hayashi R. Characteristics of fetal heart rate tracings prior to uterine rupture [J]. International Journal of Gynaecology & Obstetrics, 2001, 74 (3): 235—237.

[18] Cahill A G, Odibo A O, Allsworth J E, et al. Frequent epidural dosing as a marker for impending uterine rupture in patients who attempt vaginal birth after cesarean delivery [J]. American Journal of Obstetrics And Gynecology, 2010, 202 (4): 355—356.

[19] Markou G A, Muray J M, Poncelet C. Risk factors and symptoms associated with maternal and neonatal complications in women with uterine rupture. A 16 years multicentric experience [J]. European Journal of Obstetrics, Gynecology, and Reproductive Biology, 2017, 217: 126—128.

[20] Hunter T J, Maouris P, Dickinson J E. Prenatal detection and conservative management of a partial fundal uterine dehiscence [J]. Fetal Diagnosis and Therapy, 2009, 25 (1): 123—124.

[21] Belfort M A, Shamshirsaz A A, Cassady C I, et al. Repair of a large uterine dehiscence during the second trimester leading to successful prolongation of the pregnancy [J]. American Journal of Obstetrics and Gynecology, 2020, 223 (6): 929—931.

[22] Wylie B J, Gilbert S, Landon M B, et al. Comparison of transverse and vertical

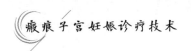

skin incision for emergency cesarean delivery [J]. Obstet Gynecol, 2010, 115: 1134－1136.

[23] Gerli S, Baiocchi G, Favilli A, et al. New treatment option for early spontaneous rupture of a postmyomectomy gravid uterus [J]. Fertility and Sterility, 2011, 96 (2): 97－100.

[24] Yang B. Bladder rupture associated with uterine rupture at delivery [J]. International Urogynecology Journal, 2011, 22 (5): 625－627.

[25] Kapoor D S, Sharma S D, Alfirevic Z. Management of unscarred ruptured uterus [J]. Journal of Perinatal Medicine, 2003, 31 (4): 337－339.

[26] Finan M A, Fiorica J V, Hoffman M S, et al. Massive pelvic hemorrhage during gynecologic cancer surgery: "pack and go back" [J]. Gynecologic Oncology, 1996, 62 (3): 390－392.

[27] Touhami O, Bouzid A, Ben Marzouk S, et al. Pelvic packing for intractable obstetric hemorrhage after emergency peripartum hysterectomy: a review [J]. Obstetrical & Gynecological Survey, 2018, 73 (2): 110－115.

[28] Tauchi M, Hasegawa J, Oba T, et al. A case of uterine rupture diagnosed based on routine focused assessment with sonography for obstetrics [J]. Journal of Medical Ultrasonics, 2016, 43 (1): 129－131.

[29] 中华医学会围产医学分会, 中华医学会妇产科学分会产科学组. 妊娠并发症和合并症终止妊娠时机的专家共识（2020）[J]. 中华围产医学杂志, 2020, 23 (11): 721－732.

[30] Thisted D L A, Rasmussen S C, Krebs L. Outcome of subsequent pregnancies in women with complete uterine rupture: a population-based case-control study [J]. Acta Obstetricia et Gynecologica Scandinavica, 2022, 101 (5): 506－508.

[31] Usta I M, Hamdi M A, Musa A A, et al. Pregnancy outcome in patients with previous uterine rupture [J]. Acta Obstetricia et Gynecologica Scandinavica, 2007, 86 (2): 172－174.

[32] American College of Obstetricians and Gynecologists' committee opinion No. 764: Medically indicated latepreterm and earlyterm deliveries [J]. Obstetrics and Gynecology, 2019, 133 (2): 151－155.

[33] Spong C Y, Mercer B M, D'alton M, et al. Timing of indicated latepreterm and earlyterm birth [J]. Obstetrics and Gynecology, 2011, 118 (2 Pt 1): 323－333.

[34] Gambacorti Passerini Z, Gimovsky A C, Locatelli A, et al. Trial of labor after myomectomy and uterine rupture: a systematic review [J]. Acta Obstetricia et Gynecologica Scandinavica, 2016, 95 (7): 724－734.

[35] American College of Obstetricians and Gynecologists' Committee on Practice Bulletins—Obstetrics. American College of Obstetricians and Gynecologists'

Practice Bulletin No. 205：vaginal birth after cesarean delivery ［J］. Obstetrics and Gynecology，2019，133（2）：110-127.

［36］中华医学会妇产科学分会产科学组. 剖宫产术后再次阴道分娩管理的专家共识（2016）［J］. 中华妇产科杂志，2016，51（8）：561-564.

［37］Cahill A G，Tuuli M，Odibo A O，et al. Vaginal birth after caesarean for women with three or more prior caesareans：assessing safety and success ［J］. British Journal of Obstetrics and Gynaecology，2010，117（4）：422-423.

第十一章　瘢痕子宫妊娠剖宫产术和剖宫取胎术

第一节　瘢痕子宫妊娠剖宫产术

一、概述

（一）定义

剖宫产是产科常见手术，是处理难产、某些孕期并发症和合并症，保证母婴安全的一种重要手段。剖宫产术为孕 28 周以后经腹切开子宫取出胎儿及附属物的手术。孕 28 周前施行者称为剖宫取胎术。第一次剖宫产为初次剖宫产，两次及以上的剖宫产称为再次剖宫产。

（二）再次剖宫产导致剖宫产率升高

近年来高危妊娠增多，剖宫产率随之上升，剖宫产术后瘢痕子宫的比例和数量也相应增加。由于剖宫产术后瘢痕子宫妊娠和分娩的高风险，剖宫产术后再次妊娠者大多仍选择再次剖宫产终止妊娠。因此，剖宫产史已成为再次剖宫产的首要原因。剖宫产术后再次妊娠的分娩方式包括 ERCS 和 TOLAC，有 TOLAC 意愿的孕妇必须在产前充分评估、具备阴道分娩适应证、规范产时管理、具备相应的应急预案的前提下实施 TOLAC，同时严格把握再次剖宫产的指征。

二、术前评估

（一）终止妊娠时机

根据瘢痕子宫病史，个体化决定终止妊娠时机，详细内容见第二章。

（二）终止妊娠的方式

1. 剖宫产术后再次妊娠若选择阴道试产，通过提高瘢痕子宫阴道分娩的成功率可减少剖宫产的并发症，应从孕期咨询开始，严格把握适应证、禁忌证并做好分娩过程的管理，如了解上次手术过程、预后，此次妊娠孕早期是否有瘢痕处妊娠，孕期体重管理情况，分娩前分娩方式评估，分娩过程的管理等，详细内容见第八章。

2. 对于子宫肌瘤剔除术后瘢痕子宫妊娠的孕妇，建议进行个体化评估。

（1）充分了解既往肌瘤的大小、类型，剔除术中是否进入宫腔，手术缝合方式等。

（2）了解术后恢复情况，是否有发热、阴道不规则流血，月经周期情况等。

（3）在产前行彩超及 MRI 检查，综合分析阴道试产和剖宫产各自的优劣，选择适宜的分娩方式。

（三）再次剖宫产的适应证

存在瘢痕子宫 TOLAC 的禁忌证时，建议行再次剖宫产（详见第八章）。不赞成因产妇有绝育的要求而选择再次剖宫产。

（四）术前评估

1. 详细询问产妇生育史及手术史，尽可能了解手术史，尤其是腹部手术情况，充分评估再次手术可能出现的各种风险，包括腹腔粘连、胎盘植入、产后出血等。

2. 充分评估有无手术适应证和禁忌证，若有内科合并症及并发症，应请相关专业医师共同商定手术中可能出现的意外情况的处理对策。

3. 应当请麻醉科医师对患者进行术前会诊访视，麻醉科医师对麻醉患者的评估很关键，如体重及基础疾病的影响。

4. 评估此次妊娠子宫情况，如有无子宫畸形、憩室，下段厚薄情况等；胎儿情况，如胎儿大小、胎位、先露高低等。做好应对方案才能有备无患。

5. 考虑有早产儿或需要新生儿复苏及抢救的可能，新生儿科医师要到手术现场。

三、术前准备

（一）术前常规检查

血常规、尿常规、血型鉴定及凝血功能检查是最基本的检查项目，必要时应根据产妇的具体情况行心电图及肝肾功能等生化检查，了解重要器官功能有无异常。

（二）术前准备工作

1. 择期手术前禁食（清流质 2 小时，固体食物 6 小时，油腻食物 8 小时）和药物。有研究建议鼓励术前 2 小时以前进食清流质，可减少术前焦虑、低血糖、口渴及饥饿，并未增加误吸风险。

2. 术前预防使用抗生素可以明显减少感染机会。具体方案包括切皮前 60 分钟内静脉给予头孢唑林，如果患者已临产或胎膜破裂，需联合静脉给单剂量阿奇霉素。如果青霉素过敏，则使用克林霉素。正在使用青霉素 G 预防新生儿 B 族链球菌感染的 GBS 产妇，可在原来治疗方案上加用单剂量阿奇霉素。

3. 根据情况准备静脉通道。如有大出血的可能，必要时可行中心静脉置管。

4. 留置导尿管。

5. 做好皮肤准备及阴道准备。对剖宫产前的腹部皮肤消毒，氯己定醇比聚维酮碘溶液更可取，强调消毒范围要足够，消毒需彻底。对于进入产程或胎膜早破的产妇，在剖宫产前使用聚维酮碘溶液阴道制剂进行阴道擦洗是否可降低感染的发生率尚不明确。

6. 备血，有条件者可考虑自体血回输。

7. 合并症、并发症特殊用药的准备。准备好减少术中出血的药物，包括缩宫素、马来酸甲基麦角新碱、卡前列素和氨甲环酸等。

8. 准备必要时的保暖设施及脑保护措施。

9. 若时间允许，对有早产可能者应使用一个疗程皮质类固醇。

10. 对疑似胎盘异常（胎盘植入、胎盘穿透）存在术中出血风险增加者或任何有术中大出血倾向者，可行术前髂血管或者腹主动脉球囊预置，以便尽可能减少术中出血及减缓出血速度，争取保留子宫。

11. 选择最佳手术时间和地点，安排经验丰富的产科医师上台手术。

（三）术前沟通

向孕妇及家属提供手术咨询，告知剖宫产术前、术中和术后的诊疗计划，包括手术的基本情况及可能出现的风险意外（如内脏损伤、输血、剖宫产子宫切开术等）及处理预案，解答孕妇疑问，确保孕妇理解合理的医疗方案可能产生的后果。如果只有一种合理的医疗方案或者多种方案中有最优方案，应协助孕妇评估选择合理的医疗方案，询问孕妇的意愿，签署知情同意书，在病程记录中记录好沟通内容。

四、麻醉

产科常用的麻醉方法包括全身麻醉、硬膜外阻滞、蛛网膜下腔阻滞、蛛网膜下腔与硬膜外联合阻滞。各种麻醉方法有一定的优缺点和适应证。剖宫产时应根据手术指征、手术的紧急程度、孕妇的要求、麻醉科医师的判断及技术进行选择。硬膜外阻滞方法简单、肌肉松弛好，麻醉平面和血压容易控制，是目前国内剖宫产的常用麻醉方法。蛛网膜下腔阻滞又称为腰麻或脊麻，穿刺技术较简单，起效迅速，阻滞效果良好，药物用量小，对于母婴相对安全。蛛网膜下腔阻滞的缺点包括麻醉平面较难控制、容易出现低血压、穿刺后头痛发生率较高、麻醉时间有限、超过局部麻醉药物作用时间及麻醉效果欠佳时再加药困难等，故目前常与硬膜外阻滞联合使用。全身麻醉的优点是迅速和安全，但风险是插管困难、胃内容物反流误吸入肺、宫缩乏力和产后出血以及新生儿窒息。其主要适用于循环功能不稳定、凝血功能障碍、腰椎疾病或腰腿部运动感觉障碍、穿刺部位皮肤感染、中枢神经系统疾病、精神障碍或合并其他严重的并发症、胎儿或母体非常紧急的状况。

五、体位

剖宫产最佳体位是平卧位，并向左侧倾斜 $10°\sim15°$ 以防止仰卧位低血压综合征。

六、手术操作过程及技巧

（一）腹壁切口

1. 皮肤切口：一般选择既往手术切口，包括皮肤横切口或纵切口，切除原来的皮肤瘢痕，并楔形切除相应皮下组织至筋膜层。

2. 特殊情况切口选择：有纵行或横行的两条平行切口，还有"十"字切口。对于平行的两条切口，尽量切除原来陈旧瘢痕，减张缝合。对于"十"字切口，根据病情及上次手术情况选择。比如上次手术难度大，粘连明显，选择纵切口。如果再次剖宫产术前诊断宫颈管型凶险性前置胎盘，胎盘大面积植入并且侵蚀膀胱，术中有可能行髂血管结扎等操作，无论第一次手术是何种切口，建议选择纵切口。若为前置胎盘或者子宫下段型凶险性前置胎盘，可根据术者的手术技术水平选择切口走向。

3. 两种切口的优缺点：横切口手术可采用撕拉方式进腹，进腹时间短，组织损伤小。但是中腹部手术视野暴露较差，切口延长受限，手术难度增加。横切口平行切开Lander 线，瘢痕相对细，切口张力小，容易愈合。纵切口为经典腹部外科手术切口，操作方便，可延长手术切口暴露中腹部及上腹部，术野暴露较好，手术难度较低。纵切口垂直切断 Lander 线，瘢痕较宽，且纵切口张力大，相对不易愈合，脂肪液化发生率高于横切口。

4. 手术刀的选择：选用手术刀还是电刀，目前没有证据表明哪种方式更优，可根据手术医师的偏好选择。笔者认为对于多次剖宫产，电刀进腹时间短、出血少、分离粘连方便，但胎儿娩出前不可用于子宫，以免损伤胎儿。

（二）筋膜层

手术刀在筋膜层打开一小口，剪刀钝性分离筋膜层与腹直肌层，剪刀锐性向两侧延伸打开筋膜层与皮肤切口一致。也可用两手的手指插入筋膜下，钝性延长筋膜切口。

（三）腹直肌

腹直肌可钝性分离，尽量避免横切肌肉。

（四）腹膜

对于弹性好的没有粘连的腹膜，撕开可以快速进腹。若发现腹壁粘连，找出界限，保持张力，锐钝结合，宁留勿伤，保持耐心。首先找出腹直肌和腹膜的界限，可于腹直肌中线靠近肌层处钝性分离少许，组织钳钳夹腹直肌中线部位提拉形成张力，锐性并钝性分离壁层腹膜和肌层，若分离困难，不可强行撕扯。切口处理主要应用剪刀，切勿用手撕，从而减少其对切口周围的组织造成损伤导致渗血。适当扩大腹壁切口上缘筋膜层与腹直肌间隙，进入腹腔位点应尽量靠近脐侧，防止开腹时误伤被拉高的膀胱。可以通过提拉组织的高度，感受提拉的组织厚度来预估腹腔内粘连情况，避免盲目突破腹膜层，在透明处打洞，探查腹腔内情况。进入腹腔后不要盲目锐性扩大腹膜切口，应先用手指伸入腹腔向四周探查，确定切口周围腹腔内粘连情况和膀胱位置，选择无粘连的地方扩大腹膜切口。若壁层腹膜和脏层腹膜多处粘连，影响暴露子宫下段，可找出界限，在靠近子宫肌层适度分离至足够娩出胎儿即可，宁可留下部分粘连，不可过多大面积锐性分离粘连面造成大面积创面渗血。如果需要做更多的止血或者困难的操作，建议尽量游离粘连带暴露子宫，有利于下一步更好地操作。手术过程中要避免用止血钳钳夹膀胱。若膀胱与腹直肌后鞘粘连紧密，无法分离，则沿切口上缘筋膜层与肌层连接处向两侧横向剪断肌肉和腹膜，扩大腹壁切口暴露子宫。直视观察膀胱位置，用刀划开膀胱前面的腹直肌及后鞘，将膀胱从后鞘上分离避免损伤。若膀胱和壁层腹膜粘连疏松，尽量找到膀胱腹膜反折，贴近子宫肌层分离并下推膀胱。若粘连致密，不易分离及暴露子宫下段，贴近子宫肌层锐性分离膀胱腹膜反折，宁可把部分子宫肌层留在膀胱上，也不可将部分膀胱壁留在子宫上。实在无法分离，可采取腹膜外剖宫产，或者改变手术切口，在子宫体部做切口。若器官互相粘连，不影响娩出胎儿，可不分离粘连。若影响胎儿娩出，同样找出界限，以不损伤器官为宜，以适度分离以娩出胎儿为根本。各层创面渗血，注意边手术边结扎较粗的断裂血管。

（五）推离膀胱，暴露子宫下段

用腹腔拉钩牵开两侧腹壁，并用耻骨拉钩显露视野，钳起膀胱腹膜反折做一小切口，向两侧弧形延长，弧凸向上，两侧各达圆韧带内侧提起反折腹膜下缘，以手指将膀胱下推 4~5cm，使子宫下段充分暴露，下推时手指着力点一般应在子宫壁上，以免损伤膀胱。若膀胱后血管明显，可将宫颈前筋膜剪开，在筋膜下推离膀胱，以减少出血，然后将游离的膀胱用耻骨上拉钩拉向切口下端，充分显露子宫下段肌层。

对于是否要推膀胱暴露子宫下段有争议，但是剖宫产术后一般都存在膀胱上提，影响暴露子宫下段，故根据实际情况处理：如果创面渗血明显，且不影响娩出胎儿及止血操作，可以不推膀胱；对于可能行多种止血操作或更复杂的手术，应在胎儿娩出前下推膀胱至宫颈外口水平；对于膀胱腹膜反折处的异生血管，避免锐性损伤，不要切断血管，可以先端端钳夹，切断后及时缝合，如果实在无法分离，可采取腹膜外剖宫产。

（六）子宫下段切口

通常采用横切口，也可以采用纵切口。需要考虑的因素：胎儿位置和大小、胎盘位置、有无子宫肌瘤、子宫下段形成的情况。

1. 子宫切口切开后瘢痕形成，如果瘢痕子宫切口选择不当，且手法上采取撕拉的方式，容易导致切口延裂。所以尽量选择子宫原切口上方 1.5cm 以上做一长约 12cm 的弧形，向上延长两侧子宫切口，且确保切口上下缘子宫肌层厚度一致，避免强行拉开切口。可将切口两侧向上延伸剪开，使切口保持一定的弧形，这样可以有效防止切口向两侧延伸损伤输尿管及子宫动脉、静脉。

2. 术中发现胎儿总偏向一侧，特别是胎背这一侧，胎儿在宫内也是倾斜状态，如果不复位，以腹部切口为标准切开子宫，容易使子宫切口偏一侧而导致同侧切口撕裂伤，从而导致同侧子宫动脉、静脉丛损伤，严重时可能导致子宫大量出血或形成同侧阔韧带血肿，在快速缝合止血的过程中，如不注意，很可能缝扎到同侧输尿管。故此，准备切开子宫的时候，需要把子宫扶正，由助手固定胎体。

3. 尽量避开胎盘切开子宫，如无法避开胎盘，可以切开子宫至子宫胎盘面，徒手剥离较薄的胎盘面至胎膜，破膜后娩出胎儿；亦可"胎盘打洞"后迅速取出胎儿，打洞至胎儿娩出过程中，术者尽量用手将胎盘面及子宫壁提起压迫，减少胎盘出血，胎儿娩出后用卵圆钳或组织钳快速夹住胎盘与子宫壁，防止损伤的胎盘快速出血。

4. 子宫下段瘢痕组织弹性差，切口瘢痕处厚薄不均，采用第一次剖宫产子宫切口撕拉式延长可能导致切口向上或者向下延裂、切口不整齐，且向下延裂邻近膀胱。再次剖宫产时膀胱位置在瘢痕形成过程中有不同程度上移，胎儿娩出后子宫下段肌层回缩与膀胱界限邻近或不清，缝合时损伤膀胱的概率增加。

（七）娩出胎儿

1. 娩出胎儿技巧：如果胎儿高浮，缓慢放羊水，保持宫底持续性推力，避免宫底部冲击式按压，必要时产钳助产。如果胎头深嵌，需了解胎方位，枕后位或枕横位时应将胎头转为枕前位后再娩出胎儿。胎头深嵌入骨盆难以取出时，可调整体位，头低臀高，同时用手拉住胎肩向宫底方向牵拉，右手伸直，身体向宫底方向倾斜，会更加省力有效地让胎头退出骨盆，必要时可让助手从阴道上推胎头，若主刀医师对产钳操作比较熟练，也可用单叶产钳助娩胎儿。若为臀位，切开子宫后看清楚先露，然后以足或者臀牵引按臀位分娩机制娩出胎儿，娩胎头时胎儿身体向产妇头部倾斜。若为横位，一定要转成头位或者臀位，再行娩出。切开子宫后，缓慢放羊水，但不能放干羊水，有羊水润滑，更利于胎儿的顺利娩出，也可降低切口发生延裂伤的概率。如果羊水过少或无羊水，可提起子宫切口部切开子宫，避免损伤胎儿。在尝试各种方法后胎儿仍娩出困难，不可久试，以胎儿安全为重，果断于子宫切口上缘向体部做倒"T"形切口，娩出胎儿，甚至足牵引以臀位娩出胎儿，术后交代患者再次妊娠注意事项。

2. 胎头娩出后，主刀医师立即用手挤出胎儿口腔、鼻腔中的黏液和羊水，继而助手继续向下推宫底，主刀医师顺势牵引，娩出前肩、后肩和躯干。将胎儿置于头低位，再次用手挤出胎儿口腔、鼻腔中的黏液和羊水。若新生儿不需要复苏，延长 30～60 秒再钳夹切断脐带，交台下人员处理，

尽早行母婴肌肤接触，有利于母乳喂养及生理稳定。胎儿娩出后，台下人员在静脉输液中加入缩宫素（常规是 500mL 晶体液加入缩宫素 10U，给药速度根据产妇反应调整，常规速度是 250mL/h）以预防产后出血，主刀医师和助手迅速用卵圆钳钳夹子宫切口出血点，要特别注意钳夹好切口两端，以免形成血肿，卵圆钳钳夹困难时可换用 Allis 钳。钳夹切口完成后，应在子宫肌壁注射缩宫素 10U（前置胎盘、多胎妊娠、羊水过多等产后出血高危产妇，可考虑直接在宫壁注射卡前列素氨丁三醇 250μg）。

（八）娩出胎盘

给予宫缩剂后，不要急于徒手剥离胎盘，耐心等待胎盘自然剥离后牵引娩出，以减少出血量。牵引胎盘切忌用力过度，导致子宫外翻。娩出胎盘后要注意检查胎盘胎膜是

否完整，特别注意子宫切口边缘及宫颈内口上方有无胎膜残留。如果有胎膜残留，用卵圆钳钳夹纱布块擦拭宫腔。蜕膜组织过多者，可用有齿卵圆钳伸入宫腔悬空钳夹清除。若胎盘植入明显，不能剥除，可以楔形切除植入部分子宫后缝合。若保留胎盘，应当与患者、家属沟通，告知疗程长，有感染、出血、再次手术的风险。术后使用抗生素预防感染，定期复查生化指标、超声等，观察阴道流血情况。可采用米非司酮联合米索前列醇、甲氨蝶呤、介入治疗、宫腹腔镜等治疗方法。

（九）机械性扩张宫颈

关闭子宫前，临产和非临产都不需要常规接受人工或机械性扩张宫颈。

（十）关闭子宫

1. 子宫切口的常规缝合：暴露子宫，子宫位于原位或将子宫置于腹腔外。原位子宫缝合可以减少患者恶心、呕吐及促进术后肠动力恢复；将子宫外置于腹腔后缝合可以扩大术野，便于操作，减少失血量及方便附件检查。缝合子宫切口前可将原瘢痕适度修剪，强调切缘正确对合。子宫切口缝合分为子宫肌层及脏层腹膜的缝合，推荐使用连续单纯双层缝合。第一层从主刀医师对侧开始，先用 2 把 Allis 钳夹好切口顶部，对齐子宫切口上下缘，用 1-0 可吸收缝线在其外侧 0.5~1.0cm 做"8"字缝合后，打结，不剪断缝线，然后连续缝合子宫肌层全层至主刀医师侧，尽量不穿透内膜，注意肌层对合，针间距约 0.5cm，针与切缘间距约 0.5cm，最后 1 针给予扣锁缝合或单独缝合打结，但也要超出子宫切口角部 0.5~1.0cm。第二层从主刀医师侧向对侧将浆肌层（包括反折腹膜）做连续缝合，应在第一层缝线中间进针，缝到对侧后，与第一层保留的缝线打结。缝合过程中注意针距适度，缝线松紧是影响切口愈合的首要因素。止血要彻底，尤其是切口两侧角，因血管粗大、静脉充盈，损伤后容易出血多，形成血肿，因此，对切口两角缝合要特别仔细，以"8"字缝合较稳妥。而对于切口下方往往大面积成片菲薄之处，可缝扎 2~3 个"8"字，缩窄重塑子宫下段。

2. 子宫切口不全破裂修补：因子宫下段横切口不全破裂行修补时，一般下缘肌层已缩至较深部位，与膀胱界线不易分辨，要尽可能找到裂口上下缘并用 Allis 钳提起，如果切缘不整齐，可做适当的修剪。同时用血管钳提起膀胱腹膜反折，检查有无膀胱损伤。将宫壁与膀胱游离，以免缝合时伤及膀胱。用 1-0 可吸收缝线连续或间断缝合子宫全层，保持缝线张力，保证破口封闭良好。最后将膀胱腹膜缝于裂口上缘的腹膜上。当子宫纵切口不全破裂行修补时，因纵切口破裂可向下延伸到宫颈及膀胱三角区中央，甚至导致膀胱壁、阴道前穹隆裂开，需要游离膀胱，暴露子宫裂口顶端，连续缝合子宫全层。阴道壁破损用 1-0 可吸收缝线全层间断缝合。如因膀胱裂口行修补，可请泌尿外科协助处理，要仔细检查膀胱有无损伤，必要时可用亚甲蓝液 200mL 注入膀胱以求证，防止漏诊，日后形成膀胱阴道瘘。可用 Allis 钳提起膀胱破损口边缘，采用 3-0 可吸收缝线间断缝合黏膜面及内 2/3 肌层，第二层连续缝外 2/3 肌层浆膜层，最后荷包缝合包埋浆膜层。术后留置三腔导尿管 10~14 天。在缝合、修补子宫侧面裂口或钳夹子宫血管时，要注意勿损伤阴道侧穹隆段的输尿管。严重或者复杂子宫破裂行修补术，建议同时结扎双侧输卵管，防止再次妊娠时复发子宫破裂。术中可置腹腔引流管，酌情保留至术后24~72小时。

3. 子宫切口延裂后处理：如果严重裂伤，容易把子宫峡部后壁横行隆起的部分误认为子宫切口下方的肌层，并与子宫切口上方肌层缝合在一起，导致宫腔积血不易流出，且子宫切口下方肌层漏缝。缝合时需注意，应沿子宫切口两端找到下部切口肌层后缝合。如出现子宫动脉或宫旁血管断裂出血，应先钳夹血管，然后将子宫翻出腹腔，下推膀胱，尤其要充分下推子宫下段两侧的膀胱角，最后在出血点外0.5cm处缝扎血管止血，这样就可以避免输尿管损伤。可采用内侧缝合（在子宫内膜向子宫肌层、浆膜层缝合），避免损伤输尿管等周围组织。

4. 子宫瘢痕憩室处理：随着临床宫腔镜及阴道超声的广泛应用，剖宫产术后子宫瘢痕憩室的诊断率逐年增高，子宫瘢痕憩室又称剖宫产术后子宫瘢痕缺损，是剖宫产术后的远期并发症，是引起剖宫产术后阴道异常流血的最常见原因。子宫瘢痕憩室与剖宫产术密切相关，二次剖宫产术中子宫切口两端厚薄悬殊，切口上缘短、厚，下缘薄、长，导致切口对合不良，常规切口缝合往往过密、过紧，会因血液供应减少，出现缺血、坏死、切口裂开出血等，最终形成子宫瘢痕憩室。剖宫产术中对子宫下段菲薄部分给予剔除、修剪，产生新鲜的切面，并行子宫下段修补，可增加子宫下段厚度，使子宫切口两端的厚度及长短接近。

（十一）常见止血方式

1. 各种加强宫缩的药物：缩宫素、麦角新碱、卡前列素氨丁三醇等。

2. 止血带：娩出子宫，用止血带紧密捆扎子宫下段，阻断子宫血供。

3. 腹主动脉球囊阻断术。

4. 各种缝合止血方法：缝扎止血、B-Lynch缝合术、Hayman缝合术、背包式缝合术等，当宫腔活动性出血止血后，尽快对合子宫切口上下缘，恢复子宫完整性。

5. 宫腔填塞：宫腔纱条填塞和宫腔球囊放置。

6. 子宫切除：对子宫出血速度快、使用多种手术方法仍无法止血或出现弥散性血管内出血者，应及时切除子宫，以免贻误挽救产妇生命的时机。

（十二）双侧附件、盆底的探查

1. 阔韧带血肿处理：清除血肿，找到出血点，给予结扎止血，若仍有活动性出血，止血困难，切勿盲目深处缝扎，避免损伤输尿管，可用纱布压迫止血，同侧髂内动脉结扎。

2. 盆腔异常出血：探查肝、脾等内脏是否有出血，如为盆腔广泛渗血，可用纱布压迫、结扎髂内动脉等止血方式，输血浆、纤维蛋白原等提高凝血功能。

3. 宫腔下段积血：挤压子宫下段，警惕前置胎盘宫颈植入组织导致术野出血不多而阴道流血多的情况。

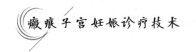

（十三）关腹

关腹前先检查子宫及双侧附件有无异常，如发现异常则给予相应处理。彻底清除盆腹腔积液，腹腔冲洗会增加患者恶心症状，不建议术中常规冲洗腹腔。仔细清点纱布、器械无误后关腹，采用 2-0 可吸收缝线连续缝合腹膜，腹膜化后的切口表面光滑无渗血，可减少粘连。检查腹直肌并注意止血，采用 2-0 可吸收缝线间断缝合腹直肌 2~3 针。采用 2-0 可吸收缝线间断或连续缝合腹直肌前鞘或筋膜，缝合线的长度和切口长度之比为 4：1，针间距 1cm，边距 0.5cm，若缝合过紧、过密，患者术后疼痛明显，不利于愈合。腹直肌缝合不可过紧，避免术后疼痛，注意避免血肿发生。冲洗皮下脂肪层，减少皮下血肿及积液，采用 2-0 可吸收缝线间断缝合皮下脂肪。逐层关腹期间，需注意避免因粘连而缝扎多余组织，以免损伤邻近器官。因瘢痕组织血供差，容易发生愈合不良的情况，故尽量修剪瘢痕后再予缝合。采用 4-0 可吸收缝线行皮内缝合或用 1 号丝线间断缝合皮肤。现代女性对美有更高的要求，所以尽量提供减张美容缝合。切口覆盖纱布，按压宫底，挤出宫腔内积血。

七、文书记录

详细记录术中特殊情况，包括是否存在盆腹腔粘连、子宫下段是否有不全破裂、菲薄面积、血管分布、胎盘是否有穿透、子宫切口选择部位、切口下方有无胎盘、子宫创面缝合方式、子宫动脉是否处理、术中有无特殊的预止血方式（如子宫下段压脉带捆扎、髂血管球囊预置充盈等）、有无切口裂伤、原切口有无修剪等。

八、术后处理和注意事项

产褥期管理需要重点关注产后出血、产褥感染及血栓形成，推荐进行相关风险的预测及防治。

（一）警惕产后出血

产后 24 小时是产妇发生产后出血的高危时间段，应密切观察。术中留置腹腔引流管的患者，注意其引流管是否通畅，以及变换体位后引流液量及性状的改变，必要时结合生命体征、血红蛋白水平、腹部超声或 CT 检查等进行产后出血的监测。

（二）预防产褥感染

瘢痕子宫术中、术后出血增多，手术时间长，恶露时间延长均是导致产妇产褥感染率增加的高危因素。瘢痕子宫剖宫产者较初次剖宫产者更容易发生产褥感染。提高手术技巧，缩短手术时间，减少组织损伤及异物刺激，减少术中出血及避免组织缺血、坏死，良好的解剖复位等对预防产褥感染极为重要，在加强监护的同时，需加强抗感染措施。

（三）预防血栓形成

静脉血栓栓塞症（VTE）包括深静脉血栓形成和肺栓塞。近年来，高龄孕产妇、肥胖和妊娠并发症或合并症日趋增多，产褥期 VTE 的发病率明显增高，故产后需要重新评估发生 VTE 的风险，根据风险评估情况，采用多种方式预防血栓形成，从而有效降低其发病率。

1. 物理方法：①足背屈；②梯度加压弹力袜适用于产褥期可以自由活动者，或接受药物抗凝的同时穿戴梯度加压弹力袜；③间歇充气加压装置或足底静脉泵适用于长时间卧床制动者，存在 VTE 高危因素尤其是剖宫产术者，建议至少使用至产后第 2 天，对于不适宜穿梯度加压弹力袜者可以考虑整夜使用。

若合并严重外周动脉疾病或溃疡、近期皮肤移植、外周动脉旁路移植术、充血性心力衰竭引起的重度腿部水肿或肺水肿、对已知材料或产品过敏、严重腿部局部疾病（如坏疽、皮炎、未治疗的感染切口、脆弱的"纸样"皮肤）等，不适宜用上述物理方法。

2. 抗凝药物：低分子量肝素（LMWH）主要通过抗凝血活性因子 Ⅹa（FⅩa）的作用来抑制血栓形成，在起到有效抗凝作用的同时可以减少普通肝素（UFH）所致的出血等不良反应，安全性更高，故首选低分子量肝素用于预防血栓形成。产褥期 VTE 的风险因素及其相应的预防措施见表 11-1。

表 11-1 产褥期 VTE 的风险因素及其相应的预防措施

风险因素		产褥期预防措施
孕前 VTE 史	与大手术无关	• 评估并排除出血风险后重新启用 LMWH • 重新启用时机：阴道分娩 4～6 小时，剖宫产术后 6～12 小时 • 至少持续用药至产后 6 周
	与大手术有关	• 评估并排除出血风险后，产后 6～12 小时启用 LMWH • 持续用药至产后 6 周
妊娠合并症	存在以下任一情况： 活动性自身免疫性或者炎症性疾病 肾病综合征 心力衰竭 1 型糖尿病肾病 恶性肿瘤 镰状细胞病	• 评估并排除出血风险后，产后 24 小时启用 LMWH • 持续用药至产后 6 周
暂时性危险因素	以下任一情况： 卵巢过度刺激综合征 妊娠期外科手术 妊娠剧吐	无

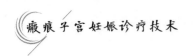
风险因素		产褥期预防措施
产科及其他 危险因素	VTE家族史 年龄≥35岁 评估时 BMI>3kg/m² 产次≥3次 截瘫或者长时间制动者 全身性感染 重度子痫前期 多胎妊娠 剖宫产术 严重产后出血或大量输血者 总产程时长≥24小时	• 评估并排除出血风险后，于产后24小时启用LMWH • 2个危险因素者，住院期间使用 • 3个危险因素者，使用LMWH至产后7天 • ≥4个危险因素者，使用LMWH至产后10天

附：
(1) 对所有孕产妇应进行健康宣教，对有高危因素者强化宣教并给予个体化的物理方法推荐。
(2) 健康宣教内容：告知孕期及产褥期VTE风险增加，建议合理活动和避免脱水，学会识别VTE的早期症状或体征。
(3) 物理方法：足背屈、梯度加压弹力袜、间歇充气加压装置或足底静脉泵等，使用前评估患者的适应证和禁忌证。
(4) 妊娠期新发VTE的处理：建议多学科会诊后实施VTE治疗。

注：VTE表示静脉血栓栓塞症，BMI表示体质指数，LMWH表示低分子量肝素。

（四）切口管理

1. 切口护理：每天都要对切口进行检查，不必每天换药，但需明确敷料有无渗液、切口周围有无红肿，监测生命体征，特别是体温。现有研究对术后换药时间及敷料类型的选择暂无明确更优的推荐。

2. 术后切口疼痛的管理：术后给予含有阿片类镇痛药物的镇痛泵，可缓解剖宫产术后的切口疼痛。也可使用非甾体抗炎药镇痛，以促进恢复。

3. 出院时指导：告知产妇出院后保持切口清洁干燥，注意切口有无红肿、皮温升高、渗液等感染症状，有感染迹象需要及时就医。

4. 肥胖患者腹壁切口管理：对于肥胖患者，术前是否需要增加抗生素的应用剂量尚需进一步随机对照研究，现有研究显示增加抗生素的剂量可能有益。对于肥胖患者，横切口与纵切口的优势尚无定论，但横切口可以降低切口张力并减少并发症。对于肥胖患者，若需紧急手术，决定手术至娩出胎儿的时间间隔较长，临床工作中若遇此类情况，应早做准备。预防性负压伤口治疗对肥胖患者切口愈合可能有用，但尚有较大争议。

九、避孕

向产妇及家属宣教产后避孕的重要性及措施。对于二次剖宫产、胎盘植入保留子宫的妇女，知情选择避孕方式，可推荐在剖宫产手术过程中同时施行输卵管结扎术。

（谢艳华）

第二节　瘢痕子宫妊娠剖宫取胎术

一、概述

剖宫取胎是指孕 14～28 周因全身性疾病需终止妊娠，而孕妇本身情况又不适于做其他任何一种引产术的引产方法。

二、操作要点

操作方法基本与剖宫产术相同，但要注意：腹部切口及子宫切口较剖宫产小 3～5cm；孕周小，子宫下段形成欠佳，选择子宫切口不宜过高，切口肌层较厚，可用组织剪锐性剪开并控制切口的大小，避免累及宫旁血管。为了预防羊水栓塞，切开子宫娩出胎儿及胎盘时，尽量不破膜，徒手剥离胎囊及胎盘后完整娩出。如果不能将胎囊完整娩出，待用纱布将切口保护好之后再刺破胎膜，用吸引器将羊水吸尽，胎儿及胎盘娩出后再注射缩宫素。为了防止日后发生子宫内膜异位症，做子宫切口前用纱布垫保护切口周围，避免手术中将子宫内膜带入腹腔，缝合子宫不要穿透子宫内膜，关腹前吸净腹腔残余液体并用生理盐水冲洗腹腔及腹壁切口。

三、剖宫产术和剖宫取胎术的常见并发症和预防

（一）子宫瘢痕憩室

剖宫产次数多、感染、切口单层缝合、子宫后位等是形成子宫瘢痕憩室的危险因素。

1. 剖宫产次数多：剖宫产次数多，则原切口处的肌层组织会减少，而瘢痕组织会增多，血液循环不良、纤维化、局部增生，导致子宫切口修复和愈合差，增加子宫瘢痕憩室形成风险。建议医护人员加强对产妇的健康宣教，提倡阴道分娩，或延长再次妊娠间隔时间。

2. 感染：全身感染、宫内感染会阻碍切口愈合，使原切口处局部肌层组织缺失，造成子宫下段薄弱，增加子宫瘢痕憩室形成风险。建议医护人员加强产妇的个人卫生教育，孕期减少性生活，防治生殖道感染，避免重体力劳动，定期产检，保持营养充足，积极补充维生素等。

3. 切口单层缝合：单层缝合肌层和浆膜层对合完整度、解剖层次恢复度差，瘢痕处肌层多呈裂隙状缺损，底部多与宫腔相通，甚至缺损处可至浆膜侧，会增加瘢痕子宫切口憩室发生率。建议为瘢痕子宫再次妊娠产妇积极做好术前评估及术前准备，根据具体情况，倾向选择切口双层缝合，以减少术后子宫瘢痕憩室的发生。

4. 子宫后位：子宫后位、子宫后倾后屈，子宫下段产生明显的延伸，进而其在愈

合期间增大上下缘之间的牵拉张力，在一定程度上会引起切口局部缺血、缺氧，延缓切口愈合。建议剖宫产术后睡眠时取侧卧位，避免长期仰卧位，进行盆底肌训练，增加盆腔韧带以及盆底肌肉的张力，养成良好的二便习惯，避免膀胱过度充盈压迫子宫。

（二）产后出血

子宫瘢痕处血液供应不足、脆性高、收缩性差，子宫瘢痕处的肌纤维缩复能力与弹性明显下降，且缩宫素受体分泌不良，对缩宫素的灵敏度明显降低，致使子宫血窦关闭不良，造成术后宫缩乏力，诱发产后出血。故术中尽量通过各种手术增加子宫下段厚度，必要时行子宫捆绑手术（B-Lynch 缝合术、Hayman 缝合术、背包式缝合术等），减少术后子宫下段收缩乏力的发生。

（三）盆腹腔粘连

盆腹腔粘连是输卵管、子宫、肠管等多种盆腹腔器官及组织粘连的总称，是腹腔手术常见并发症。盆腹腔粘连的形成与患者个人体质、手术次数、手术切口类型、手术技巧、腹膜缝合与否、有无子宫切口撕裂、缺血和感染、盆腔炎症以及腹腔内异物（如滑石粉、纱布、缝线、胎粪）刺激或污染等有关。故预防术后盆腹腔粘连应注意：尽量减少组织损伤，恢复解剖结构；充分止血，清除盆腹腔积血、羊水及胎粪；术中动作轻柔，避免粗暴操作，使用温湿纱布，尽量减少清理盆腹腔过程中对腹腔和肠管浆膜层的损伤；子宫切口缝合建议采用双层连续缝合，缝线尽可能选择可吸收缝线，注意缝针距切缘的距离、针间距及缝线的松紧度；对于有粘连高危因素的产妇，建议应用防粘连材料；建议连续缝合腹膜，保持内部光滑面，封闭盆腹腔，以减少粘连形成；术后防治感染；建议术后尽早下床活动。

（谢艳华）

主要参考文献

［1］施云美，陈晴，陈安，等. 上海市长宁区孕妇产前分娩恐惧的现状及其与计划分娩方式的关联［J］. 中华围产医学杂志，2023，26（3）：201－208.

［2］杨柳，杨微. 剖宫产指征变化与剖宫产率变化的分析［J］. 实用妇科内分泌杂志，2017，4（34）：108－109.

［3］冯玲，王少帅. 瘢痕子宫再次妊娠剖宫产手术时机及并发症［J］. 中国实用妇科与产科杂志，2019，35（2）：145－147.

［4］潘秀铭，陈瑶，杨剑辉，等. 剖宫产术后感染相关因素的回顾性分析［J］. 实用临床医药杂志，2019，23（16）：101－103，107.

［5］靳瑾，王志坚. 瘢痕子宫再次剖宫产手术的时机与技巧［J/OL］. 中华产科急救电子杂志，2020，9（2）：74－77.

［6］蔡桂清. 瘢痕子宫患者再次剖宫产中出血情况及预防措施［J］. 临床医学研究与实践，2020，5（9）：149－150.

［7］罗素阳. 再次剖宫产术时修剪子宫切口瘢痕对术后子宫瘢痕缺损形成的影响［J］.

临床合理用药杂志，2020，13（2）：145−146.

[8] 李欣. 瘢痕子宫再次妊娠二次剖宫产与非瘢痕子宫剖宫产的效果对比体会 [J]. 中国医药指南，2019，17（33）：190−191.

[9] 刘兴会，段涛，漆洪波，等. 剖宫产术缝合技术及材料选择专家共识（2018）[J]. 中国实用妇科与产科杂志，2018，34（4）：405−408.

[10] "高龄产妇妊娠期并发症防治策略研究" 项目专家组. 高龄妇女瘢痕子宫再妊娠管理专家共识（2021 年版）　[J]. 中国实用妇科与产科杂志，2021，37（5）：558−563.

[11] 葛美玲. 剖宫产术中娩头困难的原因及处理对策 [J]. 世界最新医学信息文摘，2018，18（1）：89.

[12] 贺芳. 剖宫产后疤痕子宫再孕、再次剖宫产手术中常见手术风险分析、手术要点及手术技巧治疗体会 [J/OL]. 实用妇科内分泌电子杂志，2019，6（34）：9，13.

[13] 李银芳. 子宫下段修补术在二次剖宫产术中应用的临床效果分析 [J]. 中外医学研究，2019，17（10）：119−120.

[14] 罗莉，扬琼，应德美，等. 清除胎盘后子宫重建术与胎盘原位保留在胎盘植入治疗中的对比研究 [J]. 实用妇产科杂志，2020，36（2）：132−135.

[15] 张薇. 剖宫产术后瘢痕子宫再次妊娠对产妇围生结局及产后恢复的影响 [J]. 中国实用医药，2020，15（4）：67−69.

[16] 牛利娜. 瘢痕子宫再次妊娠产妇剖宫产术后发生盆腹腔粘连的危险因素 [J]. 河南医学研究，2022，31（2）：301−303.

[17] 迟晓飞. 42 例二次妊娠合并瘢痕子宫产妇剖宫产并发症情况分析 [J/OL]. 实用妇科内分泌电子杂志，2018，5（13）：73，75.

[18] 王梁萍，李丽洁，王慧，等. 瘢痕子宫再次剖宫产并发症的发生情况分析 [J]. 中国妇幼保健，2017，32（22）：5544−5546.

[19] 花静静，张静. 改良全埋入式垂直褥式缝合对二次剖宫产后腹壁切口瘢痕及美观度的影响 [J]. 中国美容医学，2022，31（4）：68−71.

[20] 许顺波，陈芸. 产妇产后大出血的危险因素调查及早期预警系统构建 [J]. 中国妇幼保健，2023，38（1）：97−100.

[21] 刘晓，张凌云，马吉红，等. 二次剖宫产术时盆腹腔粘连分析 [J]. 中国计划生育学杂志，2021，29（9）：1881−1885.

[22] 吴庆蓉，程浩. 子宫下段连续折叠缝合对瘢痕子宫剖宫产产后出血的影响研究 [J]. 中国计划生育和妇产科，2019，11（8）：41−44.

[23] 周春弟. 剖宫产围术期预防性抗生素应用方案与术后产褥感染的相关性分析 [J]. 中国妇幼保健，2020，35（15）：2789−2791.

[24] 唐晓彤，葛志平. 胎盘植入相关的剖宫产术中止血方式 [J]. 国际妇产科学杂志，2020，47（5）：569−574.

[25] 高莉，张玉琴，薛祖兵，等. 产前不同超声特征对瘢痕子宫胎盘植入的评价分析

[J]. 生殖医学杂志，2023，32（5）：759-762.

[26] 丁菊花，苏敏，李刚. 瘢痕子宫足月妊娠引产前超声检测宫颈长度及 Bishop 评分的临床意义 [J]. 中国计划生育学杂志，2020，28（7）：1118-1120.

[27] 孙东霞，郝亚宁，李毅飞，等. 剖宫产术后瘢痕子宫再次妊娠至足月二次剖宫产的临床研究 [J]. 河北医科大学学报，2019，40（5）：597-599.

[28] 左坤，王芳，陈德，等. 中孕期瘢痕子宫胎盘前置并胎盘穿透性植入 12 例临床分析 [J]. 中国计划生育和妇产科，2019，11（5）：36-41.

[29] 中华医学会妇产科学分会产科学组. 剖宫产手术的专家共识（2014）[J]. 中华妇产科杂志，2014，49（10）：721-724.

[30] 刘兴会，徐先明，段涛，等. 实用产科手术学 [M]. 2 版. 北京：人民卫生出版社，2020.

[31] 中华医学会妇产科学分会产科学组. 妊娠期及产褥期静脉血栓栓塞症预防和诊治专家共识（2021）[J]. 中华妇产科杂志，2021，56（4）：236-243.

[32] 傅才英，吴佩煜，翁霞云，等. 手术学全集：妇产科卷 [M]. 北京：人民军医出版社，1995.

[33] Sholapurkar S L. Etiology of cesarean uterine scar defect (niche)：detailed critical analysis of hypotheses and prevention strategies and peritoneal closure debate [J]. Journal of Clinical Medicine Research，2018，10（3）：166-173.

[34] Abraham C. A randomized clinical trial of knotless barbed suture vs conventional suture for closure of the uterine incision at cesarean delivery [J]. American Journal of Obstetrics and Gynecology，2018，219（2）：220-221.

[35] Sun D J. Carbetocin controls intraoperative blood loss and thickness of myometrium in scar uterus cases [J]. Evidence-based Complementary and Alternative Medicine，2022，2022：5477432.

[36] Woźniak A，Pyra K，Tinto H R，et al. Ultrasonographic criteria of cesarean scar defect evaluation [J]. Journal of Ultrasonography，2018，18（73）：162-165.

[37] Erenberg M，Rotem R，Segal D，et al. Adhesion barriers and topical hemostatic agents are risk factors for post-cesarean section infections [J]. Surgery，2021，170（4）：1120-1124.

第十二章　新生儿复苏

第一节　概述

大多数新生儿从宫内过渡到宫外生活并不需要特殊的干预，但是，仍然有许多新生儿需要给予一定的帮助才能开始呼吸，极少数新生儿甚至需要正压通气（PPV）、胸外按压或紧急药物治疗等深度干预。由于不能完全准确预测，因此，每次分娩均需要做好充足准备以保证能够有效地提供这些挽救生命的干预措施。

与成人发生心搏骤停不同，新生儿通常由于呼吸问题导致气体交换不足而进行复苏，可发生在出生前或出生后。在出生前，胎儿肺内充满液体，不参与气体交换，胎儿的呼吸功能由胎盘完成。当胎盘出现异常时，会导致胎儿缺氧和酸中毒，胎儿会出现活动减少、心率变异性丧失和心率减速，进一步持续将导致胎儿出现喘息、呼吸暂停和心动过缓。若程度不严重，出生后触觉刺激可能启动自主呼吸并恢复。若程度较重，新生儿将需要辅助通气才能恢复。严重者需要胸外按压和肾上腺素等干预才能复苏成功。出生后，当新生儿呼吸和脐带被夹住时，其吸入肺内的空气氧浓度（21%）将顺利启动肺血管松弛，降低肺血管阻力，血液到达肺泡，从而使用肺进行气体交换。液体从肺泡中迅速吸收，肺部充满空气。随着血氧水平的增加，动脉导管开始收缩。循环方式将逐步完成由肺循环优势向体循环优势的转变。如果新生儿不启动或不能保持有效呼吸，就会导致组织缺氧，肠、肾、肌肉和皮肤中的小动脉出现收缩，导致血流再分配以维持心脏和大脑的功能。如果进一步发展，心脏会衰竭，流向所有器官的血液减少，细胞功能出现异常，导致器官损伤。新生儿将出现不规律呼吸、呼吸暂停或呼吸急促、心动过缓或心动过速、肌张力降低、低氧饱和度和低血压等临床表现。由此可见，新生儿复苏重点需要解决的问题是肺部的有效通气和有效的气体交换。

按照院感控制要求，医护人员在接触患者体液（血液、尿液、粪便、唾液、呕吐物等）时需采取标准预防措施。因此，在进行新生儿复苏时医护人员应戴手套，使用复苏袋和面罩或 T 组合复苏器进行复苏，避免口腔复苏。在可能产生血液或其他体液时，医护人员还需要戴口罩、防护眼镜或面罩。在可能产生血液或体液飞溅时，医护人员还需要穿防护衣。

新生儿复苏应遵循中国新生儿复苏流程图，并强调团队合作。有效的沟通和团队合作是新生儿复苏成功非常关键的因素。缺乏沟通和团队合作是复苏失败的最常见原因。如果没有有效的沟通和团队合作，即使每个人都有成功复苏的知识和技能，也很难取得

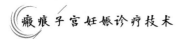

最佳复苏效果。

第二节　复苏危险因素评估及准备

一、复苏危险因素评估

是否需要复苏在分娩前不能完全准确预测，但是，充足的产前状况评估对于做好新生儿复苏准备非常重要。有明确的危险因素（表 12-1）将增加新生儿需要复苏的可能性。即使没有任何明显的高危因素，有的新生儿也需要帮助复苏。

表 12-1　增加新生儿复苏可能性的危险因素

产前危险因素	产时危险因素
胎龄＜36 周	紧急剖宫产
胎龄≥41 周	产钳或胎吸
子痫前期或子痫	臀位
母体高血压	Ⅱ类或Ⅲ类胎心率监护图形
多胎妊娠	母体全身麻醉
胎儿贫血	母体镁治疗
羊水过多	胎盘早剥
羊水过少	产时出血
胎儿水肿	绒毛膜羊膜炎
巨大儿	母亲分娩 4 小时内吸毒
胎儿生长受限	肩难产
明显的胎儿畸形或异常	羊水胎粪污染
无产前检查	脐带脱垂

因此，每一次分娩都应该认真询问相关情况，做好产前咨询，充分进行评估，做好复苏准备。按照新生儿复苏流程要求，分娩前需要询问以下问题：准备分娩的胎儿胎龄是多少？羊水清亮吗？预计分娩婴儿有几个？有无其他危险因素？根据这些情况，确定配备的人员和设备。

二、人员准备

复苏人员的数量将根据风险评估、分娩婴儿数量和环境不同而有所不同。每一次分娩至少需要一名熟练掌握新生儿复苏的医护人员在场管理新生儿。如果存在危险因素，则需要 2 名及以上的熟练掌握新生儿复苏的医护人员单独管理新生儿。每个单位都应该确定具备一个具有全面复苏技能（包括气管插管、胸外按压、紧急建立血管通路和药物管理）的复苏团队，并能在每次需要广泛复苏时立即投入使用。

复杂的复苏需要团队协作，一旦团队形成，需要立刻确定组长。任何训练有素的新生儿复苏者都可以成为团队组长。组长不一定是职称、学历或资历最高的，但必须是充分了解新生儿复苏流程，并具有较强领导能力的人。团队确立后，对可能遇到的场景进行讨论，并分配角色和相应的职责。明确谁进行初步评估，谁刺激婴儿，谁在需要时正压通气，谁负责心外按压，谁负责脐静脉置管及药物使用，以及谁记录等。

三、保暖准备

新生儿复苏时避免出现低体温。尤其是早产儿，其低体温的发生和死亡率有明确的相关性。足月分娩时预设产房温度为 24～26℃。早产儿分娩时根据不同的胎龄和预估出生体重设置产房温度（表 12-2）。提前预热辐射台，足月儿设置温度在 32～34℃，早产儿根据其中性温度设置。准备预热的毛巾或毛毡和帽子。如果准备分娩的婴儿胎龄小于 32 周和（或）出生体重小于 1500g，需要准备塑料袋或保鲜膜及预热的床垫。为了避免新生儿体温过低和过热，需要使用伺服控制的温度传感器来监测和控制。保持婴儿的体温（腋下）在 36.5～37.5℃。

表 12-2　不同胎龄和出生体重早产儿推荐产房温度和湿度

胎龄（周）	出生体重（g）	产房温度	产房相对湿度
≤26	≤750	28～30℃	50%～60%
27～28	751～1000		
29～32	1001～1500	26～28℃	

四、复苏设备及物资准备

功能完备的复苏设备和随手可得的复苏物质对于新生儿复苏尤为重要。为保证每一次新生儿复苏尤其是深度复苏顺利进行，应该准备新生儿复苏设备及物资清单（表 12-3）。根据所在单位的具体情况制定这份清单，确保每次分娩前都进行了相关检查。保证新生儿复苏设备及物资有充足的数量和处于功能状态特别重要。

表 12-3　新生儿复苏设备及物资清单

项目	内容	数量是否充足	是否处于功能状态
保暖	空调、辐射台		
	毛巾或毯子		
	温度传感器		
	帽子		
	塑料袋或保鲜膜（胎龄＜32周）		
	预热床垫（胎龄＜32周）		

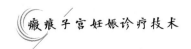

续表12－3

项目	内容	数量是否充足	是否处于功能状态
气道	吸引装置（洗耳球/吸引器）		
	5F或6F，10F，12F或14F吸引管		
	胎粪吸引器		
听诊	听诊器		
通气设备	气流装置（氧气源、压缩空气源）		
	空氧混合仪		
	流量表		
	面罩（足月儿、早产儿）		
	正压通气装置（球囊/T组合）		
	脉氧仪		
	目标氧饱和度表		
	胃管		
气管插管	喉镜		
	直叶片（足月儿、早产儿）		
	气管内导管（2.5、3.0、3.5）		
	气管导管插入深度表		
	胶布		
	剪刀		
	喉罩和5mL注射器		
	气管导管导丝（选配）		
	二氧化碳（CO_2）探测器（选配）		
用药	1：10000（0.1mg/mL）肾上腺素		
	生理盐水（100mL或250mL）		
其他	注射器（1mL、3mL、5mL、20ml、50mL）		
	心电监测仪器及导线		
	放置紧急脐静脉导管和给药的用品		
	手套和适当的个人防护用品		
	计时器/秒针		
	转运暖箱		

第三节 快速评估及初步复苏

一、快速评估

所有的新生儿出生后都应进行快速评估，要求在出生和脐带夹持之间的时间内进行，以确定是否需要进行进一步干预。快速评估内容包括以下四个部分。

（一）新生儿是否足月？

如果在分娩前已经获知新生儿胎龄，则出生后需评估是否与预期胎龄一致；如果分娩前不清楚新生儿胎龄，则需评估新生儿胎龄。如果新生儿是足月的，继续下一个评估问题。如果婴儿是早产的，应在辐射加热条件下进行初步复苏，晚期早产儿（孕34～36周）若具有稳定的生命体征和良好的呼吸，可以在几分钟内回到母亲身边继续过渡。

（二）羊水清亮吗？

2015年国际新生儿复苏指南已不再推荐羊水粪染无活力新生儿常规给予气管插管吸引胎粪。因此，2015年国际新生儿复苏指南不再对该问题进行评估。但对于正压通气时有气道梗阻的新生儿，气管插管吸引胎粪可能有益。我国的2021版新生儿复苏指南仍然建议当羊水粪染时，首先评估新生儿有无活力：有活力时，继续初步复苏；无活力时，应在20秒内完成气管插管及吸引胎粪（图12-1）。如不具备气管插管条件而新生儿无活力，应快速清理口鼻后立即使用面罩气囊开始正压通气。

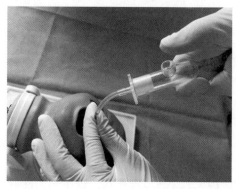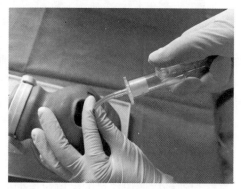

图12-1 气管插管连接胎粪吸引管，堵住胎粪吸引管侧孔，将气管导管往外拔，边退边吸

（三）新生儿肌张力好吗？

健康的足月儿肌张力良好，通常会四肢活动、弯曲。需要干预的新生儿通常肌张力较差，甚至有可能呈瘫软状态。

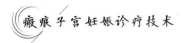

（四）新生儿有好的哭声和呼吸吗？

有力的哭声是好的呼吸标志。如果婴儿没有哭声，则应该观察其胸部的呼吸运动情况。注意不要把喘息误判为良好的呼吸运动。喘息的婴儿气体交换严重受损，需要给予干预。

如果 4 个问题都是肯定的答案，新生儿可以在母亲的胸部或腹部进行最初的过渡。通过与母亲直接的肌肤接触和用温暖的毛巾或毯子覆盖来维持保暖。在最初的过渡完成后，继续监测新生儿的呼吸、肤色、体温及活动情况，以确定是否需要进一步干预。如果有任何一个问题的答案是"否"，则新生儿应该被带到加热好的辐射台，可能需要进一步的干预。

二、初步复苏

（一）摆正体位

需要置于加热好的辐射台进行复苏的新生儿，置头部轻度仰伸位（鼻吸气位：口角与耳垂连线与新生儿平躺的平面垂直）。可以通过在新生儿肩下放一折叠的毛巾，让新生儿口角和耳垂的连线同其所躺的平面垂直来保证新生儿的正确体位。

（二）必要时清理气道

不强调常规对新生儿进行气道清理，避免诱发呼吸抑制和心动过缓。如果有较多的气道分泌物导致气道堵塞，可以进行适当清理（使用洗耳球或吸痰管），先清理口腔，再清理鼻腔。注意不要过深，强度不要太强（吸引负压在 80~100mmHg）。

（三）胎粪吸引

按照我国 2021 版新生儿复苏指南建议：当羊水粪染时，首先评估新生儿活力（呼吸、心率、肌张力），如果活力不好（呼吸不好、心率小于 100 次/分钟、肌张力不好），应在 20 秒内完成气管插管进行胎粪吸引。胎粪吸引时使用胎粪吸引管直接连接气管导管，复苏人员用手堵住胎粪吸引管的侧孔产生负压进行吸引，吸引的同时缓慢退出气管导管，3~5 秒内完成。不建议反复吸引（除非第一次吸引后患儿有明显好转，而且胎粪较多），如果第一次吸引后患儿情况没有好转或变差，则立即进行正压通气。

（四）擦干与刺激

在气道通畅后使用预热的毛巾快速彻底擦干眼部、面颊、头部、躯干和四肢并拿走湿毛巾。深度彻底擦干对新生儿的刺激可以诱发新生儿的呼吸，如果彻底擦干后新生儿没有出现自主呼吸，则需要正压通气。

（五）必要时常压给氧

如果新生儿建立良好呼吸，心率大于 100 次/分钟，有轻度的呼吸困难或持续性发绀，可以给予常压给氧。如果怀疑持续性发绀，应用脉氧仪放在右手或手腕上来评估氧合。呼吸空气的健康新生儿通常需要几分钟才能使氧饱和度从 60％增加到 90％以上（表 12-4）。如果婴儿呼吸困难加重或持续，或吸入氧浓度为 100％时也不能维持氧饱和度在目标范围内，则需要考虑持续气道正压（CPAP）或正压通气。

表 12-4　出生后的目标氧饱和度（SpO_2）

生后时间	目标氧饱和度
1 分钟	60％～65％
2 分钟	65％～70％
3 分钟	70％～75％
4 分钟	75％～80％
5 分钟	80％～85％
10 分钟	85％～95％

（六）评估呼吸与心率

观察新生儿对初步复苏是否有反应，如果没有呼吸或喘息，则应进行正压通气，同时判断心率。心率判断的首选方法：心前区听诊，最长听诊 6 秒，如果心前区无法通过听诊确定心率，则需迅速连接脉氧仪或三导联心电监护仪评估心率并考虑胸外按压。

第四节　正压通气

一、正压通气指征

有效的通气是新生儿复苏中最重要的也是最有效的一个步骤，如果新生儿初步复苏后仍然有如下情况，需要考虑正压通气。

1. 呼吸暂停或喘息。

2. 心率小于 100 次/分钟。

3. 虽然有呼吸且心率大于或等于 100 次/分钟，但存在呼吸困难或持续性发绀，给予 CPAP 或常压给氧后氧饱和度不能维持在目标值。

二、正压通气操作

新生儿复苏中需要提供正压通气时，最常用的通气设备是 T 组合复苏器和新生儿复苏气囊。通气的压力需要 20～25cmH_2O，频率 40～60 次/分钟。推荐使用 T 组合复苏器，提供恒定的气道峰压（PIP）和呼气末正压（PEEP），提高复苏效率和安全性。

（一）T 组合复苏器

使用 T 组合复苏器需要稳定的气源，最好是空氧混合气源。先堵住面罩（或 T 形管气体输出端）和 T 形管帽的开口，调节吸气压力控制旋钮设定 PIP 为 $20\sim25cmH_2O$；堵住面罩（或 T 形管气体输出端），但不堵塞 T 形管帽的开口，PEEP 调节旋钮设定 PEEP 为 $5cmH_2O$（早产儿建议 $6\sim8cmH_2O$）。将面罩正确安放，罩住患儿口鼻，密闭或将 T 形管气体输出端连接于气管导管即可进行通气。

（二）新生儿复苏气囊

国内常用的是自动充气式复苏气囊，新生儿复苏气囊容积一般为 $200\sim750mL$。气囊始终处于充盈状态，即使没有气源也可工作，多数不能提供 PEEP，但有条件的最好选择具备 PEEP 的复苏气囊并配上压力表。使用前需对复苏气囊面罩进行检查：用手掌堵住面罩或气体出口并挤压气囊，感觉手掌有压力，观察压力计是否显示压力；快速冲击式挤压气囊，观察压力到 $30\sim40cmH_2O$ 时减压阀是否会打开。确保避免新生儿过高压力损伤。解剖性面罩用起来方便，密闭性更好。使用时选择适合不同胎龄新生儿的面罩，面罩需要覆盖新生儿口鼻，但不能盖住眼睛或超过下颌，可以用拇指和示指形成 C 形固定面罩与新生儿贴合严密，避免漏气，注意不要施压过大。一旦出现漏气将达不到复苏效果，而施压过大可能导致新生儿面部组织损伤。

三、人工气道的建立

有时候单纯的面罩正压通气可能效果不佳，为了确保气道开放，获得满意的通气效果，需要建立人工气道。最常用的人工气道有气管插管、喉罩等。

（一）气管插管

气管插管是最常用的人工气道。气管插管是每一位新生儿科医师均需要掌握的关键技术。

1. 适应证：①需要胎粪吸引；②气囊面罩正压通气无效或患儿无改善；③需做胸外按压；④未建立脐静脉途径，需通过气管导管给药；⑤某些特殊情况，如先天性膈疝等。

2. 操作。

（1）操作前准备：在产房、手术室、急救室和新生儿室均应准备随时可用的气管插管的必要器械和用品，包括：喉镜手柄，配有一套额外的电池和灯泡；喉镜叶片，1号、0号、00号；气管导管，内径2.5mm、3.0mm、3.5mm、3.5~4.0mm。此外还需要听诊器、剪刀、胶布、胎粪吸引管、吸痰管和脉搏血氧仪。有条件的可配备二氧化碳监测仪或探测器。插管前需选择合适的喉镜叶片。超低出生儿：00号；早产儿：0号；足月儿：1号。使用前需将喉镜叶片连接到喉镜手柄上，并确定光源是否固定良好，亮度是否充足。根据胎龄或出生体重选择合适内径的气管导管（表12-5）。

表 12-5 新生儿气管导管内径的选择

气管导管内径（mm）	新生儿出生体重（g）	胎龄（周）
2.5	<1000	<28
3.0	1000~2000	28~34
3.5	2000~3000	34~38
3.5~4.0	>3000	>38

（2）经口腔气管插管操作。

第一，插入喉镜：稳定新生儿头部在鼻吸气位，整个过程中应常压给氧，左手握喉镜手柄，喉镜叶片朝外，喉镜叶片应沿着舌面右边滑入，将舌头推至口腔左边，缓慢推进喉镜叶片直至其顶端刚超过舌根，至会厌软骨谷（图 12-2）。

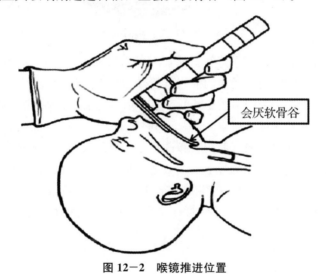

图 12-2 喉镜推进位置

第二，暴露声门：采用"一提、一压"的手法，平行于喉镜手柄方向上提整个喉镜叶片（不要上撬），使会厌软骨抬起暴露声门。声门为声带间的区域，开放的声门呈倒"V"形（图 12-3）。良好的声门暴露是保证完成气管插管的关键步骤。如果不能完全暴露声门，可以用小指（或请助手）用力压环状软骨，有助于暴露。

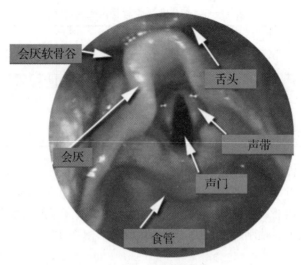

图 12-3　关键解剖标志

第三，插入气管导管：右手持气管导管（可以置入金属管芯便于操作），沿着口腔右侧进入，看准开放的声门，经声门插入气管导管顶端，直到气管导管上声门线达到声门位置（或气管导管进入声门下约 1cm），退出喉镜，固定气管导管（拔出管芯）。记录并调整气管导管插入的深度［体重＋（5.5～6.0）cm］，连接 T 组合复苏器或气囊面罩通气，确定气管导管在气管内，使用胶布固定。如声门关闭，不要等待其开放，助手用右手示指、中指指端在新生儿胸骨下 1/3 处急速向下压一次会使声门张开。不要用管子的顶端接触闭合的声带，也不要试图在闭合的声门之间强行插入。20～30 秒内完成插管，如果 20～30 秒未能完成，暂停插管，气囊通气，待心率和肤色改善后再行插管。

（二）喉罩

喉罩是一种小型的特殊人工气道，前端的通气罩呈椭圆形，可包绕会厌和声门，形成一个密封的通气空间。新生儿复苏指南推荐对于胎龄大于 34 周的新生儿，如果复苏团队没有足够的气管插管方面的技能或资源匮乏，可以使用喉罩作为气管插管的替代方案。

1. 适应证：①口、唇、舌、腭或颈先天性畸形，导致面罩不能良好密封，且无法用喉镜观察喉部的新生儿；②下颌小或舌大，面罩通气和气管插管失败的新生儿，如 Pierre-Robin 综合征和 21-三体综合征；③当使用面罩进行正压通气无效时，尝试插管不可行或不成功时。

2. 操作。

（1）操作前准备：戴上手套，从无菌包中取出喉罩。快速检查，确保喉罩完好无损。用注射器抽出充气囊内的空气。可以使用水溶性润滑剂润滑喉罩背面，但需小心不要让润滑剂进入喉罩内部的开口处。站在婴儿的头部，将头部定位在鼻吸气位，握笔式拿住喉罩，将喉罩的背部朝向操作者。

（2）插入喉罩：张开婴儿的嘴，将喉罩紧贴婴儿硬腭，以旋转运动向内推进，引导喉罩沿上颚前进直到感觉到阻力。向充气囊注入足够的空气实现密闭（注意不要超过制造商建议的最大充气量），连接正压通气装置开始通气。证实能正常通气后，使用胶带固定喉罩。

四、判断通气的有效性

建立人工气道后，可通过以下方法判断其是否成功和通气的有效性。

1. 通气时胸廓有起伏，听诊能听到双肺呼吸音，胃区无气过水声，胃区无扩张。
2. 新生儿的心率、氧饱和度快速上升，肤色变红润。
3. 气管插管时可以看到导管内有气雾。
4. 在 8~10 次正压通气后使用二氧化碳检测仪可以检测到呼出的二氧化碳。

如果在气管插管的情况下新生儿的心率、氧饱和度没有明显改善，需注意是否插管太深进入右侧主支气管，听诊时会发现右肺呼吸音更强，需要适当调整导管位置。

第五节　胸外按压

窒息新生儿经有效的通气后没有好转，很可能血氧水平极低、严重酸中毒，导致冠状动脉供血不足，心肌功能严重下降，心脏不能有效收缩和泵血。此时，需行胸外按压。胸外按压指有节奏地按压胸骨，使心脏紧靠脊柱，推动血液向前流动，保障心脑的血液循环。胸外按压前需进行气管插管，将吸入氧浓度提高到 100％。

一、胸外按压指征

至少 30 秒的有效正压通气（可通过观察通气时胸廓的起伏证实），心率仍低于 60 次/分钟。

二、胸外按压的方法

胸外按压时至少需要两名及以上人员配合，按压者在新生儿头侧，操作正压通气设备的人员在新生儿侧面通过气管插管提供协调的通气。胸外按压时，往往需要插入紧急脐静脉导管建立血管通路，该站位可以为脐静脉导管插入提供空间。

1. 按压位置：按压位置位于两乳头连线中点下方（胸骨下 1/3），避开剑突的位置。
2. 按压深度：按压深度为胸廓前后径 1/3。按压过浅会导致心排血量不足，按压过深可能导致肋骨骨折、胸部损伤等。
3. 按压方法。
（1）拇指法：胸外按压的首选方法。双手拇指置于按压部位，并列或叠压在一起放置。双手合抱患儿胸廓，将手指置于患儿背部提供支撑，不要求触及对侧手指。双手拇指垂直下压胸骨，挤压其与脊柱之间的心脏，注意不要用环抱胸廓的手挤压胸廓。

(2) 双指法：如果患儿体型太大，或操作者手太小，无法有效实施拇指法，可以选择双指法。按压者用左手支撑患儿背部，右手示指和中指放在患儿胸骨上用指腹进行按压。该法容易让按压者疲劳，而且按压深度不好控制。在按压和放松时，手指应保持与胸部接触。按压时间稍短于放松时间。在放松时，使胸部完全伸展、膨胀，但手指不要离开胸壁，以免出现对按压深度丧失控制、心前区皮肤损伤和浪费时间来重新定位。胸外按压应在气管插管正压通气下进行，同时需将吸入氧浓度上调至 100%，考虑脐静脉导管插入。

4. 胸外按压与正压通气的配合：在新生儿心肺复苏中，胸外按压需与正压通气配合进行，两者的比例为 3:1，即 3 次胸外按压配合 1 次正压通气。操作时，按压者应大声计数"1、2、3、吸，1、2、3、吸，1、2、3、吸"来提高两者的配合度。当按压者喊到"吸"时，暂停胸外按压，通气者听到"吸"时，进行一次正压通气。

5. 胸外按压时心率的评估：为更好地保障冠状动脉灌注，应在建立协调的胸外按压和人工通气 60 秒后才进行心率评估。过早中断胸外按压会导致冠状动脉灌注下降，降低复苏效果。

三、胸外按压的停止时机

经过正确的正压通气和胸外按压 60 秒后评估心率，当心率大于 60 次/分钟时，停止胸外按压，继续正压通气，通气频率 40~60 次/分钟。如心率小于 60 次/分钟，检查正压通气和胸外按压是否正确，吸入氧浓度是否调至 100%。如果正压通气和胸外按压无异常，需给予药物。

第六节　药物使用

新生儿复苏大多数是由胎儿氧含量极低或出生后通气不足导致的，因此很少需要药物治疗。有效的通气是新生儿复苏中最重要的也是最有效的一个步骤。通常建立良好的通气情况就会改善。但仍有极少数新生儿通过气管插管正压通气，使用 100% 吸入氧浓度和胸外按压后心率仍低于 60 次/分钟。这些新生儿需要使用肾上腺素，伴有急性失血性休克的新生儿（如前置胎盘出血、胎儿外伤、脐带破裂、严重脐带压迫）也可能需要紧急扩容。

一、肾上腺素

（一）用药指征

气管插管下有效的正压通气和胸外按压 60 秒后，心率仍然小于 60 次/分钟。

（二）剂量

使用 1∶10000 的肾上腺素。静脉注射（首选）或骨髓腔内注射剂量为 0.1～0.3mL/kg，气管内给药剂量为 0.5～1.0mL/kg。必要时 3～5 分钟重复一次。如果气管内给药效果不好，建立脐静脉通路后立即给药，不用等到 3～5 分钟。

（三）给药途径

1. 脐静脉通路：通过脐静脉导管插入术建立脐静脉通路注射肾上腺素是首选方法，最可靠，能够最快速起效。给药后用生理盐水 1mL 冲管。不建议尝试建立周围静脉通路，因其成功率低，可能导致肾上腺素外渗，并延迟可能挽救生命的治疗。

2. 骨髓腔内途径：如果不能建立脐静脉通路，骨髓腔内途径可以作为合理的选择，但是否使用取决于当地的设备、人员培训和经验情况。

3. 气管内途径：在脐静脉通路建立前可以采用气管内途径快速给药，给药后要挤压复苏气囊进行正压通气 3～4 次，以使药物尽快进入肺内以利于吸收。

二、扩容剂

（一）指征

有效的正压通气、胸外按压及肾上腺素使用后仍然持续低心率，有低血容量的表现，如皮肤苍白、毛细血管再充盈延迟（测前胸，大于 3 秒）和脉搏微弱，可考虑扩容。如无低血容量表现或急性失血史，不常规给予扩容。

（二）扩容剂选择

推荐首选晶体溶液为生理盐水。当怀疑胎儿有严重贫血时，可考虑使用浓缩红细胞进行扩容。如果在出生前已经诊断胎儿贫血，需与母亲交叉配血，以确保与转移到新生儿体内的任何母体抗体兼容。如果不能立即获得交叉配血结果，可选择紧急、非交叉配血（O 型、Rh 阴性）浓缩红细胞。

（三）剂量与速度

初始剂量为 10mL/kg，5～10 分钟输入。如果第一次给予后无好转，可以再次给予 10mL/kg。对于胎龄不足 30 周的早产儿，需要注意快速扩容可能会增加颅内出血的风险。

（四）途径

首选脐静脉通路，如果不能建立脐静脉通路，骨髓腔内途径可以作为替代选择。不推荐使用周围静脉通路。

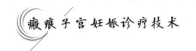

三、紧急脐静脉导管插入

（一）插管时机及导管选择

新生儿复苏在进行胸外按压、气管插管时即可考虑脐静脉置管，为给药和扩容做准备。可以选择 3.5F 或 5F 导管。若没有脐静脉导管，紧急情况下也可以用其他无菌管替代（输液延长管、头皮针等）。

（二）插管方法

常规消毒铺巾，用线沿脐根部打一个松结，在离皮肤线 1~2cm 处用手术刀切断脐带。如切断脐带后出血过多，可拉紧松结止血。切断脐带后可看到大而壁薄的脐静脉和小而壁厚的脐动脉。脐静脉导管连接三通和 5mL 注射器，充以生理盐水，导管尖端插入脐静脉 2~4cm（早产儿可浅一些），抽吸有回血即可使用。给药后可拔管（此时要扎紧脐根部的线防止出血），也可暂时保留导管，用清洁的粘合敷料固定于新生儿腹部。

四、胫骨骨髓腔穿刺

尽管脐静脉置管是新生儿复苏血管通路的首选方法，但如果不能建立该通路，骨髓腔内途径可以作为合理的替代方法。与脐静脉导管插入相比，胫骨骨髓腔内（intraosseous，IO）穿刺速度更快。首选的部位是在胫骨结节（膝关节下的骨凸起）下方 2cm 和距中间 1~2cm 处。常规消毒铺巾，骨髓穿刺针垂直于骨骼进针，当进入骨髓腔时，可感受到落空感，取出针芯并固定针头，连接输液装置即可使用。

第七节 复苏后管理

一、体温管理

（一）避免低体温和高体温

新生儿复苏后可能出现低体温或体温过高。目前相关指南建议正常新生儿体温需维持在 36.5~37.5℃。早产儿容易出现低体温，这与死亡率增加有明确的相关性，应尽量避免。如果出现体温低于 36℃，应立即采取复温措施，有证据表明快速复温（0.5℃/h）和缓慢复温（低于 0.5℃/h）对患儿结局没有显著差异。避免出现体温过高，尤其是在缺血缺氧性脑病（HIE）的婴儿中，体温过高与预后恶化有关，需进行亚低温治疗。

（二）亚低温治疗

复苏后的亚低温治疗可降低死亡风险，改善某些中重度 HIE 的晚期早产儿和足月儿的神经功能。对于出生胎龄大于或等于 35 周和出生体重大于或等于 2000g 的新生儿，有胎儿窘迫的证据；5 分钟 Apgar 评分小于或等于 5 分；脐血或出生后 1 小时内动脉血气分析 pH 小于或等于 7.10，或碱剩余大于或等于 −12mmol/L；出生后正压通气大于 10 分钟等缺氧缺血证据之一，神经功能评估提示存在中度以上的 HIE，在出生后 6 小时内应启动目标温度为 34℃、范围为 33～35℃、维持治疗时间为 72 小时的亚低温治疗。启动时间越早神经保护效果越好。建议在初始稳定后或在新生儿转运期间就可以开始亚低温治疗。

二、血糖监测

复苏后，部分新生儿会出现高血糖，但低血糖比较常见，尤其是重度窒息复苏后的新生儿，与不良结局有相关性。应对新生儿血糖进行监测，如出现低血糖，进行适当的干预和治疗，并建议每小时监测一次血糖，直至血糖水平（blood glucose level，BGL）大于或等于 2.6 mmol/L。若出生 48 小时内 BGL 大于 2.8 mmol/L 或出生 48 小时后 BGL 大于 3.3 mmol/L，监测频率调整为 3～6 小时一次。如果停止干预，出生 48 小时内连续 3 次 BGL 大于 2.8 mmol/L 或出生 48 小时后连续 3 次 BGL 大于 3.3 mmol/L，可停止监测血糖。

三、呼吸、氧饱和度、血压监测

正常足月儿和虽有高危因素但生后呼吸反应好的新生儿应与母亲在一起。复苏后的新生儿必须密切监护和反复评估呼吸、氧饱和度和血压。有些需常规吸氧，有些需转新生儿科（室）进行呼吸支持，如 CPAP 或机械通气。如果持续出现呼吸窘迫症状或需要补充氧气，需行相关检查，确定是否有肺炎或围产期感染；如果在复苏期间或之后出现急性呼吸恶化，需确认是否有气胸；如果有气管插管，需确认气管导管是否移位或被阻塞。复苏后新生儿应进行脉搏氧饱和度动态监测，使脉搏氧饱和度维持在 90%～95%。尤其是早产儿，容易发生氧损伤，需规范用氧。复苏后应监测血压，并稳定在可接受的范围内。有低血容量证据的新生儿可扩容或输血，有的可能需要使用多巴胺或多巴酚丁胺等药物维持血压稳定。

此外，对于复苏后新生儿尤其是重度窒息复苏后新生儿还应该常规监测血常规、凝血功能分析、血清电解质，针对相应的情况给予处理，并维持内环境稳定，纠正代谢性酸中毒，避免水电解质紊乱。监测尿量，及时防治肾衰竭。密切观察消化道情况，如有呕吐、腹胀、消化道出血等可延迟或微量喂养。

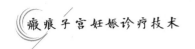

第八节　复苏的特殊情况及终止

如果规范复苏，新生儿的情况会有所改善（心率、脉搏氧饱和度上升，肌张力变好，逐步出现呼吸）。如无明显改善，可能存在某些特殊情况。

一、胸腔积气

异常的空气聚集在胸腔内会阻止新生儿肺部的完全扩张，导致呼吸窘迫和心动过缓。少量的胸腔积气可能无临床症状或仅表现为轻微的呼吸窘迫。大量的胸腔积气会形成张力性气胸。这是危及生命的紧急情况，需要紧急处理，排出空气。采取复苏措施未能改善，或者新生儿突然出现严重呼吸窘迫时，应该考虑胸腔积气的可能性。严重胸腔积气时，可以看到积气侧胸腔饱满，肋间隙增宽，叩诊呈鼓音，听诊可能发现双侧呼吸音不对称，积气侧呼吸音可能减弱。单纯通过呼吸音判断可能产生误导，因为呼吸音很容易通过婴儿的胸部传播，即使有胸腔积气存在，也可能听起来正常。可以使用强光电筒照胸壁并比较两侧情况协助判断，积气一侧的光线会扩散更远，比另一侧更亮。但对于极早产儿要小心，极早产儿皮肤很薄，即使没有胸腔积气，也可能导致胸部看起来明亮。如果婴儿处于严重呼吸窘迫状态，可以根据临床经验进行紧急治疗。如果情况稳定，可以通过X线检查明确。少量胸腔积气通常不需要治疗。如果胸腔积气引起严重的呼吸窘迫、心动过缓或低血压，应立即胸腔穿刺排气或施行闭式引流。穿刺排气部位是腋前线第四肋间或锁骨中线第二肋间隙。

二、胸膜腔积液

与胸腔积气相似，大量胸膜腔积液（胸水）可限制肺部扩张。大量胸膜腔积液通常在出生前已通过超声确诊。如果有胎儿水肿，应怀疑有胸膜腔积液。少量胸膜腔积液不需要治疗。如果大量胸膜腔积液，呼吸窘迫严重，插管和正压通气不能解决，需要胸腔穿刺排液，紧急引流。穿刺部位是沿着腋后线的第五或第六肋间隙。

三、气道梗阻

气道梗阻是危及生命的紧急情况。气道梗阻可能是黏稠的分泌物如胎粪、血液、黏液或胎脂等堵塞所致。如果正在尝试正压通气，患儿胸廓没有起伏，可采取矫正通气（MRSOPA）。如果已正确进行插管通气，但患儿仍没有胸廓运动，则有可能气管被阻塞。需要考虑气管吸引，或使用胎粪吸引器吸引。气道梗阻也可能是先天性结构异常所致。

（一）Pierre-Robin综合征

Pierre-Robin综合征是由于下颌骨发育不全而出现的面部畸形。患儿下颚短小，舌头比正常位置靠后，导致呼吸道堵塞。Pierre-Robin综合征的患儿呼吸困难，采取俯卧位可能使舌头向前移动并打开气道。若俯卧位气道开放不成功，可以将气管导管（2.5mm）通过鼻子，穿过舌根置于声带上方。如果患儿有严重呼吸困难，需要复苏，喉罩是挽救生命的急救气道选择。

（二）后鼻孔闭锁

新生儿通常通过鼻子呼吸，后鼻孔闭锁的新生儿非哭闹时会有呼吸困难、发绀和氧饱和度降低。后鼻孔闭锁不影响面罩正压通气效果。可以通过经鼻腔插细吸引管的方式来测试后鼻孔是否闭锁。如果吸引管不能通过，可能存在后鼻孔闭锁。后鼻孔闭锁可以通过以下方式维持气道开放：经剪断末端的安抚奶嘴或改良的喂养奶嘴，并绕枕部系带固定；经口腔插入气管导管，管端位于后咽舌部下方和使用口咽气道。

四、膈疝

胸、腹腔由横膈膜分开。横膈膜发育异常，腹腔器官进入胸腔称为先天性膈疝（CDH）。通常通过产前超声确定。出生后严重的膈疝婴儿可呈舟状腹，存在呼吸窘迫和低氧血症。如果使用面罩复苏，气体会进入胃肠，进入胸腔的肠管会扩张，导致肺受压迫，影响复苏。因此，膈疝的婴儿复苏，需迅速气管插管并放置一个大胃管（10F），防止气体进入胃肠导致胸腔内肠管扩张。

五、早产儿复苏

早产儿生后需要复苏的概率与胎龄相关，胎龄越小，需要复苏的可能性越大。早产儿皮肤薄，皮下脂肪少，相对体表面积大，容易导致热量丢失出现低体温。因此，早产儿的保暖尤为重要。复苏时可以调高房间温度，减少空气流动，预热辐射台，使用毛巾、帽子、加热床垫及聚乙烯塑料袋或薄膜包裹等；转运时使用预热转运暖箱防止早产儿低体温。早产儿肺发育不成熟，肺泡表面活性物质缺乏，需提供PEEP或CPAP的复苏设备，如T组合复苏器进行复苏。胎龄小于30周者可能还需准备肺表面活性物质。早产儿容易出现氧损伤，需避免使用高浓度氧。胎龄小于35周的早产儿使用空氧混合仪，初始复苏吸入氧浓度为21%～30%。复苏时脉搏氧饱和度监测，维持氧饱和度在目标水平。高浓度氧复苏有效后，在脉搏氧饱和度监测、指导下及时下调吸入氧浓度。早产常常由羊水和胎盘感染（绒毛膜羊膜炎）导致，早产儿免疫系统不成熟，容易发生感染。有限的代谢储备和不成熟的代偿机制，增加出生后低血糖的风险。早产儿血容量较少，血液丢失致低血容量的风险增加，发育不成熟的脑血管不能对血流的快速变化进行调节，可发生出血或缺血损伤。可以施行延迟脐带结扎，减少出生后低血压和器官低灌注的发生，有助于血流动力学的稳定，减少新生儿脑室内出血、坏死性小肠结肠炎等的发生。在条件允许的情况下，均可延迟脐带结扎。在抢救等特殊情况下，可考虑脐带挤压的方式替代延迟脐带结扎，不过不推荐应用于超早产儿。

六、濒死儿复苏

濒死儿是指出生时因窒息处于死亡边缘（即"正在死亡"）的新生儿。濒死儿发生率占活产儿的 0.25‰～1.30‰，其死亡率目前已经降至 11.1％，即使近死产的超低出生体重儿，也有 50％ 的存活机会。复苏成功后，有超过 60％者可以完全无神经系统并发症。濒死儿复苏现场最好有 3～4 名分工明确、配合密切、技术娴熟的复苏人员在场。一名负责体位、快速气管插管和正压通气；一名负责胸外按压；一名负责脐带处理，监测心率、呼吸和氧饱和度，并进行脐静脉置管或穿刺、给药等。濒死儿复苏应作为一种极端情况进行特殊处理，不能按照普通新生儿复苏流程进行，要求在 20 秒内能够迅速完成以下操作：气管插管正压通气，并配合进行胸外按压，迅速行脐静脉穿刺或置管给药。

气管插管正压通气后，视不同情况判断是否进行胎粪吸引：若导管内有胎粪涌出，或感觉胎粪堵塞导管，则应先行吸引；若导管内残存胎粪不多，不黏稠，立即加压给氧；若正压通气时，导管内胎粪和（或）羊水涌出量少，情况有改善，可继续复苏；若导管内胎粪和（或）羊水涌出量多且氧饱和度无上升，可考虑胎粪吸引。团队应密切配合，尽可能缩短吸引和重新插管时间，原则是迅速恢复肺泡氧合，提高复苏成功率。

复苏开始即用 100％ 的氧气，右上肢监测脉搏氧饱和度，一旦循环恢复，根据血氧饱和度值适当调整吸入氧浓度。复苏开始时不要求胸外按压与人工呼吸按 3∶1 进行。胸外按压按 120～140 次/分钟进行，人工通气按 60～80 次/分钟进行，2 分钟无中断的心肺复苏后，判断情况有改善，胸外按压与人工通气按 3∶1 进行。

七、终止复苏

如果复苏的所有步骤均已完成，在出生后 20 分钟仍然无法检测到心率，需要与团队和患儿监护人讨论，是否继续复苏或停止复苏。《中国新生儿复苏指南（2021 年修订）》建议：对于生存机会很小、可能早期死亡或有严重合并症的新生儿，经专家讨论，监护人参与决策，可以不进行复苏或仅给予有限步骤的复苏。

（张勇）

主要参考文献

[1] Aziz K，Lee H C，Escobedo M B，et al. Part 5：Neonatal Resuscitation 2020 American Heart Association Guidelines for Cardiopulmonary Resuscitation and Emergency Cardiovascular Care ［J］. Pediatrics，2021，147（Suppl 1）：e2020038505E.
[2] 邵肖梅，叶鸿瑁，邱小汕. 实用新生儿学 ［M］. 5 版. 北京：人民卫生出版社，2018.

第十三章 瘢痕子宫妇女产后保健

第一节 概述

孕产期是女性全生命周期中的一个特殊组成部分,该时期女性的心身健康状况会发生巨大变化,且暴露在各类危险因素中的概率大大增加。孕产期保健对于降低母儿发病率至关重要。

产后保健是指为分娩后至产后 6 个月的妇女和婴儿提供规范、系统和连续的医疗保健服务,其重点是对有孕产期合并症和并发症、生殖器官等恢复不良的妇女进行管理。

对于瘢痕子宫分娩产妇的细致全面的产后保健,不仅对产妇分娩后康复过程影响较大,而且对新生儿健康生长具有促进作用。

(张丹)

第二节 瘢痕子宫妇女产后心理保健

一、产后精神疾病

虽然妊娠分娩是一个自然发生的生理过程,但它除了影响孕妇的生理功能,还会影响其心理社会功能。产后精神疾病主要分为三种:产后心绪不良、产后抑郁(postpartum depression,PPD)和产后精神病。产后第 1 周内产妇出现短暂的、轻度的情感痛苦或一过性哭泣或忧郁状态,称为产后心绪不良,发生率国内外差异较大,报道不一,10%~80%不等。早期对产妇进行产后心绪不良的筛查,及时对其进行心理保健,可减少产后抑郁的发生。因此,产妇心理保健应当纳入常规产后访视,包括对产妇进行心理测评、心理咨询,并将可疑有精神疾病的产妇转诊到相应部门进行诊断和治疗,使其产后保持健康心理,防止不良后果产生。

二、产后抑郁的定义及高危因素

Pitt 在 1968 年首次提出产后抑郁。产后抑郁是指产妇在产褥期出现抑郁的症状,通常表现为睡眠障碍、情绪低落、焦虑、易怒、紧张、不安和被忽视的感觉,体重明显增加或减少，反应迟钝，常常伴有自卑感、负罪感，注意力不能集中以及对新生儿健康和喂养过分关注。部分产妇存在自杀意念，对新生儿造成伤害的现象也一直存在。产后抑郁母亲的婴儿往往会表现出心理、认知、神经和运动发育迟缓。据统计，产后抑郁的全球发病率为17.22%，我国为17.98%，现已成为影响母婴健康的全球公共卫生问题。

产后抑郁的影响因素很多，主要影响因素有孕前或孕期的抑郁或焦虑，意外怀孕，情感、身体或性虐待，社会支持的缺乏，较低的社会地位，孕期并发症，剖宫产手术史，新生儿不良反应，激素的变化，基因，高龄产妇以及其他不确定因素。与阴道分娩相比，剖宫产与产后抑郁风险增加独立相关，而术后的疼痛刺激是产妇发生产后抑郁的独立影响因素。

疼痛主要来源于切口痛、宫缩痛和炎性痛。剖宫产术式为横切口时，张力小而切口疼痛较轻；术式为纵切口时，张力较大而切口疼痛较重。炎性痛主要是切口愈合时炎症因子聚集压迫神经纤维末梢而引起的疼痛。瘢痕子宫再次妊娠分娩方式以剖宫产为主，经历过剖宫产的产妇子宫陈旧的瘢痕部位肌纤维弹性不良，切口愈合较差，二次剖宫产术后的疼痛明显较初次剧烈。41%瘢痕子宫孕妇术前存在剖宫产产生的残余瘢痕痛觉过敏，而有术前瘢痕痛觉过敏的妇女术后疼痛评分明显增高；再次分娩后宫缩痛和炎性痛增加。这些因素都增加了瘢痕子宫再次妊娠分娩的产后抑郁风险。

瘢痕子宫再次妊娠分娩的妇女是较为特殊的一部分人群，有其独特的心理特征。瘢痕子宫再次妊娠分娩的妇女对分娩方式不了解和担忧，害怕产时出现突发状况，对分娩结局有不确定感，对分娩结局的判断能力下降，对分娩结局的不确定感易产生焦虑、抑郁等负面情绪，增加产后抑郁风险。产后抑郁的典型症状往往发生在分娩后的6周以内，美国妇产科医师学会、美国儿科学会和大多数学者强烈建议筛查产后抑郁，积极有效地消除产妇的焦虑、抑郁等负面情绪，对于促进产妇术后康复、提升产妇的生活质量有着重要的临床意义。

三、产后抑郁的治疗

产后抑郁的治疗有非药物治疗和药物治疗两种方法。随着医学模式的转变，临床医学模式已由传统的生物医学模式逐步向生物-心理-社会模式转变，常规干预模式内亦加入心理干预等措施。非药物治疗有心理干预、行为疗法和音乐疗法等。心理干预可以有效缓解术后疼痛，如麻醉前的引导教育，对产妇进行心理上的安慰，缓解产妇分娩前焦虑、害怕的情绪，可以在一定程度上加强产妇术后对疼痛的认知和管理，增强术后药物镇痛的效果。给患者讲解剖宫产知识，使产妇了解术前、术中、术后易出现的问题及处理对策，加强产妇对分娩知识的掌握，促使产妇建立信心及正确认知，有利于不良情绪的消除。音乐疗法在一定程度上可以缓解产妇的术后疼痛，促进产妇放松，同时能够通过激发中枢对情绪的感知，加强自身控制感，转移产妇注意力，缓解应激反应，调节产妇情绪。产后抑郁的药物治疗首选5-羟色胺再摄取抑制剂类的抗抑郁药，大多数5-羟色胺再摄取抑制剂类药物进入母乳的剂量低于母体水平的10%，通常认为可以在哺乳期使用，因此这类药物也被考虑作为哺乳期的一线选择。

（张丹）

第三节　产褥期保健

一、产褥期及产后访视的定义

产褥期指从胎盘娩出到产妇全身各器官（除乳腺外）恢复到正常未孕状态所需的一段时间，一般为6周。产褥感染、产后出血、贫血是常见的产褥期并发症，它们都可影响产妇生殖系统的恢复，造成不孕、子宫脱垂、盆腔慢性炎症等。因此，产褥期产妇身体机能恢复的好坏对于母婴的健康和生存至关重要，关系到其一生的健康与幸福。

产后访视指产后1个月内的访视和产后42天母婴返院检查，是医护人员对产妇及新生儿在出院后健康状况的延续性服务，能及时发现产妇和新生儿的健康问题，是孕产保健的重要组成部分。产后访视的内容包括产妇和新生儿两部分。①针对产妇的访视内容：体格检查，如宫缩情况、恶露情况、伤口愈合情况、全身状况和乳房检查等；产褥期护理和生活指导、计划生育指导等。②对新生儿的访视内容：了解孕期和新生儿出生时、出生后的情况；观察新生儿一般情况；新生儿全身查体，发现问题及时转诊；宣传母乳喂养，指导喂养和护理；新生儿听力筛查等。

二、防治产褥感染和产后出血

（一）产褥感染

分娩时及产褥期生殖道受病原体感染，严重者可导致孕产妇死亡。产褥感染的高危因素包括过去有泌尿生殖道感染、糖尿病、营养不良、肥胖、剖宫产、胎膜早破、多次阴道检查、羊膜炎、产程延长、人工剥离胎盘术、胎盘胎膜残留、会阴裂伤或切开、产后出血、乳腺炎等。中国剖宫产率在亚洲居第一，而BMI大于或等于$30kg/m^2$、生殖道感染等是剖宫产术后感染的主要危险因素。近年来计划生育政策调整，瘢痕子宫再次妊娠增多。瘢痕子宫孕产妇属于高危孕产妇，其病理生理特点与正常孕产妇显著不同，如瘢痕子宫孕产妇产后出血、胎盘早剥等的发生率可明显升高，其产后产褥感染的危险因素和病原学等均可与正常孕产妇不同。研究显示，瘢痕子宫孕产妇产褥感染的危险因素包括凶险性前置胎盘、产后出血和胎盘早剥。瘢痕子宫孕产妇产褥感染的主要病原菌为革兰阴性菌，占72%，最常见的革兰阴性菌为大肠埃希菌（32%），最常见的革兰阳性菌为金黄色葡萄球菌（12%）。产褥感染可表现为外阴阴道炎、子宫内膜炎、子宫肌炎、盆腔蜂窝组织炎、腹膜炎及盆腔静脉炎等，在临床上除体温升高外，常伴有下腹疼痛、阴道分泌物臭味、宫缩不良及脉率加快等。产后注意体温的变化可早期发现产褥感染。对于有产褥感染的危险因素和产褥感染早期症状的孕产妇，进一步加强管控，预防产褥感染，从而改善产后康复，具有十分重要的意义。

（二）产后出血

产后出血指胎儿娩出后 24 小时内，阴道分娩者出血量大于或等于 500mL 、剖宫产分娩者出血量大于或等于 1000mL。目前国内外文献报道产后出血的发病率在 5％～10％。产后出血的主要原因是宫缩乏力、胎盘因素、软产道裂伤及凝血功能障碍。产后出血是孕产妇死亡的主要原因，其中有相当一部分是在产后没有及时预见和发现造成的。产后出血的原因较多，通常认为宫缩乏力是最常见的原因，其次是胎盘因素、软产道裂伤、凝血功能障碍。二次剖宫产妇女的预后远不如初次剖宫产妇女，前者产后出血的风险增加，即二次剖宫产为产后出血的高危因素。胎盘植入、巨大儿、宫缩乏力、妊娠期高血压疾病、胎盘粘连、前置胎盘是瘢痕子宫二次剖宫产并发产后出血的高危因素。估计出血量与实际出血量往往有较大差距。分娩后在产房 2 小时的观察至关重要，一半以上的产后出血发生在此期，分娩后第一天也应重点观察，另外还有发生在产后24 小时以后的晚期产后出血，要特别注意的是长时间持续小量出血可导致产妇大量失血。

三、母乳喂养

母乳是婴儿尤其是 6 个月以下婴儿最适宜的食品，母乳不仅能为婴儿提供丰富的营养，还含有很多抗体，具有增强婴儿免疫力的作用，可以大大降低婴儿患病的概率。WHO 和联合国儿童基金会在 2003 年联合发布的《婴幼儿喂养全球战略》强调了母乳喂养在婴幼儿及儿童健康生长发育中的关键作用。

乳汁不足、乳头内陷、劳累、睡眠差、哺乳姿势不正确造成乳头皲裂、乳腺炎等，让产妇对母乳喂养失去信心，甚至拒绝母乳喂养。有效提高母乳喂养率需要学习和支持的行为，其开始和持续需要得到正确的、经常的指导、支持和适宜的环境。创造舒适温馨的环境，提供健康宣教、饮食指导，解决乳房胀痛、乳头皲裂、乳汁不足问题，防止乳腺炎，可以提高母乳喂养成功率及纯母乳喂养率。在产后访视过程中让产妇了解母乳喂养重要性的同时，对哺乳体位、含接姿势、挤奶方法等给予及时正确的指导，让初为人母的产妇对母乳喂养充满信心，珍惜母子间情感交流的机会，享受母乳喂养的快乐，达到母子健康的目的。

四、产褥期新生儿护理

通过产后访视了解产妇及新生儿的健康状况，施行必要的健康宣教，开展新生儿抚触，指导预防脐部、皮肤感染，预防臀红。告知产妇有关新生儿预防接种的注意事项，纠正不良的护理行为。预防新生儿意外伤害事故。正确的指导可尽量避免新生儿疾病发生，减少就医次数。

新生儿抚触可以促进新生儿奶量摄入，促进胃肠蠕动，有利于胆红素的排泄，减轻新生儿生理性黄疸，促进新生儿睡眠等。目前新生儿抚触主要是在医院由护士操作，虽然住院分娩期间指导产妇及家属进行抚触，但有很大一部分产妇及家属并不能完全掌握这项技术。产后访视人员可以开展新生儿抚触工作，同时对产妇及家属进行一对一教

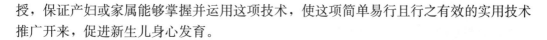

授，保证产妇或家属能够掌握并运用这项技术，使这项简单易行且行之有效的实用技术推广开来，促进新生儿身心发育。

五、产褥期不良生活习惯

受传统观念影响，民间存在很多影响产妇及新生儿健康的陈规陋习，如每天进食大量鸡蛋、鱼、肉甚至人参，但是不吃蔬菜、水果，造成严重的营养失衡，影响肠道功能，导致大便干结、痔疮，影响子宫复旧。不良卫生行为主要有不刷牙、不洗头和不洗澡等，这些行为使产妇发生感染性疾病的风险增加。其他不良行为包括产后不活动、不开窗户、室内不通风、避光、居室采光不足等。

有调查显示，30.7%的人分娩后体重明显增加，而且产褥期肥胖与中老年的腹式肥胖有关，而产后饮食过量和运动不足是造成产后体重过重的原因，产后访视人员应当指导产妇纠正不良生活习惯，适当锻炼和合理饮食。

（张丹）

第四节 产后 42 天健康检查

产妇于产后 42 天携婴儿到分娩医院或居住地所属卫生服务中心/乡镇卫生院进行产后 42 天健康检查，健康检查内容包括产妇健康检查和婴儿健康检查。产妇健康检查主要了解产褥期基本情况，包括测量体重、血压，进行盆腔检查，了解子宫复旧及伤口愈合情况；对孕期有合并症和并发症者，进行相关检查，提出诊疗意见；提供喂养、营养、心理、卫生及避孕方法等指导；进行盆底功能评估与适宜运动指导与宣教；进行血常规、尿常规检查，根据产妇情况可进行盆腔超声等检查。婴儿健康检查主要了解婴儿基本情况，测量身长和体重，进行全面体格检查，如发现出生缺陷，应做好登记、报告与管理；对有高危因素的婴儿，进行相应的检查和处理；提供婴儿喂养、儿童早期发展、口腔护理、疫苗接种等方面的指导；按儿童保健系统管理要求进行定期体检和保健。

一、盆底功能评估和康复

（一）盆底功能障碍性疾病的定义及影响因素

女性盆底主要由封闭骨盆出口的肌肉、筋膜、韧带、神经及血管等结构组成，它们互相协同，维持子宫、膀胱和直肠等器官的位置正确。肛提肌群在盆底支持结构中作用最为重要。女性盆底功能障碍性疾病（pelvic floor dysfunction，PFD）是盆腔的支持结构发生退化、缺陷或盆底肌肉损伤、松弛造成盆底功能障碍的一组疾病的全称，盆腔器官脱垂（pelvic organ prolapse，POP）和压力性尿失禁（stress urinary incontinence，SUI）是其主要的临床表现。流行病学调查表明，PFD 的主要危险因素是妊娠和分娩。

陈林芳等的研究证实，顺产及剖宫产产妇均易发生 PFD，经阴道分娩组和剖宫产组的盆腔器官脱垂的发生率没有区别，许多患者剖宫产之后压力性尿失禁的发病率依然很高。郭华峰的研究显示，孕次是阴道分娩后和剖宫产后早期盆底功能损伤共有的危险因素。

（二）瘢痕子宫再次分娩盆底功能的变化及康复

具有剖宫产史的瘢痕子宫再次妊娠妇女实施剖宫产后对盆底肌肉造成的损害较单次妊娠者大，这种损害是直接性机械损害，也是阴部神经受损对骨盆肌肉造成的间接损害。研究发现，相比非孕期妇女骨骼肌最大拉伸力，剖宫产术后再次妊娠的妇女分娩时肛提肌的拉伸力提高，由于盆底肌肉、软产道、筋膜和韧带的过度拉伸更易导致阴道压力异常、盆底肌肌力异常，因此，剖宫产术后再次妊娠实施剖宫产后盆底结构、盆底功能及肌力较首次剖宫产损伤更加严重。应该针对这部分人群加强产后康复。女性盆底功能障碍性疾病给社会带来巨大的负担，降低了产后女性的生活满意度。为降低产后盆底功能障碍性疾病的发生率，对产后妇女应加强产后盆底康复的宣教，指导产妇在日常生活中进行盆底肌肉训练。在分娩后早期进行盆底功能评估有助于盆底功能障碍性疾病的预防及控制。盆底功能评估的常用方法有手法评估、Glazer 盆底肌电评估、盆底超声和MRI 等，盆底功能障碍性疾病的评估较复杂，盆底肌力作为盆底基础电生理指标，是早期诊断盆底功能障碍性疾病较为灵敏的指标之一，目前临床上也常以盆底肌力作为早期诊断盆底功能障碍性疾病的指标之一。Glazer 盆底肌电评估、改良牛津肌力评估是当前国内外广泛使用的盆底肌力和盆底功能评估手段。根据产妇盆底肌损伤程度和类型选择相应的盆底康复治疗，如磁治疗、生物反馈治疗、生物反馈联合电刺激疗法、盆底肌训练等。产后 3 个月到半年是产后盆底康复治疗的黄金时间，可以快速减轻妊娠、分娩引起的盆底充血水肿，恢复盆底肌的功能。应指导产妇终生坚持正确的盆底肌训练，从而有效预防盆底功能障碍性疾病发生，维护女性盆底健康。

二、避孕指导

（一）产后避孕的定义及现状

避孕指选择合适的药具，用科学的方法破坏受孕条件，达到不受孕的目的。产后避孕指产妇在胎盘娩出后的特定时间内为防止意外妊娠而采取的重要措施，是我国妇幼保健和计划生育服务的薄弱环节。据 WHO 统计，全球每年人工流产 4800 万次，我国每年流产达 1300 万次。人工流产会对女性生殖系统造成损伤，且产后短期内意外妊娠会显著增加母婴并发症的发生风险，严重影响母婴健康。产后 1 年内意外妊娠是指女性分娩后 1 年内出现没有采取避孕措施或者避孕失败而导致的非意愿妊娠。产后避孕是孕产期保健的组成部分。我国产后 1 年内意外妊娠发生率约为 10%，其中大多数以人工流产终止妊娠，给产妇心理、身体产生长期不良影响，给家庭带来沉重负担。产后 1 年内意外妊娠的影响因素是多方面的，主要为产后避孕知识缺乏导致产后性生活时不采取避孕措施或使用效果不稳定的避孕方法。产后哺乳的特殊性使一些妇女误认为产后哺乳和闭经期或性生活少就不会导致妊娠。产后错误或不全面的避孕知识必然影响避孕措施的选择和使用，从而增加产后意外妊娠的发生。我国女性产后 2 年内未避孕者占 18.4%；产后 2 年内避孕者中，22.6% 采取宫内节育器（intrauterine contraceptive device，IUD）、口服避孕药等高效避孕法，58.4% 采用避孕套、安全期避孕、体外排精等避孕效果不稳定的避孕方法。妊娠时间间隔短增加母亲和胎儿并发症与合并症，导致婴儿和产妇死亡率增高。2005 年 WHO 提倡女性妊娠时间间隔至少达 2 年，即与母乳喂养时间（2 年）相一致。现阶段，我国产后避孕宣教和指导均严重不足，多数产后女性避孕知识匮乏，对避孕方法的了解较少，不能正确选择和持续使用高效避孕手段，进而导致意外妊娠。因此，应重视并进一步做好我国产后避孕工作。

（二）产后避孕方法

WHO 于 2015 年发布的《避孕方法选用的医学标准》和 2013 年发布的《产后计划生育规划策略》均将部分含铜 IUD、皮下埋植剂、绝育术等避孕法列为产后避孕的主要推荐方法。对于含铜 IUD 的放置时机，目前国际各指南的意见是一致的，即推荐无论是否哺乳，产后（包括剖宫产）即刻至 48 小时内或者产后 4 周以后均可放置含铜 IUD，并且认为阴道分娩或剖宫产分娩后 48 小时内放置含铜 IUD 是安全有效的。产后即时放置含铜 IUD 比延迟放置有更高的连续使用率，但前提是排除宫内感染及其他禁忌证。含铜 IUD 不影响哺乳和凝血系统，可作为产后避孕的首选。中华医学会推荐含铜 IUD、左炔诺孕酮宫内节育系统放置时间为产后 4 周以后（包括剖宫产）。单纯孕激素口服避孕法不含雌激素，不影响哺乳，故产后无论是否哺乳，均可以立即使用以避孕，停用后即可怀孕。短效口服避孕药（COC）已在世界范围内广泛使用。产前习惯服用 COC 的女性产后也常选用 COC，产后使用 COC 的时机与血栓风险有关。因此 WHO 建议哺乳者产后 6 个月以后可使用 COC 避孕，而未哺乳且无静脉血栓高危因素者，产后 21 天可使用 COC 避孕。目前，普遍采用的皮下埋植剂为单根型依托孕烯植入剂，可有效避孕 3 年，具有高效、长效、可逆、使用方便、安全等特点，停用后即可怀孕。国内外指南均建议，哺乳者产后 6 周以后使用，非哺乳者无放置时机的限制。皮下埋置剂的主要不良反应是阴道流血模式的改变，这也是连续使用率降低的主要原因。产时、产后行输卵管结扎，具有便利、安全、费用低等优点。对无良好的随访条件、无法接受其他避孕方式的不良反应或无再生育要求的女性，绝育术也是一劳永逸的避孕措施。但由于不可逆，因此其主要适用于永久无生育计划或再次妊娠时有极高风险的女性。产前进行避孕宣教，征得孕妇和丈夫双方同意，并签署相关知情同意书，可在剖宫产终止妊娠时行双侧输卵管结扎术进行永久避孕。未在产时结扎的剖宫产妇女及阴道分娩者可延迟至产后 6 周返诊时结扎。

屏障避孕法包括使用避孕套、阴道隔膜、宫颈帽等。避孕套避孕是我国大量产后女性的选择。避孕套可以兼顾避孕和预防部分性传播疾病，且不影响哺乳，有利于产后快速恢复性生活，但鉴于其避孕效果与能否正确使用密切相关，因此不建议将该方法作为产后避孕首选。此外，体外排精、安全期避孕、紧急避孕法等失败率均较高，不推荐用于产后避孕。

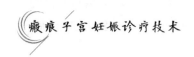

（三）加强产后避孕指导

国际上已将产后避孕作为产后康复的重要组成部分，但产后避孕在我国尚未引起足够重视。近年来，随着国家生育政策的调整，产后计划生育服务的重点由控制人口增长转变为保障女性生殖健康和母婴健康等方面，产后避孕随之成为必须重视的问题之一。我国产后避孕现状不容乐观，医护人员应在妇女产后尽早开展个体化干预以落实高效、长效避孕措施，加强产后避孕知识宣教及定期培训。

（张丹）

主要参考文献

[1] Lumbiganon P，Laopaiboon M，Gulmezoglu A M，et al. Method of delivery and pregnancy outcomes in Asia：the WHO global survey on maternal and perinatal health 2007-08 [J]. Lancet，2010，375 (9713)：490-494.

[2] 侯磊，李光辉，邹丽颖，等. 全国剖宫产率及剖宫产指征构成比调查的多中心研究 [J]. 中华妇产科杂志，2014，49 (10)：728-730.

[3] Vliegen N，Casalin S，Luyten P. The course of postpartum depression：a review of longitudinal studies [J]. Harvard Review Psychiatry，2014，22 (1)：1-22.

[4] Strelow B，Fellows N，Fink S R，et al. Postpartum depression in older women [J]. Journal of the American Academy of Physician Assistants，2018，31 (3)：15-18.

[5] 袁爱云. 剖宫产术后瘢痕子宫二次剖宫产 128 例分析 [J]. 吉林医学，2014，35 (21)：4673-4674.

[6] 刘劼，杨月琴，郭瑶，等. 二次剖宫产术后疼痛的临床分析 [J]. 中国基层医药，2012 (9)：1360-1361.

[7] Ortner C M，Granot M，Richebé P，et al. Preoperative scar hyperalgesia is associated with post-operative pain in women undergoing a repeat Caesarean delivery [J]. European Journal of Pain，2013，17 (1)：111-123.

[8] 匡卫红. 个体化心理护理联合健康教育对剖宫产产妇的影响 [J]. 当代医学，2018，24 (33)：45-47.

[9] 朱文静. 认知松弛训练对口腔正畸微种植体患者心理状况及术中疼痛的影响 [J]. 护理实践与研究，2019，16 (3)：107-109.

[10] Reck C，Nonnenmacher N，Zietlow A L. Intergenerational transmission of internalizing behavior：the role of maternal psychopathology，child responsiveness and maternal attachment style insecurity [J]. Psychopathology，2016，49 (4)：277-284.

[11] Orsolini L，Bellantuono C. Serotonin reuptake inhibitors and breastfeeding：a systematic review [J]. Human Psychopharmacology，2015，30 (1)：4-20.

[12] 严仁英. 妇女卫生保健学 [M]. 北京：学苑出版社，1994.

[13] Andersonbl. Puerperal group A streptococcal infection：beyond Semmelweis

[J]. Obstetrics and Gynecology, 2014, 123 (4): 874-882.

[14] 李媛, 吴芬英, 孙琦, 等. 产妇剖宫产术后感染的危险因素分析 [J]. 中华医院感染学杂志, 2014, 24 (23): 5937-5938.

[15] 肖菊. 瘢痕子宫孕妇产褥感染的相关因素和细菌学分析 [J]. 国际检验医学杂志, 2018, 39 (8): 963-969.

[16] 谢幸, 孔北华, 段涛. 妇产科学 [M]. 9 版. 北京: 人民卫生出版社, 2018.

[17] 郭玉灵. 剖宫产术式对二次剖宫产的影响分析 [J]. 临床研究, 2018, 26 (2): 27-28.

[18] 中华预防医学会妇女保健分会. 产后保健服务指南 [J]. 中国妇幼健康研究, 2021, 32 (6): 767-781.

[19] 陈林芳, 冯凤英. 不同方式分娩对 421 例初产妇盆底功能影响的分析 [J]. 锦州医科大学学报, 2019, 40 (1): 57-59.

[20] 钟小渺. 不同分娩方式产妇产后盆底功能障碍性疾病的发生情况 [J]. 临床合理用药杂志, 2015 (36): 113-114.

[21] 郭华峰, 杨俊娟, 张新华, 等. 不同分娩方式产妇产后早期盆底功能影响因素分析 [J]. 郑州大学学报 (医学版), 2020, 55 (1): 123-126.

[22] 张锋燕, 冯琴, 俞波. 经会阴部三维盆底超声动态评估孕期和产后盆底结构与功能的价值 [J]. 中国妇幼保健, 2021, 36 (5): 1196-1198.

[23] Luo D, Chen I, Yu X J, et al. Differences in urinary incontinence symptoms and pelvic floor structure changes during pregnancy between nulliparous and muhiparous women [J]. Peer Journal, 2017, 5 (7): e3615.

[24] Luginbuehl H, Baeyens J P, Taeymans J, et al. Pelvic floor muscle activation and length components influencing female urinary continence and stress incontinence: a systematic review [J]. Neurourology Urodynamics, 2015, 34 (6): 498-506.

[25] 刘俊, 唐瑶, 黄娟, 等. 盆腔脏器脱垂定量分度法对不同方式分娩初产妇产后近期盆底功能的评价 [J]. 中华妇幼临床医学杂志, 2018, 14 (1): 25-30.

[26] World Health Organization. Programming health strategy to accelerate progress towards the attainment of international development goals and targets [R]. 2014.

[27] 顾向应, 车焱. 人工流产和避孕大数据对生育政策放宽后我国计划生育工作的启示 [J]. 中国实用妇科与产科杂志, 2018, 34 (1): 46-51.

[28] 周萍, 吴美样, 侯林霞, 等. 产妇产后避孕的应用状况调查 [J]. 广东医学, 2018, 39 (S1): 181-184.

[29] Abawi K, Chandra-mouli V, Toskin I, et al. E-learning for research capacity strengthening in sexual and reproductive health: the experience of the Geneva Foundation for Medical Education and Research and the Department of Reproductive Health and Research, World Health Organization [J]. Human Resources Health, 2016, 14 (1): 76.

［30］庞汝彦. 实施"产后计划生育战略"是对我国妇幼保健服务的新挑战［J］. 中华
　　　妇产科杂志，2015（7）：489－492.

［31］中华医学会计划生育学分会. 临床诊疗指南与技术操作规范：计划生育分册
　　　（2017 修订版）［M］. 北京：人民卫生出版社，2017.

［32］Department of Reproductive Health，World Health Organization. Medical
　　　eligibility criteria for contraceptive use［M］. 5th ed. Switzerland：WHO Press，
　　　2015.

第十四章　瘢痕子宫终止妊娠后避孕

第一节　药物避孕

20世纪50年代末，口服避孕药（COC）问世，改变了避孕只能靠手术绝育、放置宫内节育器或性生活时采用避孕工具、杀精药等方法的状况。

我国的口服避孕药研究始于20世纪60年代，4年时间内研究成功第一批口服避孕药，命名为避孕药1号（复方炔诺酮片）和避孕药2号（复方甲地孕酮片），并于1967年通过鉴定，投入临床使用。

目前临床常见的避孕药物主要是含甾体激素的避孕药，可分为以下6类。

一、短效口服避孕药

目前应用最普遍的口服避孕药是含有雌激素、孕激素的复方制剂，雌激素以炔雌醇为主，孕激素则各有不同，因而形成不同的配方及名称（表14-1）。目前炔雌醇的剂量一般在30~35μg/d，也有20μg/d的小剂量短效口服避孕药。

表14-1　常用的女用甾体激素复方短效口服避孕药

名称	雌激素含量（mg）	孕激素含量（mg）	剂型
复方炔诺酮片（避孕药1号）	炔雌醇 0.035	炔诺酮 0.6	22片/板
复方甲地孕酮片（避孕药2号）	炔雌醇 0.035	甲地孕酮 1.0	22片/板
复方避孕片（避孕药0号）	炔雌醇 0.035	炔诺酮 0.3 甲地孕酮 0.5	22片/板
复方去氧孕烯片	炔雌醇 0.03 炔雌醇 0.02	去氧孕烯 0.15 去氧孕烯 0.15	21片/板
炔雌醇环丙孕酮片	炔雌醇 0.035	环丙孕酮 2.0	21片/板
屈螺酮炔雌醇片	炔雌醇 0.03	屈螺酮 3.0	21片/板
屈螺酮炔雌醇片Ⅱ	炔雌醇 0.02	屈螺酮 3.0	24+4/板
左炔诺孕酮/炔雌醇三相片： 第一相（第1~6片） 第二相（第7~11片） 第三相（第12~21片）	炔雌醇 0.03 炔雌醇 0.04 炔雌醇 0.03	左炔诺孕酮 0.05 左炔诺孕酮 0.075 左炔诺孕酮 0.0125	21片/板

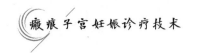

（一）剂型

含甾体激素避孕药根据成分配方及用法，可分为下列几类。

1. 单相片：整个周期中雌激素、孕激素固定剂量，连用 21～22 天，停药 7 天，再开始下一周期药物。国产的有复方炔诺酮片：避孕药 1 号（炔雌醇 35μg ＋炔诺酮 600μg）、避孕药 2 号（炔雌醇 35μg ＋甲地孕酮 1000μg）、避孕药 0 号（炔雌醇 35μg ＋炔诺酮 300μg）、复方 18-甲（炔雌醇 30μg ＋炔诺孕酮 300μg）、复方左旋 18 甲（炔雌醇 35μg ＋左炔诺酮 150μg）等。进口的有妈富隆（炔雌醇 35μg ＋去氧孕烯 150μg）、敏定偶（炔雌醇 30μg ＋孕二烯酮 75μg）、达英-35（炔雌醇 35μg ＋环丙孕酮 2000μg）、优思明（炔雌醇 30μg ＋屈螺酮 3000μg）等。

2. 双相片：大多数为前 11 片中孕激素剂量小，在后 10 片中增加。雌激素剂量则在整个周期中不变。每个周期停药 7 天。

3. 三相片：可以有不同的组合。目前较多的是前 6 片含低剂量雌激素与孕激素，继之 5 片雌激素、孕激素剂量均增加。最后 10 片孕激素剂量再次增加而雌激素又减至开始水平。如左炔诺孕酮/炔雌醇（LNG）三相片：第一相（第 1～6 片），炔雌醇 30μg ＋左炔诺孕酮 50μg；第二相（第 7～11 片），炔雌醇 40μg ＋左炔诺孕酮 75μg；第三相（第 12～21 片），炔雌醇 30μg ＋左炔诺孕酮 125μg。亦可以每 7 天一个剂量，如炔诺酮三相片（ortho-novum 7/7/7）。

（二）用法

1. 可以从自然月经周期第 1 天开始服药，也可以在第 2～5 天开始，每天 1 片，共 21/22 片，停药 7 天。从第 8 天起重新服下一周期药物。一般在该周期最后一片药服完后 2～3 天撤退性出血。若既往没有使用含甾体激素避孕药（过去 1 个月）、从单纯孕激素方法（微丸、注射剂、皮下埋植剂）或从释放孕激素宫内节育系统（intrauterine system，IUS）改服炔雌醇环丙孕酮片，推荐在第一个周期服药的前 7 天内加用屏障避孕。国内的短效口服避孕药制剂一般每个周期服 22 片，而进口短效口服避孕药每个周期服 21 片。建议每天约在同一时间用少量液体送服。

2. 如有漏服或迟服，应尽早补服，并应警惕有妊娠的可能。如连续漏服 2 片，在想起后应立即补服 2 片，第 3 片可按正常时间服用。但必须加用屏障避孕。如漏服药后发生突破性出血，通常不会受孕，如漏服 3 片以上，即应停用本周期药物，待出血或停药 7 天后开始下一周期服药，并在此期间用屏障避孕。

3. 国外有报道延长服药时间，将原来规定单相片服 21/22 片停 7 天的服法，延长为服用 49 天或更长（84～365 天），停药期限缩短为 6 天或更短。结果是减少出血日期及不良反应，提高生活质量。

（三）效果

复方避孕药的主要机制是抑制排卵，可以高效避孕。若正确使用，有效率达 99%以上。由于需要每天服药，因此常会发生使用失败（user failure），即服药者漏服或不

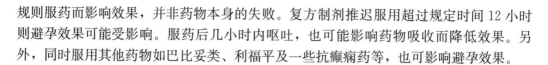

规则服药而影响效果，并非药物本身的失败。复方制剂推迟服用超过规定时间 12 小时则避孕效果可能受影响。服药后几小时内呕吐，也可能影响药物吸收而降低效果。另外，同时服用其他药物如巴比妥类、利福平及一些抗癫痫药等，也可影响避孕效果。

（四）适应证和禁忌证

1. 适应证：身体健康、月经基本正常且愿意避孕的育龄女性均可使用。
2. 禁忌证：①患有乳腺癌、子宫内膜癌、血液病和心血管疾病者避免服用。②急、慢性肝炎和肾炎患者禁用。③部分恶性肿瘤癌前病变患者禁用。④内分泌疾病，如糖尿病、甲状腺功能亢进等的患者禁用。⑤哺乳期不宜使用复方口服避孕药。⑥精神疾病患者不能服用避孕药。⑦不规则阴道流血或年龄大于 45 岁者避免使用。⑧年龄大于 35 岁的吸烟女性不宜长期使用。

（五）不良反应及处理

1. 类早孕反应：缺乏食欲、恶心、呕吐、乳房胀痛、头痛等，一般不需特殊处理，继续服药数个周期后不良反应会自行消失。若症状严重，则考虑更换制剂或改用其他措施。
2. 乏力、嗜睡、体重增加等，可能与孕激素有关。
3. 阴道流血：在服药期间可能发生点滴出血或者如月经量的突破性出血。如发生在前半周期，常提示雌激素剂量太小；如发生于后半周期，则常表明孕激素剂量不够，不足以维持子宫内膜。处理：可在前半周期出血时每天加用小剂量炔雌醇 5~10μg 直至该周期结束，或在后半周期出血时每天加用一片避孕药。若出血发生于近月经期，则可停药，于出血第 5 天再开始服用下一周期。

二、长效口服避孕药

长效雌激素主要为乙炔雌二醇环戊醚，简称炔雌醚。口服后很快吸收入血，并且可储存在脂肪组织中，逐渐缓慢释放以维持血液中的高浓度而起长效作用。从脂肪中释出的炔雌醚主要代谢为炔雌醇而发挥雌激素作用，与它配伍的孕激素则可有不同，从而构成不同种类的长效口服避孕药。

（一）制剂

1. 复方 18-甲基炔诺酮长效口服避孕药：左旋炔诺孕酮 6mg、炔雌醚 3mg。
2. 复方炔雌醚长效口服避孕药：炔诺孕酮 6mg、氯地孕酮 6mg、炔雌醚 3mg。

（二）给药方法

1. 首次服药在月经周期第 5 天，第二次在第 25 天（相距 20 天），以后每 30 天 1 片，即按第 2 次服药日期每月 1 片。
2. 首次在月经周期第 5 天服 1 片，隔 5 天再加服 1 片，以后每月按第 1 次服药日期服 1 片。

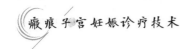
（三）效果

长效口服避孕药的作用机制主要是通过外源性甾体激素直接作用于下丘脑－垂体－卵巢轴，抑制卵泡发育及排卵。服药 1 次，可以避孕 1 个月，成功率可以达到 98％以上。

（四）适应证和禁忌证

适应证和禁忌证同短效口服避孕药。

（五）不良反应及处理

1. 类早孕反应：与短效口服避孕药相似，但比较严重，开始服药的前几个周期表现较重，反应发生时间一般在服药后 8~12 小时，因此将服药时间定于午饭后，使反应高潮恰在熟睡中，可使反应减轻。

2. 白带增多：为长效口服避孕药最常见的不良反应，多发生在 3~6 周期之后。

3. 月经改变：主要为月经量减少，一般不需要处理，如超过 2 个月无撤退性出血，则需排除是否有避孕失败。

4. 其他：胃痛、水肿、乳房胀痛、头痛、皮肤痒、色素沉着、毛发脱落等。

三、探亲避孕药

探亲避孕药为我国于 20 世纪 70 年代研究开发，适用于夫妇分居两地工作，每年 2~3 周的短期探亲假。

（一）类型

1. 炔诺酮探亲片：每片含炔诺酮 5mg。
2. 甲地孕酮探亲片：每片含甲地孕酮 2mg。
3. 速效探亲片：每片含炔诺孕酮 3mg。
4. C53 号探亲避孕片：每片含双炔失碳酯 7.5mg。

（二）给药方法

现有 4 种探亲片中，前 3 种探亲片不论月经周期时间，于探亲前一天或者当日中午起服用 1 片，此后每晚服 1 片，至少连服 10~14 天。如果需要，可以接着改服短效口服避孕药 21 片，如此则月经可能延期。其有效率均较高。C53 号探亲避孕片则在每次房事后即服 1 片，第一次于次日加服 1 片，以后每次房事后服 1 片（每天最多 1 片）。

（三）作用机制

1. 对卵巢的作用：月经早期给药可抑制排卵，使黄体退化。
2. 对子宫的作用：改变宫颈黏液，使之减少，黏稠度增加，拉丝度降低，羊齿状结晶消失等；引起子宫内膜的发育和内分泌紊乱。

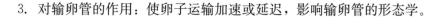

3. 对输卵管的作用：使卵子运输加速或延迟，影响输卵管的形态学。

（四）不良反应

服药可导致突破性出血、周期紊乱（缩短或延长）及经期延长。由于不是长期使用，故对机体影响较小。常见不良反应有恶心、呕吐、眩晕、乏力等。一般症状不严重，无需治疗，并且这些不良反应也大都能被服药者接受。

（五）注意事项

由于长效药物需要一次性摄入体内，量比较大，停药后可能有一定的蓄积，所以服药后有生育需求者，应当停药 3 个月至半年。

四、注射避孕针

（一）种类与用法

1. 单纯孕激素类。

（1）醋酸甲羟孕酮避孕针（depot medroxyprogesterone state，DMPA，狄波普维拉）：为晶体混悬注射液，每安瓿 150mg，每 3 个月注射一次。由于 DMPA 在体液中溶解度极低，药物从注射部位缓慢释放，因而产生长效避孕作用。

（2）庚炔诺酮避孕针（norethisterone enanthate，NET－N）：为油剂，每支 200mg，每隔 2 个月肌内注射一次。

2. 复方雌激素、孕激素类：为了克服单纯孕激素引起的月经不规则，加入雌激素后可以明显调整月经周期，提高了可接受性。但是长期使用雌激素可能的不良影响引起不少学者的顾虑。目前应用于临床的有下列几种：

（1）复方己酸孕酮避孕针（避孕针 1 号）：含己酸孕酮 50mg 与戊酸雌二醇 5mg，为我国 20 世纪 60 年代研制产品，使用较广泛。其用法有两种：一是在月经第 5 天注射 1 支，二是在月经第 5 天及第 12 天各注射 1 支。以后在每月撤退性出血开始的第 10～12 天或每 28 天注射 1 次。

（2）复方甲地孕酮避孕针：亦称美尔伊，为甲地孕酮 25mg 与 17－β 雌二醇 3.5mg 的微晶水混悬液，由我国于 1977 年研制。第一次在月经第 5 天注射 2 支，或于第 5 天及第 12 天各注射 1 支，以后每个周期第 10～12 天注射 1 支。

（3）复方庚炔诺酮避孕针：含庚炔诺酮 50mg 与戊酸雌二醇 5mg。

（4）复方甲羟孕酮避孕针：含醋酸甲羟孕酮 25mg 与环戊丙酸雌二醇 5mg，每月 1 次注射 1 支。

（二）作用机制

抑制排卵，通过影响下丘脑－垂体－卵巢轴，抑制促性腺激素的分泌，使 FSH 与 LH 峰值或排卵抑制。

（三）不良反应

1. 月经紊乱：不规则出血、月经量多、点滴出血。
2. 体重变化：主要是体内脂肪增加而非液体潴留。
3. 神经系统症状：头痛、情绪改变、神经过敏、头晕、失眠、疲乏和性欲减退。
4. 其他不良反应：恶心、呕吐、腹泻、腹胀、皮肤痤疮、皮疹、瘙痒等。

五、皮下埋植剂

皮下埋植剂是埋植于育龄妇女皮下的缓释避孕系统，皮下埋植剂均采用合成的孕激素，如左旋 18-甲基炔诺酮或地索高诺酮等。根据高分子载体的性能，其分为非生物降解皮下埋植剂和可生物降解皮下埋植剂两大类。用于临床的诺普兰特和诺普兰特Ⅱ型及中国生产的左旋炔诺孕酮硅胶棒及 2 根型甲基炔诺酮埋植剂均为非生物降解皮下埋植剂。将此管埋藏于皮下，使其缓慢地释放少量的孕激素，从而起到避孕作用。于月经周期的第 7 天以内在上臂内侧做皮下扇形插入。使用中可出现月经改变，如月经频发、出血时间长、经间期点滴出血。如在使用中途有生育需求，可随时取出，生育力迅速恢复。2 年内妊娠率仅为 0.1%，3 年内妊娠率为 0.24%。用药期间应禁用能引起肝酶活跃的药物如苯巴比妥和利福平等，因为此类药物能降低避孕药血药水平而影响避孕效果。

常用女性长效避孕方式见表 14-2。

表 14-2　常用女性长效避孕方式

类别	名称	雌激素含量（mg）	孕激素含量（mg）	剂型	给药途径
探亲避孕片	炔诺酮探亲片 甲地孕酮探亲片 炔诺孕酮探亲片 C53 号探亲避孕片	—	炔诺酮 5.0 甲地孕酮 2.0 炔诺孕酮 3.0 双炔失碳酯 7.5	片 片 片 片	口服 口服 口服 口服
长效避孕针	醋酸甲孕酮避孕针 庚炔诺酮避孕针 复方庚酸炔诺酮	戊酸雌二醇	醋酸羟孕酮 150 庚炔诺酮 200 庚酸炔诺酮 50	针 针 针	肌内注射 肌内注射 肌内注射
皮下埋植剂	左炔诺孕酮硅胶棒Ⅰ型 左炔诺孕酮硅胶棒Ⅱ型 依托孕烯植入剂	—	左炔诺孕酮 36/根 左炔诺孕酮 75/根 依托孕烯 68/根	6 根 2 根 1 根	皮下埋植 皮下埋植 皮下埋植
阴道避孕环	甲地孕酮硅胶环 左炔诺孕酮阴道避孕环 依托孕烯炔雌醇阴道环	炔雌醇 2.7	甲地孕酮 200 或 250 左炔诺孕酮 5 依托孕烯 11.7	只 只 只	阴道放置 阴道放置 阴道放置

六、紧急避孕药

（一）种类及剂型用法

1. 复方雌激素、孕激素：每片含炔诺孕酮 0.5mg＋炔雌醇 0.05mg，在无保护性生活后 72 小时内首次服用 2 片，12 小时后再重复 1 次。我国现有的短效避孕药复方 18 甲也可使用，在无保护性行为后 72 小时内即服 4 片，12 小时后再服 4 片。

2. 单纯孕激素：每片含左炔诺孕酮片 0.75mg，每次 1 片，12 小时后再服 1 次，共 2 次，左炔诺孕酮总量 1.5mg。首剂应该在无保护性生活后 72 小时内用。目前我国有专为紧急避孕应用的左炔诺孕酮片，商品名"毓婷""惠婷""安婷"，每片含左炔诺孕酮 0.75mg。单纯孕激素紧急避孕药，其不良反应比雌激素、孕激素复方制剂明显减轻。

3. 抗孕激素药物：米非司酮。在无保护性生活后 12 小时内服用米非司酮 25mg 或 100mg，可以预防 80％左右的妊娠发生。其优点是剂量小、不良反应轻而效果显著，优于左炔诺孕酮。

（二）作用机制

激素类药物的作用机制随用药时间不同而异：排卵前用药可抑制卵泡生长发育，抑制排卵或使排卵延迟；排卵后用药可干扰卵子受精或抗着床。孕卵受精后 5～6 天到达宫腔，紧急避孕药通常在同房后 48～72 小时内服用，使药物有足够的时间作用于子宫内膜，致使胚泡不能着床。一旦已经着床，则紧急避孕药物无效。

（三）不良反应及其处理

1. 恶心：与食物同时服用或睡前服用，可减少恶心。

2. 呕吐：如在服用紧急避孕药 2 小时内呕吐，应重复一个剂量。严重呕吐时也可阴道给药。

3. 对月经周期的影响：大多数妇女月经按期来潮，一些使用者可能出现下一个月经周期的改变（月经提前或者推后）。如月经延迟超过 1 周，应做妊娠试验。也可出现点滴出血症状。

4. 其他不良反应：乳房胀痛、头痛、头晕、无力等。这些症状一般不超过 24 小时。头痛或乳房胀痛可用阿司匹林或其他镇痛药对症处理。

（四）禁忌证

对已确定妊娠的妇女，不应再服紧急避孕药。如果妇女要求紧急避孕而又不能绝对排除妊娠，需详细说明可能无效后再给药。

（王晓银）

第二节　工具避孕

一、宫内节育器

宫内节育器（IUD）是一种放置在子宫腔内的避孕装置，由于初期使用的装置多是环状的，又叫宫内节育环，通常以不锈钢、塑料、硅橡胶等材料制成。不带药的 IUD 称惰性 IUD。如 IUD 加上孕激素或铜，可提高避孕效果，称为含药 IUD 或活性 IUD，是我国普遍使用的 IUD 之一。

（一）IUD 的种类和应用

1. 含铜 IUD：高效、极少感染、可长期放置（可达 15 年），但出血反应较多。

2. 含药 IUD：左炔诺孕酮 IUD（LNG－IUD－20，曼月乐），可每天缓慢释放 20μg 的左炔诺孕酮，有效期可达 8 年，具有减少出血量、治疗子宫内膜异位症等功效，但有近期不规则点滴出血和远期闭经的情况。

3. 含药铜 IUD：主要是各种带铜、吲哚美辛 IUD，可持续释放吲哚美辛，其含量在 10~25mg，具有带器妊娠率低、因症取出率低的特点。

（二）IUD 的作用机制

1. 杀精毒胚：IUD 因压迫局部可产生炎症反应，而炎症细胞有毒害胚胎的作用，同时产生大量巨噬细胞覆盖于子宫内膜，可影响受精卵着床、吞噬精子及影响胚胎发育。铜离子具有使精子头尾分离、不能获能等毒性作用。

2. 干扰着床：长期异物刺激可损伤子宫内膜及发生慢性炎症反应，产生前列腺素，改变输卵管蠕动，导致受精卵运行速度与子宫内膜发育不同步，影响受精卵着床。子宫内膜受压可激活纤溶酶原，使局部纤溶活性增强，导致囊胚溶解吸收。含铜 IUD 可长时间释放铜离子，使子宫内膜细胞代谢受干扰，影响受精卵着床及囊胚发育。

3. 含孕激素 IUD 释放的孕激素可引起子宫内膜腺体萎缩、间质炎症细胞浸润，并改变宫颈黏液性状，使宫颈黏液稠厚，不利于受精卵着床和精子穿透。这方面的作用使活性 IUD 的避孕效果进一步加强。

4. 含吲哚美辛 IUD 抑制前列腺素合成，减少放置 IUD 后的出血反应。

（三）适应证和禁忌证

1. 适用对象：已婚育龄妇女要求以 IUD 避孕而无禁忌证者，要求紧急避孕或继续以 IUD 避孕而无禁忌证者。

2. 禁用对象：妊娠或可疑妊娠者；生殖道炎症，如急、慢性盆腔炎，阴道炎，急性宫颈炎；生殖器肿瘤；宫颈内口过松、重度撕裂、重度狭窄以及重度子宫脱垂；生殖器官畸形，如子宫纵隔、双子宫、双角子宫等；宫腔深度小于 5.5cm 或大于 9cm（人工流产时、产时放置例外）；人工流产后有宫缩不良、出血多，人工流产前有反复阴道流血；可能有妊娠组织物残留或有感染，包括感染性流产，产时或剖宫产时胎盘娩出后放置；有潜在感染或出血可能；产后 42 天恶露未净和（或）会阴伤口未愈；有各种较严重的全身急、慢性疾病，如心功能Ⅲ级以上、严重贫血、血液疾病及各种疾病的急性期等；各种性病未治愈；盆腔结核。

3. 慎用对象：产后 48 小时内放置易于脱落，需慎用。产后 48 小时至产后 4 周放置，增加放置时子宫穿孔或感染的可能性，不宜放置，且含孕激素 IUD 可能通过乳汁影响婴儿，故需在产后 6 周后应用。中期妊娠引产后放置可能增加脱落的风险，宜慎用。年龄小于 20 岁未产妇可能增加脱落的风险，需慎用。严重高血压或血管疾病，糖尿病，缺血性心脏病或既往有患病史，脑卒中，高血脂，心瓣膜疾病有并发症（肺动脉高压、心房纤维颤动、亚急性细菌性心内膜炎病史或在抗凝治疗中），严重头痛或偏头痛，乳房良性疾病，乳腺癌，肝胆系统疾病，病毒性肝炎，肝脏肿瘤，地中海贫血、镰状细胞贫血、缺铁性贫血，严重痛经，良性滋养叶细胞疾病，性传播疾病或 HIV 高危或 AIDS，均需慎用。

（四）IUD 放置时期

1. 月经干净第 3~7 天内放置。

2. 月经延期或哺乳期闭经者应在排除妊娠后放置。

3. 人工流产吸宫术和钳刮术后、中期妊娠引产 24 小时内清宫术后可即时放置（可疑妊娠组织物残留、宫缩不良、出血过多或有感染可能者暂不放置）。

4. 自然流产正常行经后、药物流产两次正常月经后放置。

5. 剖宫产或阴道正常分娩胎盘娩出后及剖宫产术半年后根据情况可考虑放置。

6. 产后 42 天恶露已净，会阴伤口已愈合，子宫恢复正常者。

7. 用于紧急避孕，在无保护性生活后 5 天内放置。

（五）IUD 的不良反应及并发症

1. 不良反应。

（1）月经异常：IUD 的主要不良反应，主要表现为月经量增多、流血时间延长、点滴出血或不规则出血。

（2）腹痛：下腹及腰骶部疼痛，以及性交痛。根据发生时间，其又分为早期疼痛和延迟性疼痛、晚期疼痛。早期疼痛发生在放置过程中及放置后 10 天内，一般为生理性的。其主要是由 IUD 进入宫腔时宫颈内口的疼痛感受器受到机械刺激，宫体受到机械和化学性作用产生的痉挛样疼痛和宫底部的疼痛。也可能是受术者精神紧张，痛阈降低。晚期疼痛则持续时间超过 10 天。

（3）白带增多：主要是由子宫内膜受到刺激产生无菌性炎症引起，大多能逐渐减少，无需治疗。

2. 并发症。

（1）出血：术中出血可及时使用止血药及宫缩剂，放置后数天出血，则及时止血、抗感染治疗等。人工流产的同时放置 IUD 后出血，多有组织残留，需及时诊断性刮宫，加强抗生素使用。

（2）术中子宫穿孔：应及时停止操作，单纯性子宫穿孔可抗感染治疗及使用宫缩剂保守治疗，穿孔较大或 IUD 到盆腹腔时，则必要时需腹腔镜或剖腹探查。

（3）心脑反应综合征：在放、取 IUD 时或术后数小时内出现心动过缓、心律失常、血压下降、面色苍白、头晕、胸闷，甚至呕吐、大汗淋漓，严重者可发生昏厥、抽搐等，可能由受术者过度紧张、宫口过紧、手术者操作粗暴或 IUD 压迫等因素刺激迷走神经反射引起。症状明显者，立即静脉缓注阿托品 0.5mg。如放入 IUD 后症状持续，需取出 IUD。术前、术时阿托品 0.5mg 肌内注射可能预防。

（4）术后感染：术前无生殖器官炎症，放器后 1 周内出现腰酸、下腹疼痛、出血、阴道分泌物混浊有臭味、体温升高等。严重感染时，子宫增大、附件增厚压痛，盆腔炎时伴炎性包块。败血症时可出现全身中毒症状。血常规发现白细胞计数增高、中性粒细胞比例增高，应立即选用抗生素治疗。

（5）铜过敏：可出现皮疹、全身瘙痒等表现，应及时取出 IUD，并进行抗过敏治疗。

（6）IUD 异位：如部分或完全嵌顿于子宫肌层，或已在子宫外如盆腔、腹腔，应选择合适的手术方法及时取出 IUD，如经阴道取出、经阴道后穹隆取出、腹腔镜取出和剖腹取出等。

（7）IUD 断裂、变形、脱结：必要时及时取出 IUD。

（8）IUD 尾丝消失：可通过辅助检查确定 IUD 的位置，如位置正常，可继续放置，如位置异常，则需及时取出。

二、阴茎套

阴茎套又称为"男用避孕套"，为乳胶制成的袋状避孕工具。性交时套在男性阴茎上，可阻断精液进入阴道及宫腔。

1. 适应证：适用于各年龄的育龄人群，可以预防性传播疾病。

2. 禁忌证：对乳胶过敏的人群、不能保持阴茎勃起的男性。

（王晓银）

第三节　绝育手术

一、输卵管的解剖和生理

输卵管为卵子与精子相遇结合的场所。输卵管本身也直接受卵巢内分泌激素的作

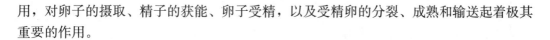

用，对卵子的摄取、精子的获能、卵子受精，以及受精卵的分裂、成熟和输送起着极其重要的作用。

（一）位置

输卵管为一对细长而弯曲的管道，内侧与宫角相通连，外端游离，开口于腹腔，与卵巢接近，全长 8～14cm。左右输卵管各位于子宫一侧，由子宫底外侧角向外平行伸展，先达卵巢的子宫端，再沿卵巢系膜缘上行至卵巢的输卵管端，呈弓形覆盖于其上，然后向下向内行，终止于卵巢的游离缘及其内侧面上部。左侧输卵管与小肠、乙状结肠相邻。右侧输卵管与小肠、阑尾接近。输卵管的活动度较大，随子宫位置的改变而移动的同时，自身亦能因蠕动和收缩而变位。

（二）形态

输卵管可分为四部分：①间质部（壁内部），又称为输卵管角部，为输卵管位于子宫肌壁内的部分，长约 1cm，走行迂回曲折。管腔很细，直径仅为 0.5～1.0mm。此段输卵管具有明显的环形肌肉，其黏膜皱襞少、最矮。当肌肉及黏膜充血时，间质部的管腔可以闭合。②峡部，为间质部外侧的一段，直而短，占据输卵管内侧 1/3，长 2～3cm，壁厚而腔窄，是输卵管各段中肌层最厚的部分，其管径 0.23～2.00mm。黏膜皱襞矮且较少，与管腔走行基本一致。此段为输卵管结扎时较为适宜的选择部位。③壶腹部，由峡部向外延伸的膨大部分，5～8cm，占输卵管全长的 1/2 以上。壶腹部管形弯曲，管壁薄，管腔宽大，直径可达 1cm 以上，黏膜最厚，皱襞最多。④漏斗部或伞部，输卵管壶腹部往外逐渐膨大呈漏斗状，为输卵管的末端。开口于腹腔，即输卵管腹腔口。游离端的漏斗周边有多个放射状的不规则突起，称为输卵管伞，其内表面覆盖有黏膜。伞的长短不一，一般为 1.0～1.5cm，有"拾卵"的作用。其中最长的一个伞，向内移行接触于卵巢的输卵管端。漏斗部肌肉最薄，在其上皮内有大量血管。

（三）结构

外层为浆膜层，为腹膜的一部分，即阔韧带上缘内侧 2/3 部分覆盖在输卵管上，形成输卵管浆膜。输卵管与卵巢及卵巢固有韧带之间的阔韧带部分统称为输卵管系膜，其中含有丰富的血管、淋巴管和神经纤维。其内有子宫动脉的卵巢支纵行分支，对营养卵巢具有重要的作用。因此，在结扎输卵管时应注意选择无血管区或少血管区，尽量采用不损伤系膜血液循环的输卵管夹绝育术，或抽芯近端包埋法。中层为平滑肌层。内层为黏膜层，壶腹部的黏膜最厚、皱襞最多，峡部较少，而间质部则更少。当输卵管发生炎性渗出时，渗出物不易引流和排尽，易转为慢性，使之闭锁。

二、各种绝育手术

（一）小切口腹式输卵管绝育术

1. 适应证：自愿接受绝育手术作为节育措施的已婚妇女，且无禁忌；因某些疾病而不宜妊娠的妇女，如心脏病、心功能不全、慢性肝肾疾病伴功能不全；患有某种遗传病，不宜生育，自愿要求绝育者。

2. 禁忌证：存在感染，如急、慢性盆腔炎或附件炎不能进行结扎术；腹壁皮肤感染或严重皮肤病，应在彻底治愈后再行手术；原有盆、腹腔手术广泛粘连者不宜手术；各种全身性急性传染病；全身情况虚弱，不能耐受手术者，如严重贫血或凝血功能障碍；心、肝、肾疾病的急性期或伴有明显的功能衰竭，需经治疗，待一般情况好转后再行手术；严重的神经官能症（癔症）或有癫痫病史；24 小时内体温两次超过 37.5℃者暂缓手术。

3. 手术时机：选择月经前半期为宜，以月经干净后 3~7 天较为合适，须排除术前受孕、异位妊娠的可能。哺乳期需排除妊娠。宫腔操作术后、人工流产术后和取环术后，可立即或在 72 小时之内行结扎术。不可先行输卵管结扎术而后行宫腔操作，以免因取环困难或出现人工流产术并发症而再次行开腹手术。

4. 手术方法：最常用的为抽芯近端包埋法，选择输卵管峡部系膜血管稀疏处，将生理盐水或 0.5% 普鲁卡因注入浆膜下，使其膨胀，利用水压分离输卵管浆膜，同时使系膜中血管远离输卵管。然后在输卵管峡部平行切开，游离 2~3cm 输卵管管芯，以两钳相距 1.5~2.0cm 分别钳夹管芯，切除一段输卵管，结扎输卵管远、近断端。缝合输卵管浆膜切口，将近端包埋于系膜内，远端缝扎留于浆膜外，暴露在盆腔。由于两断端分离均结扎，复通机会减少，近端包埋，卵泡进入近端输卵管的机会甚微，所以避孕成功率高，失败率仅为 0.2%~0.5%。另外，输卵管系膜血管基本无损伤，可以减少术后并发症。其主要缺点为操作较为复杂。

5. 并发症。

（1）术中并发症：膀胱损伤、肠道损伤、输卵管断裂或系膜血管、卵巢门血管损伤出血。

（2）术后并发症：出血及血肿、感染、输卵管结扎术后腹痛、腹壁伤口慢性感染、神经官能症、输卵管结扎术失败。

（3）预防：充分咨询，行告知义务，掌握适应证，充分做好术前准备，选择合适手术时机，术中抬高臀部，充分麻醉，熟悉解剖层次，严格无菌操作，操作轻柔，严禁粗暴，术毕仔细检查有无出血或血肿形成等。

（二）经阴道穹隆切开输卵管绝育术

经阴道前或后穹隆切开进入腹腔，行输卵管结扎为绝育术的手术途径之一。其因容易发生器官损伤、术后盆腔感染率高，已逐渐被小切口腹式输卵管绝育术替代，仅在施行会阴或阴道前后壁修补术的同时可经阴道前或后穹隆切开结扎输卵管，而不作为一种常规的输卵管绝育手术方式。

（三）腹腔镜绝育术

1. 适应证：健康育龄妇女知情选择，自愿要求做绝育术而无禁忌证；因某种疾病不宜妊娠的妇女，且无禁忌证。

2. 禁忌证：多次腹部手术史或腹腔广泛粘连；急性盆腔炎或全腹膜炎；过度肠胀气、肠梗阻；腹壁疝、膈疝、食管裂孔疝、脐疝、腹股沟疝等各部位疝病史；有血液病或出血倾向；严重精神、神经障碍或癔症；严重心血管疾病和肺功能障碍者，当腹腔内充气后有发生呼吸困难，甚至心脏停搏的风险；过度肥胖。

3. 手术时机：一般为月经干净后 3~7 天，取环后及早孕人工流产术后较为合适，产褥期、中孕引产、妊娠超过 3 个月以上的流产术后，则不宜进行腹腔镜绝育术。

4. 手术方法：因单极电凝绝育术常有邻近器官损伤，目前已弃用。而双极电凝绝育术只能靠医师肉眼观察组织颜色来判断使用的热能，无法正确控制电凝的强度和深度。目前常采用：①内凝绝育术，其将双极电凝抓钳两叶中的一叶改为金属加热片（其内为一电阻丝），另一叶则仅用于钳夹输卵管组织，通电后在两叶间产生渗透性热能。所需温度可以在 90~120℃ 范围内选择，所用温度可在内凝器温度表上显示。另外，内凝时间通过内置的同步定时器每隔 5 秒发声，以脚踏触发开关。通过温度表和加热周期的声响信号提供内凝的温度和时间信息。操作方法：用鳄鱼嘴钳分别内凝距子宫 2~3cm 处的输卵管两点，每点凝固区为 4mm，取下鳄鱼嘴钳，用钩剪切断凝固区。此法失败率为 0.2%。②套环绝育术：环用特制硅橡胶制成，内含 5% 硫酸钡（可在 X 线下显影），环内径为 1mm，外径为 3.5mm，厚 2.2mm，具有 100% 弹性记忆，可扩张至 6mm。需用特制的双圆筒形套环器放置，其外筒短于内筒 5mm，外筒可推至与内筒齐平，筒内装有输卵管钩。钩在操纵下可伸出或缩入筒内。把特制的塑料圆锥形扩张器的尖端套上硅胶环，其底部套进装环器的内筒，然后把硅胶环逐次压向圆锥底部，使其套于套环器的内筒上。常选宫角外 3cm 的输卵管峡部进行套扎。将输卵管钩推出达峡部，将输卵管稍提起形成输卵管袢，然后回缩输卵管钩将硅胶环束于其上。此法比较简单，失败率为 0.33%。③输卵管夹绝育术：用特殊放置器将输卵管夹在腹腔镜下置于输卵管上，以达绝育目的。此方法的失败率较高，为 2.7%~5.5%，局部异物反应也较明显。

5. 并发症。

（1）术中、术后近期并发症：出血、环或夹脱落、手术失败（未能完成手术）。

（2）术后远期并发症：月经改变、术后感染（包括发热和伤口感染）、慢性盆腔疼痛、手术失败再次妊娠、粘连。

（3）预防：充分咨询，行告知义务，掌握适应证，充分做好术前准备，选择合适的手术时机，充分麻醉，熟悉解剖层次，严格无菌操作，操作轻柔熟练，严禁粗暴，术中冲洗腹腔或使用防粘剂，术毕仔细检查有无出血或血肿形成等。

（王晓银）

主要参考文献

[1] 张巧. 妇幼健康知识科普丛书：避孕指导手册［M］. 北京：人民卫生出版社，2021.

［2］谢幸，孔北华，段涛. 妇产科学［M］. 9 版. 北京：人民卫生出版社，2018.

［3］魏丽惠，戴钟英，顾美皎. 临床妇产科学［M］. 北京：人民卫生出版社，2022.

［4］Hoffman B L，Schorge J，Bradshaw K，et al. Williams Gyencology［M］. 陈春玲，主译. 北京：科学技术文献出版社，2016.

第十五章　瘢痕子宫妊娠的血液管理

三孩生育政策实施后，高龄产妇不断增多，高龄合并瘢痕子宫妊娠会造成产后出血率上升。对此类患者实行高效、合理的血液管理（patient blood management，PBM）对于改善妊娠结局至关重要。PBM 以患者为中心，遵循预防为主和循证医学的原则，应用多学科技术和方法，使可能需要输血的患者获得最佳治疗和良好结局。PBM 有三大要素：①采取一切合理措施，优化患者自身血容量和红细胞总量；②将患者失血量降至最低；③优化和利用患者对贫血的生理耐受能力。对瘢痕子宫妊娠患者实施 PBM，积极预防和治疗产后出血，降低孕产妇死亡率是本章的重点讨论内容。

第一节　孕产期血液循环系统生理特征

一、血容量和子宫血流量

孕妇血容量于孕 6～8 周开始增加，孕 20 周后增长迅速，孕 32～34 周达到峰值，此后维持此水平直至分娩。孕期血容量较非孕期平均增加 35%～50%，其体液也逐渐潴留于组织间，形成高血容量特征。但孕期血容量增加以血浆增加为主，红细胞计数增加低于血浆增加，故孕期可出现生理性血液稀释。孕期子宫血管扩张、增粗，子宫血流量增加，以适应胎儿-胎盘循环需要。孕早期子宫血流量为 50mL/min，主要供应子宫肌层和蜕膜；妊娠足月时子宫血流量为 450～650mL/min，其中 80%～85% 供应胎盘。

二、血液成分变化

1. 红细胞：孕期骨髓不断产生红细胞，网织红细胞轻度增生。由于血液稀释，红细胞计数约为 360 万/mm^3，血红蛋白（Hb）为 110g/L，血细胞比容降至 31%～34%。

2. 白细胞：从孕 7 周起开始增加，至孕 30 周时达高峰，约 10000/mm^3，有时可达 15000/mm^3。主要为中性多核细胞增加，淋巴细胞增加不多，而单核细胞和嗜酸性粒细胞几乎无改变。产后 1～2 周内白细胞水平恢复正常。

3. 血小板：孕期由于血小板破坏增加、血液稀释或免疫因素等，可导致血小板减少，部分孕妇在孕晚期会进展为妊娠期血小板减少症。血小板数量减少，但血小板功能增强，以维持止血。血小板计数多在产后 1～2 周恢复正常。

4. 凝血因子：妊娠期静脉血液瘀滞、血管壁损伤均导致孕期血液处于高凝状态。

凝血因子Ⅱ、Ⅴ、Ⅶ、Ⅷ、Ⅸ、Ⅹ均增加，仅凝血因子Ⅺ、Ⅻ降低。孕晚期凝血酶原时间（prothrombin time，PT）、活化部分凝血活酶时间（activated partial thromboplastin time，APTT）轻度缩短，凝血时间无明显变化。产后2周凝血因子水平恢复正常。

5. 血浆蛋白：血浆总蛋白由于血液稀释从孕早期即下降，至孕中期为6.0～6.5g/dL，主要是白蛋白减少，约为3.5g/dL，以后持续此水平直至分娩。血浆纤维蛋白原比非孕期可增加约50%，孕晚期可达400～500mg/dL。孕期纤维蛋白溶酶增加，优球蛋白溶解延长，表明纤溶活性降低，分娩后纤溶活性迅速增高。

（肖洁）

第二节　瘢痕子宫妊娠围手术期血液管理

一、输血原则

输血需符合《全血和成分血使用》（WS/T 623—2018）中提出的输血原则：①不可替代原则；②最小剂量原则；③个体化输注原则；④安全输注原则；⑤合理输注原则；⑥有效输注原则。

二、术前优化Hb水平，降低输血风险

对孕期Hb正常值迄今尚未达成共识。WHO对妊娠合并贫血的定义为Hb小于110g/L，并且根据Hb水平，将妊娠合并贫血分为轻度贫血（Hb为100～109g/L）、中度贫血（Hb为70～90g/L）和重度贫血（Hb小于70g/L）。ACOG和英国血液学标准委员会将孕早期妊娠合并贫血定义为Hb小于110g/L，孕中期为Hb小于105g/L，而产后为Hb小于100g/L。

国内多中心研究显示，在中心城市的三甲医院，孕期铁缺乏和缺铁性贫血发病率仍较高。孕期女性铁缺乏发病率为48.16%，即使孕期服用过铁剂，缺铁性贫血发病率仍高达5.08%～20.89%。川渝地区孕产妇缺铁性贫血发病率约为5.01%。NATA共识声明《患者血液管理、止血和血栓进展网络》推荐，对于孕期Hb小于70g/L，或贫血症状明显的孕产妇，可采取静脉输注红细胞的治疗措施。产科机构应制定围产期红细胞输注指南，对不存在活动性出血但是有输血指征的孕产妇，应首先输注红细胞悬液1U（含铁量约240mg），然后对孕产妇进行临床评估和Hb检测，以确定进一步输血需求。可考虑同时静脉输注铁剂或使用刺激红细胞生成药物，达到补足机体铁储存或促进红细胞生成，减少临床输血量的目的。中华医学会围产医学分会的《妊娠期铁缺乏和缺铁性贫血诊治指南》强调初次产前检查应筛查Hb及铁蛋白，孕期Hb小于110g/L，应筛查贫血原因；非贫血孕妇如果血清铁蛋白小于30μg/L，需及时治疗。

三、术中预防或减少出血的方法

1. 联合使用药物：缩宫素是预防产后出血最常用的药物，被全球各国的临床指南作为一线预防用药推荐。联合使用缩宫素和麦角新碱预防高龄且有产后出血高危因素的人群发生产后出血。

2. 综合考虑使用压迫缝合、宫腔填塞、盆腔血管结扎、介入治疗等手段减少出血。目前临床多采用介入方法治疗胎盘植入性疾病，主要包括子宫动脉栓塞术及腹主动脉、髂总动脉和髂内动脉球囊阻断术等。产前和产时行预防性子宫动脉栓塞术属于主动治疗，产后大出血时行子宫动脉栓塞术为被动补救治疗，应综合考虑胎盘植入性疾病的严重程度，结合术中具体情况选择治疗时机。

四、成分血输注指征及时机

孕产妇处于活动性出血期间推荐使用限制性输血策略，治疗目标为维持 Hb 为 70～90g/L。急性出血患者发生大量出血时，应对患者用等渗晶体液或胶体液扩容后再输注红细胞。如预估出血量大于 1500mL，出现消耗性凝血功能异常，甚至弥散性血管内凝血（disseminated intravascular coagulation，DIC），需在输注红细胞的基础上，适当输注血小板和凝血因子。

1. 红细胞：红细胞的功能是提高血液携氧能力，缓解缺氧引起的临床症状。每200mL 全血可制备 1U 红细胞。悬浮红细胞因血细胞比容适中（0.50～0.65），输注过程较为流畅，是临床最常用的红细胞品种。去白细胞悬浮红细胞因去除几乎所有白细胞，可降低非溶血性发热反应和病毒感染风险（巨细胞病毒、人类 T 淋巴细胞白血病病毒等）。红细胞输注剂量取决于失血量、失血速度及组织缺氧情况。由于孕期循环血容量增加，其出现低血容量休克时，临床症状和体征可能不明显，如只对其 Hb 或血细胞比容进行检测，往往不能真实反映实际失血量。推荐以临床表现作为输血需求的主要判断依据，并结合阴道血液收集袋或吸血纱布称重法得到的失血量进行综合判断：①若出血量小于 1000mL，脉搏和血压常可维持在正常范围；②若出血量为 1000～1500mL，则可见收缩压略有下降，并出现心动过速、呼吸急促等临床表现；③若收缩压小于80mmHg，出现心动过速、呼吸急促和精神状态改变，且呈持续恶化状态，则提示其出血量已经大于 1500mL。红细胞按照 ABO 同型且交叉配血相容性原则进行输注。

2. 血浆：血浆用于补充凝血因子，预防或治疗凝血因子缺乏引起出血或出血倾向。血浆包括新鲜冰冻血浆（fresh frozen plasma，FFP）、单采新鲜冰冻血浆、病毒灭活新鲜冰冻血浆、普通冰冻血浆、病毒灭活冰冻血浆、去冷沉淀血浆几个品种。其中 FFP在全血采集后 6～8 小时内分离制备，−20℃以下保存，含有全血中所有血浆蛋白和凝血因子；普通冰冻血浆是 FFP 保存 1 年后或全血采集 8 小时后分离的血浆，缺乏不稳定的凝血因子（Ⅴ因子、Ⅷ因子）。血浆输注宜参考凝血功能检测结果及临床出血情况：PT 大于正常范围均值的 1.5 倍和（或）APTT 大于正常范围上限的 1.5 倍或国际标准化比值（international normalized ratio，INR）大于 1.7 的孕妇，如合并胎盘早剥、羊水栓塞等情况应尽早静脉输注 FFP，剂量为 12～15mL/kg；对预估出血量大于 1500mL

或出现机体失血相关症状且进行性加重者，因机体已消耗大量凝血因子，可能导致消耗性凝血功能异常，甚至 DIC，故在输注红细胞的基础上，即使其凝血功能检测结果尚未获得，也应及时补充 FFP。血浆按照交叉配血次侧相容性原则输注，优先选择 ABO 同型血浆。

3. 冷沉淀：冷沉淀是 FFP 1~6℃ 融化后，提取的冷不溶解物质，主要含有Ⅷ因子、ⅩⅢ因子、血管性血友病因子及纤维结合蛋白，主要适用于纤维蛋白原缺乏引起的出血，也可用于无特异性浓缩制剂使用时的Ⅷ因子缺乏症、ⅩⅢ因子缺乏症、血管性血友病、纤维蛋白异常及纤维蛋白原缺乏症，也可用于大量输血、DIC 以及其他治疗方法无效的尿毒症出血。但注意：有特异性浓缩制剂可供使用时冷沉淀不宜作为首选治疗方案。输注指征：纤维蛋白原水平小于 2g/L，或血栓弹力图（thrombelastograghy，TEG）显示 K 值延长、α 角缩小并伴有明显出血时可输注冷沉淀。冷沉淀按照交叉配血次侧相容性原则输注，优先选择 ABO 同型冷沉淀。

4. 血小板：血小板用于预防或治疗因血小板数量减少或功能异常而引起的出血或出血倾向，适用于血小板数量减少或功能异常引起的凝血功能障碍。血小板包括单采血小板、浓缩血小板、混合浓缩血小板三个种类。单采血小板采用血细胞分离机从单个献血者循环血液中采集，具有可降低同种免疫反应发生率的优势，加之纯度高（血小板含量大于或等于 2.5×10^{11} 个/治疗剂量），是临床上最常见的血小板品种。输注一个治疗剂量，通常提升血小板（20~30）$\times 10^9$/L。但孕产妇处于活动性出血时，血小板的输注剂量取决于孕产妇的出血情况及止血效果。血小板按照 ABO 同型原则输注，出血危及生命且无同型血小板时，可考虑输注次侧相容性血小板。

5. 血液成分的输注速度：血液成分的常规输注速度见表 15-1，但发生产科出血时，血液成分应根据失血情况加速输注，不应拘泥于常规输注速度。

表 15-1 血液成分的常规输注速度

血液成分	常规输注速度
红细胞	取血后尽快开始输注（30 分钟内），最初 15 分钟，1~2mL/min，随后以患者能承受的最快速度，约 4mL/min（240mL/h），于 4 小时内完成
血浆、血小板	取血后尽快开始输注（30 分钟内），最初 15 分钟，2~5 mL/min，随后以患者能承受的最快速度，约 5 mL/min（300mL/h），于 4 小时内完成

五、术前备血方案

产科急诊手术率高，产科急诊手术输血率为 12.3%，高龄产妇急诊手术输血率可达 16.09%。且多次妊娠过程致母胎血型不合引起母体出现免疫应答，产生血型同种不规则抗体，导致交叉配血不合，极易发生临床备（供）血不足的情况。须选择无相应不规则抗体对应抗原的红细胞才能保证孕产妇的手术（输血）安全。以产科主要并发症为分类依据，计算不同并发症（组）剖宫产手术输血率、人均红细胞输注量、输血指数（transfusion index，TI）等指标，参照文献方法及大出血风险，结合产科实际情况制订本院产科备血方案，具体备血建议见表 15-2。

表 15－2　出血高危孕产妇术前备血建议

临床情况	术前备血建议
常规剖宫产术前（包括瘢痕子宫）	悬浮红细胞 2U
瘢痕子宫合并边缘性前置胎盘或完全性前置胎盘无肌层植入/粘连	悬浮红细胞 3U，同时备血浆制剂
瘢痕子宫合并完全性前置胎盘伴肌层植入/粘连，或重度子痫前期	悬浮红细胞 4~6U，同时备血浆制剂
预计出血超过 1 个自身血容量或合并血小板减少	增加备单采血小板 1 个治疗量
不规则抗体阳性或稀有血型患者	分娩前或手术前 1~3 天备血，建议积极采用自体输血等血液保护技术

注：若合并妊娠期贫血，可视贫血程度增加备血量。

六、大量输血指导方案

大量输血是指 24 小时内静脉输注大于或等于 10U 红细胞，或 1 小时内静脉输注 4U 红细胞后，还需要继续输注成分血液，或输血量超过受血者自身血容量 1 倍以上。目前推荐大量输血的方案为采取模拟全血置换措施，静脉输注固定比例的红细胞、FFP 及血小板。如按国内血液成分剂量为红细胞 10U、FFP 1000mL、血小板 1 个治疗量的比例输注，即输血比例（红细胞：FFP：血小板）为 1：1：1。对于疑诊为 DIC 的产妇，应考虑采取输注冷沉淀补充凝血因子和（或）纤维蛋白原。术中及时监测血常规、凝血功能、血栓弹力图指导输血。

七、输血过程监测（血栓弹力图的应用）

血栓弹力图是反映血液凝固动态变化（包括纤维蛋白的形成速度、溶解状态和血凝块的坚固性、弹力度）的指标，能够评估凝血功能并记录血小板和纤维蛋白凝固级联反应的全过程。产科出血凶猛，止血困难，发展迅速，短时间内患者即可能进入休克状态。常规的凝血功能检查耗时长，缺乏动态性，不能直接反映凝血功能障碍的原因，而血栓弹力图能弥补这些不足，能完整、动态、快速、直观地提供凝血、纤维蛋白、血小板功能等信息，提示凝血功能障碍的可能原因，更准确地反映患者孕产期间的凝血功能变化，为产科出血的临床诊疗和成分输血提供精准的依据。血栓弹力图结果分析及治疗建议见表 15－3。

表15-3 血栓弹力图结果分析及治疗建议

参数	参考值	检测值	凝血问题	建议治疗
R 时间	5~10分钟	<4分钟	酶动力型高凝	抗凝治疗
		11~14分钟	凝血因子型低凝	2U FFP 或 8mL/kg
		>14分钟	凝血因子型低凝	4U FFP 或 16mL/kg
α 角	53°~72°	<45°	纤维蛋白原型低凝	冷沉淀或纤维蛋白原制品
MA 值	50~70mm	46~54mm	血小板型低凝	0.3μg/kg DDAVP
		41~45mm	血小板型低凝	5U 血小板悬液
		≤40mm	血小板型低凝	10U 血小板悬液
		≥73mm	血小板型高凝	抗血小板治疗
		R 时间<4分钟和 MA>73mm	酶动力型和血小板型高凝	抗凝+抗血小板治疗
LY30	0~7.5%	≥7.5%，$CI<1.0$	原发性纤溶亢进	抗纤溶治疗
		≥7.5%，$CI>3.0$	继发性纤溶亢进	抗纤溶+抗凝治疗
		<7.5%，$CI>3.0$	血栓前状态	抗凝+抗血小板治疗
肝素酶对比		$R_{普通杯} - R_{肝素酶杯} > 2$ 分钟	肝素残留	使用鱼精蛋白（50~100mg）

八、输血不良反应

输血既可挽救患者的生命，但也可能因输血反应导致患者损伤甚至死亡。医护人员应能正确识别输血不良反应类型并及时处理。常见输血不良反应的识别及防治见表15-4。

表15-4 常见输血不良反应的识别及防治

类型	病因	临床表现	防治方法
急性输血不良反应（<24 小时）：免疫性			
急性溶血性输血反应	红细胞不相容	寒战、发热、血红蛋白尿、低血压、伴少尿的肾衰竭、出血、背部疼痛、沿输注静脉走行的局部疼痛、焦虑	停止输血；补液及应用利尿剂，维持患者尿流率大于1mL/(kg·h)；镇痛药；低血压患者应用升压药
非溶血性发热反应	血液储存过程中白细胞释放的可溶性细胞因子或针对献血者白细胞的抗体	发热、畏寒、寒战、头痛、呕吐	输注去白细胞血液；曾多次发生发热反应者，输血前可使用退热剂（对乙酰氨基酚，不用阿司匹林）

续表15—4

类型	病因	临床表现	防治方法
过敏性输血不良反应	针对献血者血浆蛋白的抗体（极少见，包括IgA、结合珠蛋白、C4）	低血压、荨麻疹、血管性水肿、支气管痉挛、哮鸣音、腹痛	停止输血；静脉补液，肾上腺素，抗组胺药，糖皮质激素，β₂受体激动剂；对于有输血过敏史患者，输血前半小时可使用抗组胺药物；血液成分特殊处理，必要时输注去除IgA的血液成分
输血相关急性肺损伤	献血者体内白细胞抗体和血液成分中的其他白细胞活化媒介	低氧血症、呼吸窘迫、低血压、发热、双侧肺水肿	支持疗法，直至康复；相关献血者应延期献血
急性输血不良反应（<24小时）：非免疫性			
循环超负荷	容量负荷过度	呼吸困难、端坐呼吸、咳嗽、心动过速、高血压、头痛	立位，给氧，静脉给予利尿剂；放血疗法
非免疫性溶血	血液的物理性或化学性破坏（加热、冰冻、血液中加入溶血性药物或制剂）	血红蛋白尿、血红蛋白血症	识别并消除由血液成分管理不当导致溶血的因素
低钙反应（枸橼酸盐中毒）	快速输注枸橼酸盐（大量输注含枸橼酸盐的血液，枸橼酸盐螯合血液中的钙离子，使血清中游离钙离子降低）	感觉异常、麻木、手足抽搐、心律失常	停止输血或减慢输血速率，根据监测结果补钙
低体温	快速输注冷藏血液	心律失常	采用血液加温器
凝血功能障碍	患者出血、凝血过程中丢失或消耗凝血因子及血小板，或大量输注血液制品，或大量输注晶体液等稀释	全身多处渗血	及时输注新鲜冰冻血浆和冷沉淀，必要时输注血小板
酸碱平衡失调	随着血液保存时间延长，生成乳酸增加，大量输注时，可导致机体酸碱平衡失调	心率增快、腹痛等	使用碳酸氢钠治疗
迟发性输血不良反应（>24小时）：免疫性			
迟发性溶血性输血反应	红细胞抗原回忆反应	发热、血红蛋白尿、最近的血型意外抗体筛查出现阳性、轻度黄疸	避免不必要的输血，输注相应抗原阴性的血液
迟发性输血不良反应（>24小时）：非免疫性			
铁过载	依赖输血的患者多次输血必然随之输入大量铁	糖尿病、肝硬化、心肌病	铁螯合剂

（肖洁）

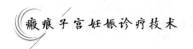

第三节　自体输血在瘢痕子宫妊娠中的应用

一、自体输血的定义及分类

自体输血是指患者本人预先贮存、术前采集、失血回收的自身血液，在术中或术后回输给患者的输血方法。自体输血分为贮存式自体输血、稀释式自体输血、回收式自体输血。

（一）贮存式自体输血

术前或分娩前采集患者全血或血液成分贮存在输血科（血库），需要时再将血液回输给本人的输血方法。除了常规采集全血外，还可以通过分离技术将患者血液分离为浓缩红细胞、贫血小板血浆（platelet-poor plasma，PPP）、富血小板血浆（platelet-rich plasma，PRP）三种成分。单独采集应用，可提高自体血的使用效率。

（二）稀释式自体输血

手术开始前，采集患者部分血液的同时补充晶体液和（或）胶体液，以维持血管内血容量稳定，于术中或术后再将采集的血液回输给本人的输血方法。

（三）回收式自体输血

将患者失血经血液回收设备滤过、洗涤、浓缩等程序处理后再回输给本人的输血方法。

二、自体输血的产科实践

（一）贮存式自体输血实践

孕期母体血容量显著增高，在孕 32～34 周达最高峰，平均约增加 1500mL，所以孕期采血对胎儿和孕妇是安全可行的，并且在 3 周时间内能贮存多达 1200mL 的备血。因而从理论上来看，贮存式自体输血对于减少或避免孕产妇的异体血输注应该十分有效，值得在临床上广泛应用。但实际上，目前术前贮存式自体输血在产科运用非常有限，主要基于以下原因：①孕妇常存在不同程度贫血；②即使是出血高危孕妇，产前也较难判断是否需要围产期输血；③产科大出血的发生多数难以预料；④很难准确预测分娩日期（即使是剖宫产）。由此导致术前贮存的自体血液废弃率较高，并非所有贮存了自体血的孕妇到最后都进行了自体血回输，自体血废弃率为 20％～50％，甚至有报道高达 80％以上。因此，2004 年英国国家输血委员会和英国国家血液服务机构，2015 年英国皇家妇产学院均已不推荐产妇分娩前实施贮存式自体输血。但是对某些存在不规则抗体阳性或稀有血型孕妇，有前置胎盘、胎盘植入或其他因素导致围产期有大出血风险的高危孕妇，贮存式自体输血还是有明显的临床意义。《临床输血技术规范》指出，对于稀有血型患者，建议采用自身输血等方法。目前文献报道的稀有血型孕妇主要采用传统自体全血的储血模式，于分娩前 1～5 周开始采血，每次采集 200mL 或 400mL，根据预计出血情况，间隔 1 周再次采血。该方法存在一定的缺陷：①一次采集获得的红细胞含量较少，凝血因子、血小板等其他血液成分难以有效保存；②多次采血穿刺增加孕妇的不适感，同时血液保存时间相对较短；③节约异体血的能力有限。相比传统采集自体全血，术前单采自体成分血可以在预产期前 2 周一次采集大量的浓缩红细胞和自体血小板，为稀有血型患者、配血困难患者等提供了一条可以依赖的快速大量自体备血途径。

（二）稀释式自体输血实践

由于孕妇本来存在生理性血液稀释及容量高负荷，采用稀释式自体输血有可能引起孕妇心力衰竭或胎盘功能不全，更重要的是稀释式自体输血的本身价值和节约异体血效果十分有限，不推荐其在产科的运用。

（三）回收式自体输血实践

回收式自体输血又称术中回收式自体输血（intraoperative cell salvage，IOCS），指将患者手术过程中的失血（主要是术野血）经回收设备过滤、浓缩和洗涤等程序处理后获得的红细胞回输给患者本人。该方法在骨科、心脑血管科等是一个成熟的技术，在欧美国家的产科领域亦广泛应用，然而中国的产科领域曾因担忧羊水污染引起羊水栓塞而限制其广泛应用。去白细胞滤器通过过滤和吸附作用，不仅可以去除回输血中的微聚体，还可以有效清除白细胞、板层小体、脂肪和胎儿鳞状上皮细胞等。目前现代智能血液回收机联合去白细胞滤器被认为可有效去除绝大部分污染物，因此近几年相关报道中，我国剖宫产术中回收式自体输血已广泛应用，没有出现羊水栓塞和其他致命性不良事件的报道。且有多篇文献认为在出血高风险产妇剖宫产术中应用回收式自体输血，对产妇的血常规、凝血功能、肝肾功能影响较小，且保持循环稳定，同时可缓解血源紧张。包括中华医学会麻醉学分会在内的多个国内外学术组织均发布指南解除回收式自体输血在产科手术中的禁忌。由于存在 Rh 同种免疫风险，对于尚未被 D 抗原致敏的 RhD 阴性血型产妇应慎用回收式自体输血。但如果胎儿的生父是 RhD 阴性血型或本次孕育的胎儿也为 RhD 阴性血型或产妇已经产生抗-D，则不存在 Rh 同种免疫问题。

三、产科术中回收式自体输血操作实施

（一）适应证

大不列颠和爱尔兰麻醉科医师学会、英国皇家麻醉科医师学会和美国血库协会都推荐针对产科患者在下列情况考虑回收式自体输血：预计失血量大于 1L 或超过患者全身血容量的 20%，不能获得交叉配血相容的血液；患者不愿意接受异体血，手术出血量大于全身血容量 10%；计划手术平均输血量超过 1 单位时。2015 年美国麻醉医师协会

产科麻醉指南认为，对于难治性出血患者，当库存异体血不足或者患者拒绝输注库存异体血时，可考虑术中采用回收式自体输血。2015年英国皇家妇产学院的产科输血指南指出，预计产科出血导致贫血或预计出血量占全身血容量的20%，推荐使用回收式自体输血。国际标准分类法（International Classification for Standards，ICS）输血标准：产妇存在术中持续失血，开始启动自体血回输；产妇术中失血量大于或等于1200mL或Hb小于70g/L，自体血储血罐收集血液量大于或等于800mL，手术医师根据术中出血情况进行输血。

（二）禁忌证

血液被消毒液或生物制剂污染；大量溶血，如腹腔内出血超过6小时；怀疑出血含癌细胞；镰状细胞性贫血（低氧、浓缩、通过去白细胞滤器时均可导致红细胞镰状化，回输镰状细胞可发生镰状细胞危象）；RhD阴性血型（RhD阴性血型产妇实施回收式自体输血存在红细胞同种免疫风险时，应给予抗-D免疫球蛋白制剂治疗）。

（三）技术实施要点

产科回收式自体输血主要包括血液回收机的处理和去白细胞滤器的过滤，需要血液回收机、储血罐、离心杯和去白细胞滤器专用机器和耗材。处理过程：手术失血抗凝回收、离心浓缩、洗涤、获得的自体浓缩红细胞再通过去白细胞滤器回输给产妇本人。各种血液回收机回收红细胞的原理相同，但机器品牌、耗材及安装、处理模式选择等存在一定差异，同时还存在机器故障和操作失误等风险，因此必须严格按照机器使用说明书和操作规程实施。

（四）人员要求

可以由麻醉科医师、麻醉科护士或手术室护士等操作，同时应培训足够数量的人员，以满足24小时响应。

（五）场所要求

一般在洁净手术室进行。操作人员保持工作环境良好，严格遵守无菌操作规范，回输过程加强无菌观念。

（六）主要设备要求

目前可供选用的血液回收机型号较多，主要有以下几种：Hacmonetics Cell Sases 5+、Cell Sever Elite、Fresenius CATS、Sorin Xtre（目前为LivaNova Xtra）、Medtronic AutoLog、京精3000P型、万东康源8200A型和8200B型等。

（七）注意事项

回收式自体输血实施过程中需要抗凝处理，以减少红细胞破坏，在吸引管中滴入适量抗凝剂使其与回收血液混合，血液回输过程中应监测全血凝固时间（ACT）和凝血功能。大量回收自体血时需要补充 FFP 或血小板等，避免影响凝血功能。胎儿胎盘娩出后尽可能洗净羊水，直至无肉眼可见。减少自体血中羊水污染的关键措施是实行双路吸管吸引，在缝合止血的同时给予大量温生理盐水冲洗腹腔后方可回收血液。

（高守曦）

主要参考文献

[1] 刘兴会，何镭. 产后出血的预防和处理 [J]. 中国实用妇科与产科杂志，2020，36（2）：123－126.

[2] 周凡，李雅倩，邓茜茜，等. 产科患者血液管理 [J/OL]. 中华妇幼临床医学杂志（电子版），2020，16（5）：497－503.

[3] 徐晓楠，赵扬玉. 产科输血 [J]. 实用妇产科杂志，2018，34（7）：483－485.

[4] 潘毅俊，周皓君，王玲. 产科输血风险及其对术前备血方案的影响 [J]. 中国输血杂志，2017，30（7）：740－742.

[5] 中华医学会围产医学分会. 妊娠期铁缺乏和缺铁性贫血诊治指南 [J]. 中华围产医学杂志，2014，17（7）：451－454.

[6] 邓钦尹，漆洪波. 英国皇家妇产科医师学会《产科输血 2015 版》要点解读 [J]. 中国实用妇科与产科杂志，2016，32（9）：868－872.

[7] 郭永建. 英国孕产妇出血管理系列指南主要推荐及其启示（一）——《产科输血指南》[J]. 中国输血杂志，2016，29（1）：113－120.

[8] 叶鹏飞，刘灵军，赵福敏，等. 子宫动脉栓塞术用于胎盘植入性疾病 [J]. 中国介入影像与治疗学，2022，19（12）：787－790.

[9] 谢佳，彭涛，甘新宇，等. 前置胎盘类型对手术备血量的影响 [J]. 中国输血杂志，2022，35（2）：168－170.

[10] 李小燕，王丹，邓琼斐，等. 剖宫产手术用血分析及最大红细胞备血量目录的建立 [J]. 中国输血杂志，2022，35（7）：712－715.

[11] 中华医学会围产医学分会，中国输血协会临床输血管理学专业委员会. 产科输血治疗专家共识 [J]. 中华围产医学杂志，2023，26（1）：4－10.

[12] 周吉成，胡丽华，王宝燕，等. 产后出血患者血液管理专家共识（2022 年版）[J]. 中国临床新医学，2022，15（1）：1－5.

[13] 中华人民共和国国家卫生健康委员会. 全血和成分血使用：WS/T 623－2018 [S]. 2018.

[14] 中华人民共和国国家卫生健康委员会. 输血反应分类：WS/T 624－2018 [S]. 2018.

[15] 中华人民共和国国家卫生健康委员会. 内科输血：WS/T 622－2018 [S]. 2018.

[16] 中华人民共和国国家卫生健康委员会. 围术期患者血液管理指南：WS/T 796－2022 [S]. 2022.

[17] 中国医师协会输血科医师分会. 特殊情况紧急抢救输血推荐方案 [J]. 中国输血杂志，2014，27（1）：1－3.

［18］严海雅. 自体输血操作规程与质量控制［M］. 杭州：浙江大学出版社，2010.

［19］严海雅，陶为科，曹云飞. 产科输血学［M］. 上海：世界图书出版公司，2020.

［20］中华人民共和国卫生部. 临床输血技术规范［S］. 2000.

［21］Noriyoshi W，Tomo S，Kohei O，et al. Five-year study assessing the feasibility and safety of autologous blood transfusion in pregnant Japanese women［J］. Journal of Obstetrics and Gynaecology Research，2011，37（12）：1773－1777.

［22］Yamamoto Y，Yamashita T，Tsuno N H，et al. Safety and efficacy of preoperative autologous blood donation for high-risk pregnant women：experience of a large university hospital in Japan［J］. The Journal of Obstetrics and Gynaecology Research，2014，40（5）：1308－1316.

［23］甘建玲. 23 例 RH（D）阴性孕妇自体输血后结果分析［J］. 国际检验医学杂志，2013，34（6）：720－721.

［24］许进明，周小玉，余悦娇，等. 贮存式自体输血在 Rh（D）阴性孕妇分娩中的应用［J］. 临床血液学杂志，2011，24（12）：699－700.

［25］于洋，王秋实，苗天红. 临床输血个案精选［M］. 2 版. 北京：人民卫生出版社，2021.

［26］Collis R，Guasch E. Managing major obstetric haemorrhage：pharmcotherapy and transfusion［J］. Best Practice & Research：Clinical Anaesthesiology，2017，31（1）：107－124.

［27］Neb H，Zacharowski K，Meybohm P. Strategies to reduce blood product utilization in obstetric practice［J］. Current Opinion in Anaesthesiology，2017，30（3）：294－299.

［28］Baird E J. Identification and management of obstetric hemorrhage［J］. Anesthesiology Clinics，2017，35（1）：15－34.

［29］容晓莹，郭向阳，曾鸿，等. 术中回收式自体输血在产科患者中的应用［J］. 中国输血杂志，2017，30（1）：94－98.

［30］陈亮，唐玉洁，尹坚银，等. 剖宫产术中回收式自体输血在产后出血高危患者中应用的回顾性分析［J］. 中国医师杂志，2020，22（2）：111－114.

［31］袁浩洋. 回收式自体输血在剖宫产术中的应用现状［J/OL］. 临床医药文献电子杂志，2020，7（19）：197－198.

［32］雷波，王雷，郭敏，等. 回收式自体输血对出血高风险产妇的临床应用效果分析［J］. 北京医学，2021，42（2）：175－177.

［33］项淑芬，单春燕，章方霞. 剖宫产术中回收式自体输血对产妇血红蛋白水平和凝血功能的影响［J］. 中国妇幼保健，2022，37（6）：986－988.

［34］王瑞含，范金波，周国均，等. 术中回收式自体输血对剖宫产产妇肝功能指标和血浆蛋白的影响［J］. 临床输血与检验，2020，22（1）：9－13.

［35］李剑，陈翔，吴艳琴. 术中自体血回输在产科中的应用［J］. 浙江医学，2016，38（15）：1302－1304.

［36］孙静，胡超峰，熊旭光，等. 回收式自体输血在产科手术中的应用 ［J］. 现代实用医学，2018，30（7）：898-900.

［37］Kumar S，Gordon G H，Abbott D H，et al. Androgens in maternal vascular and placental function：implications for preeclampsia pathogenesis ［J］. Reproduction（Cambridge，England），2018，156（5）：R155-R167.

［38］Tropea T，Nihlen C，Weitzberg E，et al. Enhanced nitrite-mediated relaxation of placental blood vessels exposed to hypoxia is preserved in pregnancies complicated by fetal growth restriction ［J］. International Journal of Molecular Sciences，2021，22（9）：4500-4509.

［39］Degner K，Magness R R，Shah D M. Establishment of the human uteroplacental circulation：a historical perspective ［J］. Reproductive Sciences（Thousand Oaks，Calif），2017，24（5）：753-61.

［40］谢幸，孔北华，段涛. 妇产科学 ［M］. 9 版. 北京：人民卫生出版社，2018.

［41］Park Y H. Diagnosis and management of thrombocytopenia in pregnancy ［J］. Blood Research，2022，57（S1）：79-85.

［42］高旖鑫，刘慧姝. 妊娠期凝血因子变化及临床意义 ［J］. 中国综合临床，2012，28（zl）：126-127.

［43］冯蜀欢，林建华. 妊娠期及产褥期静脉血栓栓塞症抗凝药物常见不良反应及应对措施 ［J］. 实用妇产科杂志，2022，38（5）：339-342.

第十六章 麻醉在瘢痕子宫妊娠中的应用

第一节 麻醉在人工流产中的应用

随着舒适化医疗的发展以及人们对医疗需求的逐步提高，如今无痛人工流产已成为患者首选的人工流产方式，患者在适度无痛的全身麻醉状态下接受手术，既减轻了患者躯体上的痛苦，又消除了患者心理上的恐惧，还有利于手术操作。相对于传统非无痛人工流产而言，无痛人工流产具有舒适无痛、方便快捷、安全性较高、苏醒迅速等优点。国内外学者一致认为，全身静脉麻醉优于吸入麻醉和局部麻醉。在实施人工流产的过程中，宫颈被牵拉扩张、负压吸刮等强烈刺激，容易引起患者体动反应，可导致子宫穿孔，加重术后出血，甚至引发人工流产综合征等不良反应。所以在手术过程中要保证足够的麻醉深度，采用丙泊酚等短效静脉麻醉药辅以舒芬太尼等强效镇痛药的静脉全身麻醉。

一、静脉麻醉药在无痛人工流产中的应用

（一）丙泊酚

丙泊酚（2,6-二异丙基苯酚）因具有静脉注射后起效迅速、诱导平稳、作用时间较短、代谢较快、清醒彻底等优点，在日间门诊及各种短小手术中广泛应用。此外，治疗剂量下的丙泊酚还能抑制迷走神经反射，降低人工流产综合征的发生率。丙泊酚虽镇静效果较强，但镇痛作用较弱，如果术中单一应用丙泊酚进行麻醉，当遇到疼痛等强烈刺激时，常常需要增加用药剂量，从而增加患者发生呼吸抑制、循环不稳定甚至呼吸暂停的风险，一旦发生，如不及时处理会威胁患者的生命安全，所以常需要复合镇痛药以减轻单一使用丙泊酚所引起的不良反应。静脉快速注射丙泊酚还可引起注射痛，其发生率为 30%～90%。在给药前经静脉缓慢注入适量的镇痛药或利多卡因，能够降低疼痛的发生率，提高患者的舒适度。

（二）依托咪酯

依托咪酯具有镇静效能强、起效快、作用时间短、患者入睡平稳等优点。此外，与丙泊酚相比，该药对呼吸循环的影响小，安全性较高，很少产生心肌抑制作用。但是依托咪酯镇痛效果较差，若大剂量使用，可使患者苏醒延迟、恶心、呕吐的风险增加。依

托咪酯最主要的不良反应是对肾上腺皮质功能具有抑制作用，以及容易引起术后恶心、呕吐和肌震颤。据不完全统计，$10.0\%\sim65.5\%$的患者应用该药后会出现肌阵挛，其机制可能与其对控制锥体外系运动活性的神经系统产生的去抑制作用有关。所以依托咪酯主要适用于孕周较大，合并先天性心脏病、严重心脑血管系统疾病以及呼吸系统疾病的患者。对于肾上腺皮质功能不全，免疫功能低下，患有卟啉症，具有恶心、呕吐倾向的患者，不宜将其作为麻醉药。

（三）右美托咪啶

右美托咪啶是高选择性的 α_2 -肾上腺能受体激动剂，具有镇静、辅助镇痛、催眠、抗焦虑和解交感等作用，而且半衰期短，无明显呼吸抑制，在满足人工流产妇女的生理和心理需要方面有独特的协同作用。其通过作用于蓝斑的 α_2 -肾上腺能受体发挥其独特的镇静催眠作用，相当于人类正常睡眠中的非快速动眼时相，通过作用于蓝斑和脊髓内的 α_2 -肾上腺能受体而产生镇痛作用。其清除率与身高有关，受体重、年龄或肾功能的影响较小。此外，联合丙泊酚应用时不仅可降低人工流产术后恶心、呕吐等诸多不良反应的发生率，而且还能维持术中血流动力学的平稳，降低围手术期心肌局部缺血的发生率。由于右美托咪啶可导致低血压、心动过缓甚至窦性停搏，故心脏传导阻滞、严重心功能不全者应慎用。研究表明，在无痛人工流产术前预先静脉泵注右美托咪啶可以减轻手术后宫缩痛，其能够在辅助镇痛的同时缓解焦虑，降低交感神经的兴奋性，减少其他麻醉药的用量，提高患者的舒适度。

（四）环泊酚

环泊酚是一种新型短效 γ -氨基丁酸（GABA）受体激动剂，比丙泊酚的镇静、麻醉作用更强。多项研究表明，环泊酚的镇静催眠作用具有剂量相关性，麻醉起效快、消退快，潜在效力是丙泊酚的 $4\sim6$ 倍，且单次给药后残留作用较小。其对呼吸系统和心血管系统的抑制作用较丙泊酚轻，并且环泊酚的注射痛发生率明显低于丙泊酚。因此，环泊酚用于门诊患者人工流产时血流动力学更平稳，呼吸抑制更轻，舒适度更优。

（五）瑞马唑仑

瑞马唑仑属于苯二氮䓬类镇静剂，是一种新型的短效 $GABA_A$ 受体激动剂，它通过全身血浆酯酶代谢，并且代谢产物无活性，具有起效迅速、苏醒快、对心血管系统和呼吸系统影响小等优点。临床研究数据显示，甲苯磺酸瑞马唑仑在全身麻醉过程中麻醉镇静成功率与丙泊酚相当，麻醉过程中低血压和需治疗的低血压发生率低于丙泊酚，安全性良好，适用于无痛人工流产。

二、镇痛药在无痛人工流产中的应用

（一）芬太尼

芬太尼是苯基哌啶类衍生物，具有较强的镇痛作用，起效快，安全性较高，易于控制，维持时间短，无组胺释放作用和对心肌收缩力和循环功能影响较小等，在各种短小手术及门诊日间手术中广泛应用。但芬太尼对呼吸系统影响较大，尤其是对有呼吸系统疾病的患者，主要表现为呼吸频率减慢、潮气量减少甚至呼吸停止等。大量或反复使用芬太尼可能导致延迟性呼吸抑制。临床上，$1\mu g/kg$芬太尼复合丙泊酚应用于无痛人工流产术中麻醉效果确切。

（二）瑞芬太尼

瑞芬太尼是一种新型短效阿片类镇痛药，消除半衰期约为9分钟，这是因为瑞芬太尼的化学结构中含有酯键，该键能被组织和血液中的非特异酯酶迅速分解为无药理活性的代谢产物，这种独特的代谢方式是其起效快、作用迅速、维持时间短、无明显蓄积的主要原因，其广泛应用于各种短小手术及门诊日间手术中。瑞芬太尼对呼吸系统和循环系统具有抑制作用，静脉注射剂量大或注射速度快可引起血压下降、心动过缓和胸壁僵直等。瑞芬太尼与丙泊酚具有协同作用，两者联合使用时呼吸抑制的发生率增加，故使用时应严密监测。由于瑞芬太尼停药后镇痛作用消失较快，术后疼痛发生较早，强烈的疼痛刺激可引发一系列的心血管系统不良反应和其他不良反应。相关证据显示，若将瑞芬太尼作为无痛人工流产术中的镇痛成分，可在围手术期合并使用非甾体抗炎药，以减少瑞芬太尼镇痛作用消失快引起的疼痛。

（三）舒芬太尼

舒芬太尼是人工合成的新型阿片类镇痛药，其镇痛效能是芬太尼的5～10倍。与等效剂量芬太尼相比，舒芬太尼具有呼吸抑制轻、作用时间长等特点，反复多次使用很少有药物蓄积；而且舒芬太尼是高选择性μ受体激动剂，不引起组胺释放和血浆儿茶酚胺浓度升高，可使循环更加平稳。虽然舒芬太尼对呼吸系统具有抑制作用，但由于其抑制呼吸的时间较镇痛时间短且具有明显的剂量依赖性，并可被纳洛酮拮抗，所以在临床上被广泛用于无痛人工流产。

（四）地佐辛

地佐辛是一种人工合成的新型混合阿片受体激动-拮抗剂，既能拮抗μ受体又能激动κ受体，后者主要分布在大脑、脑干和脊髓中。地佐辛作用于κ受体能产生中枢性镇痛作用。该药对μ受体的部分拮抗作用，减轻了其对呼吸系统的抑制及成瘾性，同时可使胃肠道平滑肌松弛，降低恶心、呕吐的发生率。该药对δ受体无活性，故患者不会出现烦躁不安、焦虑等。地佐辛常用于超前镇痛，能够缓解术后疼痛，降低不良反应的发生率，是目前推荐的超前镇痛较好的药物。使用地佐辛进行超前镇痛能显著提高无痛人工流产的麻醉效果，减轻术后宫缩痛，提高无痛人工流产的安全性。

（五）氟比洛芬酯

氟比洛芬酯是一种新型的脂微球非甾体抗炎药，其经过脂微球包裹和修饰获得靶向性，可以更好地聚集在手术切口和炎症部位，加快药物跨过细胞膜，从而促进药物吸收，缩短起效时间。其镇痛机制主要是通过作用于外周及中枢神经系统，抑制环加氧酶，减少前列腺素的合成，降低外周及中枢神经系统的敏感性，减轻手术切口的炎症反应和组织水肿，有效减轻神经末梢的伤害性感觉和疼痛知觉，减少有害刺激所致疼痛，从而起到镇痛作用。使用该药进行超前镇痛能够减轻患者的应激反应，提高麻醉效果，减少其他麻醉药用量，缩短患者苏醒时间，降低不良反应的发生率，提高人工流产的安全性。

（六）布托菲诺

布托菲诺是一种新型的混合型阿片受体激动-拮抗剂，能够选择性激动 κ 受体，从而更好地发挥镇静及镇痛作用，因对 μ 受体有部分拮抗作用，所以对呼吸系统的抑制作用较轻，患者术后恶心、呕吐和瘙痒的发生率也较低。该药通过作用于颅内广泛的阿片受体，抑制中枢神经冲动所诱发的有害刺激，或在感受伤害刺激前先抑制中枢神经的兴奋性，减轻或消除组织损伤引起的中枢神经敏感化，从而达到良好的镇痛及镇静效果。该药用于无痛人工流产能够减轻术后宫缩痛，减少其他麻醉药的用量。

三、靶控输注在无痛人工流产中的应用

靶控输注是智能化连续控制泵注系统，是以药代动力学和药效动力学为基础，血浆药物浓度为调控目标，调节相应的目标药物浓度控制麻醉深度。应用靶控输注可以迅速达到稳定的目标药物浓度，并可以依据手术刺激强弱快速调节目标药物浓度，保证整个手术过程中始终处于比较平稳的麻醉深度。与人工控制输注相比，靶控输注能够避免单位时间内输注不平稳所导致的麻醉深度波动，使麻醉深度更加平稳。靶控输注具有能使患者入睡平稳、苏醒迅速、使用简单、用药精准、安全性高和可控性强等优点。

总之，无痛人工流产可以选择的麻醉药和镇痛药种类较多，在选择麻醉药时需综合考虑年龄、体重、孕周、有无基础疾病等因素，根据实际情况选择合理的麻醉药物配伍。在手术过程中还应严密监测患者的生命体征以及手术进程，预防并发症的发生。

（陈本祯）

第二节 分娩镇痛

2021 年，国际知名医学杂志《柳叶刀》公布了一组数据，2008 年我国剖宫产率为 28.8%，2014 年上升到 34.9%，2018 年上升到 36.7%，位居亚洲国家之首。其中以瘢痕子宫为指征的剖宫产占比较重，成为我国剖宫产率居高不下的主要原因。国家生育政策调整后，许多有剖宫产史的孕妇选择生育二胎或三胎，一次或多次剖宫产术后再次妊娠面临的风险不可回避，例如，子宫破裂严重时危及母婴安全。然而，研究发现，剖宫产术后再次妊娠经阴道试产有较高的成功率，且未出现严重母婴并发症；与非瘢痕子宫阴道分娩相比，虽然瘢痕子宫阴道分娩发生产后出血及子宫破裂的概率相对较高，但只

要及时发现并处理，均可获得良好的分娩结局。加强瘢痕子宫阴道分娩的产程监测、准确快速地判断危急状况及常见并发症并积极干预，能有效保障瘢痕子宫阴道分娩的安全性。总体来说，剖宫产术后再次妊娠阴道分娩具有一定的可行性及安全性。

一、总则

瘢痕子宫阴道试产时，存在子宫破裂风险，产妇生理及心理压力相对较大，分娩镇痛可以减少分娩时的疼痛感，为瘢痕子宫孕妇建立阴道分娩的信心，减少由剖宫产术带来的相关并发症。据相关统计，省会城市和发达地区的大型妇产医院分娩镇痛率能够达到70%，而二、三线城市的妇幼保健机构分娩镇痛率多在10%左右，部分县级医院甚至没有开展分娩镇痛。因此，分娩镇痛的普及显得尤为重要。

分娩镇痛是一种用于减轻产妇分娩疼痛的方法，椎管内分娩镇痛是目前国内外分娩镇痛效果最确切、技术最成熟的镇痛技术。分娩镇痛在形式上与剖宫产的麻醉方法相似，但两者在药品种类、剂量、浓度等方面均有一定差别。在瘢痕子宫阴道试产中，分娩镇痛可产生明显的镇痛作用，有效缓解瘢痕子宫孕妇的焦虑情绪，可增加其阴道分娩的信心，并且不会增加并发症的发生率。研究发现，瘢痕子宫阴道试产中实施椎管内分娩镇痛可以明显缓解疼痛并降低中转剖宫产率，并且不影响分娩结局，是一种安全有效的分娩镇痛方式，其用于高龄孕妇效果良好，可减轻其分娩疼痛感，降低剖宫产率与会阴侧切率，缓解产妇负面情绪，安全性良好。因此，建议年龄较大的孕妇使用椎管内分娩镇痛。另外，肥胖孕妇围产期并发症的风险明显增加，尤其是计划外全身麻醉风险更高。对肥胖孕妇采用分娩镇痛可优化呼吸功能，减弱与分娩疼痛相关的交感兴奋，降低剖宫产分娩气管插管困难或失败的风险。对于肥胖孕妇行紧急剖宫产，通过硬膜外追加剂量可以将硬膜外镇痛转化为硬膜外麻醉，从而降低气管插管困难的风险。

二、分娩镇痛前评估

分娩镇痛前对孕妇做系统的评估是保证分娩镇痛安全及顺利实施的基础。在设有麻醉门诊的医院，孕妇可到麻醉门诊进行系统评估，没有麻醉门诊的医院可在产房实施分娩镇痛前评估，全面了解孕妇的病史、体格检查、相关实验室检查以及其他异常情况。

1. 产妇的基本情况、既往史、手术麻醉史、药物过敏史、特殊药物应用史、合并症等。

2. 体格检查：检查基本生命体征（血压、心率、脉搏、体温、氧饱和度等），确认是否存在困难气道、脊椎间隙异常、穿刺部位感染或占位性病变。

3. 相关实验室检查：血常规、凝血功能。存在合并症或异常情况者，进行相应的实验室检查。

三、椎管内分娩镇痛的适应证

1. 产妇自愿应用。
2. 经产科医师、麻醉科医师评估，可进行阴道试产者。

四、椎管内分娩镇痛的禁忌证

1. 产妇不同意，拒绝签署知情同意书。
2. 经产科医生评估不能进行阴道试产者。
3. 存在椎管内阻滞禁忌证，如凝血功能障碍、穿刺部位感染或损伤、低血容量或低血压、颅内压增高、脊柱病变或严重脊柱畸形，有剖宫产指征，不能配合。

五、分娩镇痛开始时机

传统观念认为宫口开至 3cm 时开始分娩镇痛，对宫缩不会产生明显影响。然而，中国医学会麻醉学分会发布的《分娩镇痛专家共识（2017）》提出，潜伏期分娩镇痛，即在宫口扩张到 1~3cm 时实施分娩镇痛并不延长产程，也不增加剖宫产率，并且将第二产程延长的时间标准从 2 小时更新为 3 小时；同时，新的美国产科麻醉指南提出，只要规律宫缩开始并且产妇要求镇痛，即可实施分娩镇痛。目前，已有较多临床研究及荟萃分析表明潜伏期开始椎管内分娩镇痛不增加剖宫产率，也不延长第一产程。所以不再以宫口大小作为分娩镇痛开始的时机。对于那些合并瘢痕子宫、子痫前期、困难气道、病态肥胖等高危因素的孕妇，产程启动后，即使尚无明显疼痛，也推荐尽早留置硬膜外导管以备用。

六、分娩镇痛实施方法

（一）硬膜外分娩镇痛

硬膜外分娩镇痛是目前国内外公认最有效、最常用的分娩镇痛方法，具有效果确切、方便调控、产妇配合度高、对母婴影响小等优点，并且当分娩过程中发生异常需要实施剖宫产时，可直接用于剖宫产麻醉。

1. 操作步骤。
（1）穿刺前需要开放静脉通路及进行产妇的生命体征监测。
（2）选择 L2~L3 或者 L3~L4 间隙，严格按椎管内穿刺操作流程进行硬膜外腔穿刺，向头端置入硬膜外导管，确保进入硬膜外腔 3~5cm。
（3）连接无菌注射器轻柔回抽确认无脑脊液和血液流出后，经硬膜外导管注入实验量 1.0%~1.5% 的利多卡因 3~5mL（总量小于 50mg），观察 3~5 分钟，排除导管置入血管或蛛网膜下腔的可能，注入首剂量 6~15mL 低浓度局部麻醉药和阿片类药物的混合液。
（4）将导管牢固地固定于产妇的背部，与患者自控镇痛泵系统相连，进行连续给药；应用尖端柔软的钢丝加强硬膜外导管可以降低硬膜外导管置入血管的可能。
（5）常规硬膜外分娩镇痛药物宜联合应用低浓度局部麻醉药和阿片类药物，推荐药物为：低浓度局部麻醉药（如 0.040%~0.125% 布比卡因或 0.0625%~0.1500% 罗哌卡因）联合应用脂溶性阿片类药物（如芬太尼 1~2μg/mL 或舒芬太尼 0.4~0.6μg/mL）。然而最新研究选取参与者随机接受 0.1% 罗哌卡因和舒芬太尼（0.4μg/mL）或接受右美托咪定（0.4μg/mL）。结果显示，右美托咪定优于舒芬太尼，可提供持久的镇痛效果。它不仅减少局部麻醉药的消耗，而且不良反应更少。因此临床应用中更推荐使用盐酸右美托咪定。镇痛泵维持阶段建议使用患者自控镇痛泵，患者自控给药联合持续背景输注或程序间隔式硬膜外脉冲注药是最好的选择，根据疼痛程度调整镇痛泵的设置（4～10mL/h）。

（6）首次给药负荷剂量后应测量镇痛平面（理想状态应维持在 T10 水平），进行视觉模拟疼痛评分和 Bromage 运动神经阻滞评估。

（7）由麻醉科医师完成相应操作记录，协同产科医师及助产士/产房护士观察并处理分娩镇痛中的情况。

（8）分娩结束观察 2 小时，产妇无异常情况并离开产房时，拔除硬膜外导管，返回病房。

2. 程序间隔式硬膜外脉冲注药模式。

程序间隔式硬膜外脉冲注药（programmed intermittent epidural bolus，PIEB）目前是硬膜外分娩镇痛的主流注药技术，它利用镇痛泵将一定剂量的局部麻醉药快速注入硬膜外间隙并按固定的间隔时间反复推注。多项研究比较了 PIEB 与持续硬膜外注药，结果表明，PIEB 可减少局部麻醉药的用量、延长镇痛时间、降低爆发痛的发生率以及获得更高的满意度。尽管 PIEB 在分娩镇痛中的应用越来越普遍，但其最佳的给药方案，包括药物的类型、浓度、脉冲时间间隔以及剂量尚未明确。脉冲注药的速率是改善硬膜外扩散速度的另一个潜在可能因素，因为不同的注药速率会在硬膜外腔产生不同的压力。目前 PIEB 注药最大速率是 500mL/h，多数研究使用的注药速率是 250mL/h。100～300mL/h 范围内的注药速率不会对分娩期间的疼痛管理产生临床差异。也有研究表明 PIEB 可减少产妇运动阻滞。

（二）硬脊膜穿破硬膜外阻滞

硬脊膜穿破硬膜外阻滞（dural puncture epidural，DPE）是一种改良的腰-硬联合麻醉。具体的实施方法：在完成硬膜外穿刺后，暂不置管，先用蛛网膜下腔麻醉针刺破硬膜，但并不直接在蛛网膜下腔注射药物，随后留置硬膜外导管，按硬膜外阻滞给药管理。其理论依据是麻醉药本就可以从硬膜外腔通过完整的硬膜渗透到蛛网膜下腔，而硬膜穿刺形成的穿刺孔易化了该过程。高容量的麻醉药注入硬膜外腔后使其压力增高，药物顺压力梯度经穿刺孔由硬膜外腔渗透至蛛网膜下腔，因而可增强分娩镇痛效果。在临床应用中，使用的穿刺针越粗，形成的穿刺孔越大，镇痛效果越好，但是术后头痛的发生率也越高。因此需要在镇痛效果和术后头痛间寻找平衡，据报道 25G、26G 穿刺针最适合用于 DPE 操作。理论上在体型肥胖的产妇中使用 DPE 更有优势，因其可明确置管的位置，避免因体表解剖标志不清以及脂肪组织增多导致的穿刺落空感不明确而造成的置管失败。同时肥胖产妇有更高的中转剖宫产风险，硬膜外阻滞足以达到剖宫产的需要，避免全身麻醉及其相关风险，如插管困难、反流误吸等。DPE 将脑脊液回流作为刺破硬膜的标志，理论上也可以减少阻滞不全、硬膜外导管的调整和重置，但尚需更多的研究加以验证，但可以证实的是，与腰-硬联合麻醉组比较，DPE 组产妇瘙痒、低血压、合并宫缩过速和高张力的发生都明显减少。除了硬膜穿刺孔的大小，硬膜外药物的种类、浓度及容量影响，硬膜穿刺孔与硬膜外注药点的距离越近，镇痛效果越好。此外，硬膜外药物与硬膜的接触面积越大，药物在硬膜外腔的易化效果越明显。总的来说，DPE 是一种安全有效的分娩镇痛技术，其镇痛效果较硬膜外分娩镇痛更完善、更快速，尽管其镇痛起效速度可能不如腰-硬联合麻醉，但由于避免直接蛛网膜下腔注药，故母儿的相关不良事件发生率降低。因此，与其他经典的椎管内阻滞技术相比，DPE 在分娩镇痛中有着更高的效益/风险比值，但作为一种新兴技术，需要特别警惕其安全性，在临床应用中应加强对母儿的监护和处理。

七、分娩镇痛并发症

（一）镇痛不全

1. 评估产科问题：排除其他爆发痛的原因。
2. 评估麻醉问题：检查导管是否在硬膜外；如无感觉阻滞平面，重新置管。
3. 导管在硬膜外，但感觉阻滞不对称，可按如下步骤处理：
（1）产妇侧卧于阻滞不完善的一侧。
（2）将导管向外拔 1cm。
（3）推注 10~20mL 稀释的局部麻醉药。
（4）如感觉阻滞仍不对称，重新置管。
4. 导管及阻滞平面均正常，但产妇仍疼痛，可推注更高浓度的局部麻醉药。

（二）分娩镇痛后发热

硬膜外分娩镇痛可降低阴道试产中产妇的应激反应，减轻疼痛，缩短产程，提高阴道试产成功率，与活跃期镇痛相比，其更适合于瘢痕子宫再次妊娠阴道分娩。但最新研究表明，椎管内分娩镇痛会提高母体发热率，恶化胎盘-胎儿系统的氧化应激。但值得庆幸的是，虽然椎管内分娩镇痛后胎盘合成分泌功能发生改变，但是只有极少部分产妇出现发热症状，大多数母婴并没有发生相关病症。进一步研究表明，程序间隔式硬膜外脉冲注药进行分娩镇痛时，在镇痛初始经硬膜外给予地塞米松 10mg 能明显减少分娩镇痛相关的发热，不会增加产妇不良反应发生率，且不影响新生儿 Apgar 评分。地塞米松解决了硬膜外分娩镇痛对瘢痕子宫再次妊娠部分并发症的预防与治疗问题，为剖宫产后再次妊娠安全科学地实施硬膜外分娩镇痛奠定了基础。

（三）仰卧位低血压综合征

产妇发生低血压、心率减慢甚至恶心、呕吐时，及时调整体位为左侧卧位或者半坐位，同时可给予一定的升压药。合并妊娠高血压的产妇谨慎用药。

（四）胎儿心率减速

产程进展中具有多变性和复杂性，胎儿心率减速可能有多种原因，按产科常规处

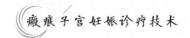

理，麻醉科医师可立即给予吸氧，调整产妇体位，排除镇痛平面过高、全脊麻等引起的低血压（即使产妇血压正常），加快静脉输液，暂停缩宫素。

（张健）

第三节　麻醉在即刻剖宫产中的应用

ACOG 提出即刻剖宫产的概念：自决定手术到新生儿娩出时间（decision to-delivery interval，DDI）不能超过 30 分钟，即刻剖宫产是在直接威胁产妇或胎儿生命的情况下进行的手术，是产科最紧急的手术，对麻醉科也是巨大的挑战。DDI 越短越好，DDI 小于 15 分钟可明显改善新生儿预后、提高存活率，但仍然有部分新生儿出现不良结局，如入新生儿重症监护病房（neonatal intensive care unit，NICU）。即刻剖宫产的首要目的是快速终止妊娠、挽救产妇和胎儿生命，但同时会增加周围器官损伤、胎儿损伤、产后出血和麻醉并发症等不良结局的风险。即刻剖宫产手术的 DDI 对胎儿近期预后有较大影响，影响紧急剖宫产产妇 DDI 的因素较多，主要为手术、麻醉效率及医疗配合因素。临床上应加强急诊流程管理、产妇麻醉应急管理及急诊医护人员配合，促进各环节耗时合理。缩短 DDI 是改善即刻剖宫产母婴结局的关键，麻醉科医师在其中起重要作用。同时，既往研究表明，瘢痕子宫产妇再次剖宫产发生严重不良新生儿结局的风险远高于初次剖宫产产妇或阴道分娩产妇。因此，当瘢痕子宫再次妊娠且即刻剖宫产启动时，如何选择麻醉方式，在很大程度上影响着母婴的转归。

一、即刻剖宫产的启动标准

1. 产妇心搏骤停。
2. 子宫破裂大出血或先兆子宫破裂。
3. 严重胎儿窘迫。
4. 脐带脱垂。
5. 羊水栓塞。
6. 严重胎盘早剥。
7. 产妇休克、重度子痫。

二、即刻剖宫产流程

1. 当产科医师决定立即启动即刻剖宫产时，由在场人员发出紧急信号，通知相关急救团队，包括手术室、麻醉科、新生儿科等，并准备好急救用品。同时安置产妇于左侧卧位，吸氧并转入手术室。

2. 对于提前放置硬膜外导管的产妇，麻醉科医师需快速判断其是否可继续硬膜外麻醉进行剖宫产；没有放置硬膜外导管的产妇或导管堵塞、导管留置时间过长，产妇情况危急时，为抢救母婴生命，首选全身麻醉。

三、即刻剖宫产的麻醉

快速诱导气管插管全身麻醉具有麻醉起效快、外科医师满意度高、产妇舒适度良好、围术期安全性高等特点。若有 2 名及以上麻醉科医师在场，并进行充分的术前禁食和术后监护，则可以通过正确的气道规划实现安全的全身麻醉。因此快速诱导气管插管全身麻醉是即刻剖宫产的首选麻醉方式。

（一）麻醉前准备

产妇按照饱胃处理，决定急诊手术后应尽早口服枸橼酸合剂 30mL，静脉注射甲氧氯普胺 10mg＋雷尼替丁 50mg。以最快的速度将产妇送入手术室，签署知情同意书并迅速询问病史，包括麻醉史、用药史、过敏史以及禁食水情况等，然后进行快速顺序诱导。

（二）全身麻醉流程

1. 充分预氧合：吸纯氧 3 分钟；紧急情况时改为 60 秒进行 8 次或 30 秒进行 4 次深呼吸，新鲜氧流量应不低于 10L/min。

2. 按顺序注药，肌松起效后气管插管，或置入喉罩，全身麻醉可能发生反流误吸、新生儿抑制、术中知晓、插管困难等，做好相关的准备。

3. 整个诱导过程不进行面罩正压通气，准备好负压吸引器以防反流误吸。

4. 环状软骨压迫（Sellik 手法），直至插管成功，套囊充气为止。

5. 产科全身麻醉用药。

（1）常规：丙泊酚＋罗库溴铵。

（2）低血容量：氯胺酮或依托咪酯＋琥珀酰胆碱。

（三）常规药物剂量

1. 丙泊酚：2mg/kg（剂量过大会一过性抑制新生儿呼吸以及引起产妇低血压）。

2. 罗库溴铵：0.6～0.9mg/kg（剂量过大会延迟拔管）。

3. 氯胺酮：0.5mg/kg（高血压患者禁用，不抑制呼吸，剂量过大引起高血压）。

4. 瑞芬太尼：1μg/kg（适用于高血压患者，一过性抑制新生儿呼吸以及引起产妇低血压）。

（四）即刻剖宫产麻醉的关键点

1. 快速签署知情同意书，按手印。

2. 产科医生消毒铺巾，手拿手术刀时再给全身麻醉药。

3. 推药顺序：丙泊酚、罗库溴铵、氯胺酮/瑞芬太尼。

4. 台上挤压子宫前完成气管插管。

5. 对于阿片类镇痛药物，胎儿娩出前不建议常规使用，以免造成新生儿呼吸抑制。子痫前期、合并心脑血管疾病的产妇除外。对新生儿影响最小的阿片类药物是瑞芬太

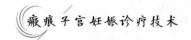

尼。一旦应用了阿片类药物，应做好新生儿复苏准备。

6. 术前、术中和术后的防范措施对降低产妇发病率和死亡率至关重要。周期性的模拟演练对于提高团队合作和沟通能力很有价值。

四、即刻剖宫产母婴的转归

基础情况较差的产妇行即刻剖宫产时，剖宫产娩出的新生儿更可能进入 NICU，前置胎盘、肝功能差、子痫等均能导致胎儿窘迫、早产，是产妇和围产儿死亡或进入 ICU/NICU 的主要原因。同时产妇年龄大也是新生儿不良结局的独立风险因素，并且年龄越大，发生产科合并症的概率越高。研究 DDI 小于 15 分钟的即刻剖宫产新生儿进入 NICU 的危险因素发现，产妇合并症增加、新生儿 1 分钟 Apgar 评分小于 8 分、早产是新生儿进入 NICU 的危险因素，手术指征与麻醉因素对新生儿是否转入 NICU 无明显影响。

五、即刻剖宫产术后镇痛

剖宫产术后疼痛缓解不足是一个国际关注的问题。剖宫产术后中度至重度疼痛影响术后恢复和患者满意度，以及母乳喂养成功率和母子关系。因此，有效缓解疼痛至关重要。常用的有局部麻醉药伤口浸润、持续伤口局部麻醉药输注和筋膜平面阻滞，如腹横平面或腰方肌阻滞。多模式镇痛有助于改善术后疼痛的治疗，并获得更好的疼痛评分。

（张健）

第四节　常见的产科麻醉并发症

一、低血压

足月产妇处于仰卧位时会出现血压下降、心动过速及股静脉压升高，这是由妊娠子宫压迫下腔静脉导致静脉回流降低及心排血量降低所致，也被称作仰卧位低血压综合征。许多麻醉药及椎管内阻滞产生的交感神经抑制作用可导致血管扩张，进一步降低静脉回流，加重低血压。低血压的发生率和严重程度取决于阻滞平面的高低、产妇的体位以及是否采取了预防措施。如果发现和处理及时，产妇的一过性低血压与产妇和胎儿的死亡无关。孕妇出现低血压后，麻醉科医师应及时扩容、改变产妇体位，必要时给予血管加压药。

（一）扩容

对剖宫产产妇在区域麻醉前可输入达 10mL/kg 的晶体液，以增加血管内容量。含糖液不应用于扩容，其可能导致产妇和胎儿高血糖，随之产后发生新生儿低血糖。在新生儿酸碱状态方面使用乳酸林格液和生理盐水似乎并无差别。然而一些人更喜欢用胶体

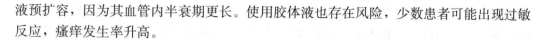

液预扩容，因为其血管内半衰期更长。使用胶体液也存在风险，少数患者可能出现过敏反应，瘙痒发生率升高。

（二）改变产妇体位

腰麻下行剖宫产的产妇可能由于交感神经阻断和静脉回流下降而经历低血压，尤其同时存在下腔静脉压迫时。预防主动脉和腔静脉压迫很重要，向左侧倾斜手术台 $15°\sim30°$，或者右臀下放置楔形物会缓解大多数产妇的主动脉和腔静脉压迫。

（三）使用血管加压药

仅凭静脉输液不足以预防腰麻后低血压，子宫左倾进一步降低了腰麻后低血压的发生率，在此基础上辅用预防性血管加压药取得了最好的效果。同时作用于 α 和 β 受体的激动剂（如麻黄碱）使子宫胎盘血流得以更好地恢复。

二、困难插管

产科麻醉中呼吸道管理是一个非常重要的问题。大多数麻醉相关性死亡的原因是困难气道导致的低氧血症。最常见的呼吸不良事件是插管失败。妊娠导致的体重增加、胸廓增大以及咽喉水肿等体格因素会增加气管插管的难度。

三、胃内容物反流与误吸

孕期胃功能受到机械性刺激与激素的双重影响，导致胃排空延长、酸性产物增加、胃食管反流发生率增高，胃内容物反流进入咽喉部可能导致误吸。肺误吸是一种复杂的疾病，可导致化学性肺炎、细菌性肺炎或气道阻塞性肺不张。胃内容物中的盐酸成分可对支气管、肺泡组织造成严重的损伤。

（一）禁食要求

美国麻醉医师学会产科麻醉分会指南推荐产妇可在分娩期间直至麻醉诱导前 2 小时内饮用适量的清亮液体。择期剖宫产的产妇进行麻醉或镇痛操作之前 $6\sim8$ 小时不应摄入固体食物。

（二）预防用药

没有一种药物被认为在预防误吸时更有效。预防误吸的理想药物应当快速起效、增加胃排空速度、增加胃 pH 值而同时减少胃容量。推荐应用非特异性抗酸剂、H_2 受体拮抗剂或多巴胺受体拮抗剂。静脉内给予甲氧氯普胺可明显加快行择期剖宫产者的胃排空。昂丹司琼是另一种常用于辅助预防误吸的止吐药。与甲氧氯普胺相比，给予 4mg 昂丹司琼发生恶心、呕吐更少且满意度更高。

（三）诊断

诊断肺误吸比较困难。对于那些有风险的患者应当保持高度警惕。最明显的体征应当是口咽部存在胃内容物，尤其在应用喉镜检查时可见。患者可能发生心动过速、发绀、哮鸣、呼吸急促、低血压及呼吸困难。胸部 X 线检查的典型表现为弥漫性片状浸润，患者表现出肺泡－动脉氧张力梯度增加及吸氧后亦无改善的低 PaO_2。

（四）处置方法

如果采用全身麻醉，应当进行环状软骨压迫下快速顺序诱导直至确认插管。预吸氧的理想方法是使患者吸 100％氧气、按潮气量通气 3 分钟或让易合作的患者在新鲜气体流量为 5L/min 时进行 8 次深呼吸。诱导时使用丙泊酚是最佳选择。除非存在禁忌，琥珀酰胆碱因其快速起效及可创造良好的插管条件成为首选的肌松剂。如果禁忌使用琥珀酰胆碱，应用罗库溴铵作为替代。

（五）治疗

尽管采取了以上预防措施，误吸仍然会发生。如果患者发生中度至重度误吸，或误吸了固体，应当立即应用带套囊的气管导管进行插管。气管插管后，建议重复进行吸引以移除颗粒性物质。不再推荐进行支气管肺泡灌洗，因其可加压使颗粒物质深入肺内部且可进一步损伤肺组织。患者应当在吸入足够氧浓度下进行至少 8 小时的机械通气。如果病情需要，可采用 CPAP。不再推荐常规给予抗生素及类固醇进行治疗。持续监护患者的动脉血气、胸部 X 线及临床状态。

四、椎管内阻滞剖宫产术的神经并发症

区域麻醉导致神经损伤的危险因素包括神经缺血（推测与应用血管收缩药或患者长时间低血压有关）、放置穿刺针或导管时损伤神经、感染、局部麻醉药直接损伤。另外，患者术中体位摆放不当、手术敷料包扎过紧及手术创伤造成的神经损伤也常常被归因于区域麻醉。

（一）引起神经并发症的因素

1. 局部麻醉药：虽然大多数临床剂量的局部麻醉药不损伤神经，但是长期接触、大剂量或高浓度的局部麻醉药可造成永久性神经损伤。局部麻醉药神经毒性的差异取决于 pKa、脂溶性、蛋白结合率。局部麻醉药浓度越高、脊神经接触药物时间越长，则局部麻醉药的毒性作用越强，先前已存在的神经状况可使患者更易受到局部麻醉药的毒性作用影响。

2. 神经缺血：如果合并血管解剖变异、硬膜外血管破裂出血、注药压力增高，可能造成麻醉后下胸段和腰段脊髓缺血坏死。硬膜外血流可受肾上腺素的影响，应用含有肾上腺素的局部麻醉药理论上可导致外周血管缺血，因其造成脊髓前动脉及节段性动脉持续收缩而出现相应节段的脊髓血流中断或血栓形成，脊髓缺血缺氧，尤其可见于患有微血管疾病的患者。另外，神经元长时间接触高浓度的局部麻醉药可以引起神经元血流减少，如果加入肾上腺素可进一步延长脊神经与局部麻醉药的接触时间而加剧血流障碍。扩大的血肿也可造成神经缺血，神经受压的严重性取决于血肿的体积。

3. 麻醉操作：麻醉操作可导致对脊髓或脊神经的机械性损伤。硬膜外穿刺操作不当时，穿刺针可损伤脊髓或脊神经，并可形成脊髓内或椎管内血肿。穿刺针如刺穿硬膜外血管则可导致硬膜外腔血肿，注射气体过多则导致气肿，均可压迫神经。腰穿针可能触及马尾神经，出现一过性麻木或放电样感觉，对神经的损伤较轻微，临床较多见而极少出现后遗症。

4. 既往病史：妊娠前已患有糖尿病的孕妇可能已合并外周神经损害，进行区域麻醉可能加剧已有的神经损害。患有腰椎椎管狭窄、腰椎间盘突出和黄韧带肥厚的孕妇，如长时间处于截石位可造成对脊神经的压迫或牵拉，使神经外膜及其营养血管血流中断造成神经营养性退变，重者可导致神经纤维肿胀。此类孕妇对局部麻醉药的毒性作用及血管收缩药导致的神经缺血更加敏感。在孕晚期巨大而坚硬的胎头持续压迫腰骶神经干，脊柱的过度前屈可导致过度牵拉或压迫脊神经根，耻骨联合分离，坐骨神经受压等。在产前孕妇可能仅表现为下肢轻微麻木或无症状，但是此时已经存在神经损伤的潜在基础，进行区域麻醉可能加剧神经损伤，表现为闭孔神经综合征、股神经痛、阴部神经和生殖股神经剧痛。

（二）临床表现

1. 神经根或神经干损伤：神经受到局部麻醉药直接毒性、穿刺针损伤、压迫、牵拉、缺血及完全横断的伤害。穿刺针的直接创伤可导致严重的神经损伤，尤其是穿刺针刺穿神经束膜进入神经束。穿刺针针尖或硬膜外导管刺激神经时患者多描述为一过性麻木感，而如果刺入脊髓、神经根或神经干内，则患者表现为剧烈的神经疼痛。麻醉后患者可出现脊神经功能异常，严重者可出现脊髓横断性损害。腰椎管狭窄或胎头压迫所导致的神经根或神经干损伤，多表现为一支或多支脊神经或某神经干的功能障碍，表现为一侧下肢麻木、感觉迟钝或无力、股神经痛、耻骨联合痛、会阴部痛等。机械性损伤可表现为一支或数支脊神经支配区域感觉缺失，单侧或双侧下肢肌肉运动异常，严重时可表现为双侧横断性截瘫等。

2. 短暂神经综合征（transient neurological syndrome，TNS）：局部麻醉药及其他化学性毒性损害的表现主要有短暂神经综合征，应用各种局部麻醉药时均可见，骶尾部可能是对局部麻醉药比较敏感的部位，脊髓背根神经元兴奋引起肌痉挛，在接受腰麻后4～5小时腰背部可出现中度或剧烈的疼痛，放射向臀部和小腿，也可伴有感觉异常，但无明显运动和反射异常，一般7天内均可恢复，不遗留感觉运动障碍。

3. 马尾综合征（cauda equina syndrome，CES）：表现为低位脊神经根损伤的症状，可出现直肠、膀胱功能障碍，会阴部感觉异常及下肢运动麻痹等。

五、椎管内阻滞的其他并发症

（一）硬脊膜穿刺后头痛（postdural puncture headache，PDPH）

PDPH的病因是复杂的，最常见的原因是脑脊液从刺破的硬脊膜不断流出造成脑脊液的压力降低；另一个原因可能为颅内血管扩张。其典型症状为由平卧位转为坐位或直立位时出现剧烈头痛，尤其在咳嗽或突然活动时疼痛加剧，在平卧位时疼痛缓解。PDPH 可在穿刺后立即发生，也可发生在数日后。据统计，最常见的是在穿刺 48 小时内发生，大多数头痛在 7 天内即可自行缓解。

（二）全脊麻

全脊麻是罕见但非常严重的并发症，多由硬膜外麻醉的大剂量局部麻醉药误入蛛网膜下腔所致，或由硬膜外导管移位误入蛛网膜下腔所致。临床表现为注药后迅速出现广泛的感觉和运动神经阻滞，意识不清，双侧瞳孔扩大，呼吸停止，肌无力，低血压，心动过缓甚至室性心律失常或心搏骤停等。

（陈本祯）

主要参考文献

[1] 王一男，张媛媛. 麻醉镇痛技术下计划生育手术专家共识（2018）[J]. 中国实用妇科与产科杂志，2018，34（9）：1019-1023.

[2] 朱开来，王传光，丁雷鸣，等. 不同速度丙泊酚静脉注射在门诊人工流产手术中的应用效果分析 [J]. 中国妇幼保健，2022，37（17）：3204-3207.

[3] 赵联齐. 地佐辛联合依托咪酯麻醉在无痛人流中的应用 [J]. 实用中西医结合临床，2020，20（1）：88-90.

[4] Teng Y，Ou M C，Wang X，et al. Pharmacokinetic and pharmacodynamic properties of ciprofol emulsion in Chinese subjects：a single center，open-label，single-arm dose-escalation phase 1 study [J]. American Journal of Translational Research，2021，13（12）：13791-13802.

[5] Bian Y，Zhang H，Ma S，et al. Mass balance，pharmacokinetics and pharmacodynamics of intravenous HSK3486，a novel anaesthetic，administered to healthy subjects [J]. Britain Journal Clinical Pharmacology，2021，87（1）：93-105.

[6] Li X，Yang D，Li Q，et al. Safety，pharmacokinetics，and pharmacodynamics of a single bolus of the γ-aminobutyric acid（GABA）receptor potentiator HSK3486 in healthy Chinese elderly and non-elderly [J]. Frontiers Pharmacology，2021，12：735700.

[7] 杨天爽，王茂华，王倩，等. 单纯应用瑞马唑仑在无痛胃镜检查中的可行性探讨 [J]. 实用临床医药杂志，2022，26（21）：127-135.

[8] 陈慧，王佳，杨晓宇. 甲苯磺酸瑞马唑仑用于无痛人流手术的临床研究 [J/OL]. 实用妇科内分泌电子杂志，2022，9（26）：34-36.

[9] 林兴喆，陈启忠，李君，等. 无痛人流术中应用地佐辛与舒芬太尼对患者呼吸功能的影响 [J]. 中国妇幼保健，2021，36（13）：3040-3042.

[10] 刘新峰，郭献勇，李国锋，等. 瑞芬太尼和氟比洛芬酯联合异丙酚在无痛人流术的效果观察 [J]. 中国实用医药，2014，9（6）：20-21.

[11] 林娅凡. 布托啡诺鼻喷剂复合丙泊酚用于无痛人工流产术的临床观察 [J]. 中国
计划生育学杂志，2021，29（5）：895-898.

[12] 范雪梅，王平，潘楚雄，等. 靶控输注不同浓度瑞芬太尼对无痛人流手术抑制体
动丙泊酚 EC50 及麻醉效果的影响 [J]. 临床麻醉学杂志，2013，29（11）：
1085-1087.

[13] Qiao J, Wang Y, Li X, et al. A Lancet Commission on 70 years of women's
reproductive, maternal, newborn, child, and adolescent health in China [J].
Lancet, 2021, 397 (10293): 2497-2536.

[14] 彭希，冯小明，于树静，等. 硬膜外分娩镇痛在瘢痕子宫阴道分娩中的应用及安
全性评价 [J]. 中国妇产科临床杂志，2022，23（6）：638-639.

[15] 刘丹，陈莹，汪俊红，等. 剖宫产后瘢痕子宫再次妊娠选择经阴道分娩的可行性
分析 [J]. 中国临床研究，2022，35（7）：996-999.

[16] He F Y, Wang S. Epidural analgesia for labor: effects on length of labor and
maternal and neonatal outcomes [J]. European Review for Medical and
Pharmacological Sciences, 2023, 27 (1): 130-137.

[17] Okazaki A, Fukushima R, Nagashima S, et al. Outcomes of labor epidural
analgesia among women aged over 40: a single-institution retrospective study [J].
The Journal of Obstetrics and Gynaecology Research, 2016, 42 (12): 1712-
1718.

[18] Eley V A, Callaway L K, van Zundert A A, et al. Anaesthetists' experiences
with the early labour epidural recommendation for obese parturients: a qualitative
study [J]. Anaesth Intensive Care, 2016, 44 (5): 620-627.

[19] Butwick A J, Wong C A, Guo N. Maternal body mass index and use of labor
neuraxial analgesia: a population-based retrospective cohort study [J].
Anesthesiology, 2018, 129 (3): 448-458.

[20] Lim G, Facco F L, Nathan N, et al. A review of the impact of obstetric
anesthesia on maternal and neonatal outcomes [J]. Anesthesiology, 2018, 129
(1): 192-215.

[21] Gao W, Wang J, Zhang Z, et al. Opioid-free labor analgesia: dexmedetomidine
as an adjuvant combined with ropivacaine [J]. Journal of Healthcare
Engineering, 2022, 2022: 2235025.

[22] Gabriel L, Young J, Hoesli I, et al. Generalisability of randomised trials of the
programmed intermittent epidural bolus technique for maintenance of labour
analgesia: a prospective single centre cohort study [J]. British Journal of
Anaesthesia, 2019, 123 (2): e434-e441.

[23] Yin H, Tong X, Huang H. Dural puncture epidural versus conventional
epidural analgesia for labor: a systematic review and meta-analysis of randomized
controlled studies [J]. Journal of Anesthesia, 2022, 36 (3): 413-427.

[24] Song Y，Du W，Zhou S，et al. Effect of dural puncture epidural technique combined with programmed intermittent epidural bolus on labor analgesia onset and maintenance：a randomized controlled trial [J]. Anesthesia and Analgesia，2021，132 (4)：971-978.

[25] 魏大源，张健. 椎管内分娩镇痛对胎盘合成分泌功能影响的研究进展 [J]. 临床麻醉学杂志，2022，38 (10)：1111-1115.

[26] 卢冬梅，龙焱，周夔，等. 地塞米松对硬膜外分娩镇痛产妇发热的影响 [J]. 临床麻醉学杂志，2021，37 (8)：828-831.

[27] Jian Z，Longqing R，Dayuan W，et al. Prolonged duration of epidural labour analgesia decreases the success rate of epidural anaesthesia for caesarean section [J]. Annals of Medicine，2022，54 (1)：1112-1117.

[28] 何承晋，漆洪波. 美国妇产科医师学会《前次剖宫产后阴道分娩指南》2015 版要点解读 [J]. 中国实用妇科与产科杂志，2016，32 (11)：1083-1087.

[29] 吴玲玲，方畅平. 决定紧急剖宫产手术至胎儿娩出间隔时间与胎儿预后的相关性分析 [J/OL]. 中华产科急救电子杂志，2017，6 (4)：207-210.

[30] 徐学军，包晓红，向彩云. 决定紧急剖宫产术至胎儿娩出间隔时间的相关因素及对新生儿预后的影响 [J]. 中国妇幼保健，2021，36 (9)：2080-2083.

[31] 郝伟，王腾. 紧急剖宫产决定手术至胎儿娩出时间对母儿结局影响研究 [J]. 中国实用妇科与产科杂志，2021，37 (6)：673-678.

[32] 郭志恒，李姝欣，单延红. 缩短急诊剖宫产自决定手术至胎儿娩出时间对母儿预后的影响 [J]. 中国妇幼保健，2018，33 (23)：5390-5392.

[33] Kongwattanakul K，Thamprayoch R，Kietpeerakool C，et al. Risk of severe adverse maternal and neonatal outcomes in deliveries with repeated and primary cesarean deliveries versus vaginal deliveries：a cross-sectional study [J]. Journal of Pregnancy，2020，2020：9207431.

[34] 彭思苹，梁进，陈惠霞，等. 紧急剖宫产新生儿结局的影响因素分析 [J]. 中医临床研究，2018，10 (15)：134-136.

[35] 朱思颖，魏大源，张丹，等. 即刻剖宫产新生儿入重症监护病房的危险因素 [J]. 临床麻醉学杂志，2022，38 (8)：829-832.

[36] Veef E，van de Velde M. Post-cesarean section analgesia [J]. Best Practice & Research. Clinical Anaesthesiology，2022，36 (1)：83-88.

[37] Xiao F，Shen B，Xu W P，et al. Dose-response study of 4 weight-based phenylephrine infusion regimens for preventing hypotension during cesarean delivery under combined spinal-epidural anesthesia [J]. Anesthesia and Analgesia，2020，130 (1)：187-193.

[38] Fu F，Xiao F，Chen W，et al. A randomised double-blind dose-response study of weight-adjusted infusions of norepinephrine for preventing hypotension during combined spinal-epidural anaesthesia for caesarean delivery [J]. British Journal

of Anaesthesia，2020，124（3）：e108－e114.

［39］ Rajagopalan S，Suresh M，Clark S L，et al. Airway management for cesarean delivery performed under general anesthesia ［J］. International Journal of Obstetric Anesthesia，2017，29：64－69.

［40］ Yao W Y，Li S Y，Sng B L，et al. The LMA Supreme™ in 700 parturients undergoing cesarean delivery：an observational study ［J］. Canadian Journal of Anesthesia，2012，59（7）：648－654.

［41］ Tan H S，Li S Y，Yao W Y，et al. Association of Mallampati scoring on airway outcomes in women undergoing general anesthesia with Supreme™ laryngeal mask airway in cesarean section ［J］. BMC Anesthesiology，2019，19（1）：122.

［42］ Guglielminotti J，Landau R，Li G. Adverse events and factors associated with potentially avoidable use of general anesthesia in cesarean deliveries ［J］. Anesthesiology，2019，130（6）：912－922.

［43］ 中华医学会麻醉学分会. 2020 版中国麻醉学指南与专家共识 ［M］. 北京：人民卫生出版社，2020.

［44］ Curtis L Baysinger，Brenda A Bucklin，David R Gambling. 产科麻醉学：原书第2 版 ［M］. 陈新忠，黄绍强，译. 北京：中国科学技术出版社，2020.

第十七章　超声在瘢痕子宫妊娠中的应用

第一节　超声在子宫瘢痕憩室和子宫瘢痕妊娠中的应用

一、子宫瘢痕憩室

子宫瘢痕憩室（CSD），又称为剖宫产术后子宫切口缺损（previous cesarean scar defect，PCSD），是指剖宫产术后子宫瘢痕部位肌层变薄，形成与宫腔相通的凹陷或腔隙。子宫瘢痕憩室与未来妊娠并发症的风险增加以及各种慢性病有关，如异常子宫出血、继发性不孕、下腹疼痛、痛经、排尿障碍等。目前，国内外关于子宫瘢痕憩室的诊断尚无统一标准。

（一）超声诊断标准

2012 年 Naji 等提出了一种标准化的超声测量方法，其建议根据临床分度（轻度、中度或重度瘢痕缺损）对憩室的外观进行分类，基于三个维度（长度、宽度、深度）和残余肌层厚度（RMT）等指标对憩室进行测量。但此种方法在子宫瘢痕部位有分支或组织纤维化的情况下，没有进一步定义或说明不同憩室形状的测量。2013 年，Tower 等提出了基于 RMT 和 RMT/AMT（残余肌层厚度/邻近肌层厚度）作为唯一超声特征的憩室分类法。2019 年，基于改良 Delphi 法，欧洲专家在非孕妇女子宫瘢痕憩室的超声检查指南里更加详尽地描述了各类形态憩室的测量方法。此外，该指南也提到，测量憩室至膀胱阴道褶皱的距离以及憩室至宫颈外口的距离可以为进一步制定手术策略提供指导。

（二）超声检查方法

超声是诊断子宫瘢痕憩室最简便实用的方法，包括经阴道二维超声（2D-TVUS）、经阴道三维超声（3D-TVUS）、宫腔声学造影（sonohysterography，SHG）。TVUS 是首选的检查方法。子宫瘢痕憩室的形态随月经周期发生变化，超声检查的最佳时间是经期或不规则阴道流血时，此时可以清楚地显示憩室里面的积液。超声检查主要观察子宫前壁下段瘢痕憩室形态、大小、内部回声、与宫腔的关系以及该处肌层的连续性。常规测量包括在子宫矢状切面上测量憩室长度、深度、RMT，在子宫横切面上测量憩室宽度。测量憩室大小应在显示憩室最大切面上测量，而测量 RMT 应在肌层最薄处测量。应用多普勒超声有助于区分憩室和其他子宫壁异常（如血肿、肌瘤或子宫腺肌病等）。3D-TVUS可以从三个正交平面观察憩室的形态和大小，获得憩室容积数据，较2D-TVUS有更高的准确率。SHG是将超声造影剂（无菌盐水或凝胶）注入宫腔后经阴道超声检查，造影剂充填宫腔的同时增加了病变与宫壁之间的对比度，可以更清晰地显示憩室轮廓，从而提高憩室检出率。与TVUS相比，SHG诊断子宫瘢痕憩室的特异度及灵敏度均较高，尤其对于无症状的子宫瘢痕憩室患者。需要注意的是SHG可能会高估子宫瘢痕憩室大小（1~2mm），因为流入子宫腔内的液体可能导致憩室过度拉伸。SHG较TVUS更具侵袭性，但并发症（如感染）的风险较低。

（三）超声表现和分型

典型子宫瘢痕憩室的超声表现为子宫前壁下段切口处楔形或不规则暗区，与宫腔相通，该处肌层变薄而浆膜层连续（图17-1）。子宫瘢痕憩室分型方法众多且不统一，可按形状、位置、大小来划分，分型的临床指导意义欠佳。有学者认为剖宫产瘢痕大缺损在孕期和分娩期发生并发症的风险更高，当RMT小于邻近肌层的50%或80%，或TVUS中小于或等于2.2mm，或SHG中小于或等于2.5mm时，定义为大缺损。Marotta等提出RMT大于或等于3mm是小缺损，RMT小于3mm则为大缺损，如果没有残留的子宫肌层则称为完全缺损。尽管剖宫产瘢痕憩室常规检查的临床意义还未知，但对于有临床症状的患者，2D-TVUS及多普勒超声仍然是首选的影像学手段，多种超声技术联合使用对提高子宫瘢痕憩室的检出率起着至关重要的作用。

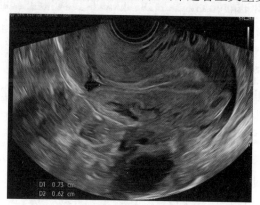

图17-1　子宫瘢痕憩室2D-TVUS检查

注：子宫矢状切面上显示前壁下段切口处楔形暗区，测量其长度和深度。

二、子宫瘢痕妊娠

子宫瘢痕妊娠（CSP）是指孕早期（小于或等于12周）受精卵着床于前次剖宫产子宫瘢痕处的一种异位妊娠。子宫瘢痕妊娠可引起清宫术中或术后大出血、子宫破裂、周围器官损伤等，严重威胁妇女生命健康。有研究认为，剖宫产术后子宫瘢痕妊娠是胎盘植入的早期表现。无论是否存在胎盘植入，此类孕妇子宫切除等严重并发症的发生风险均较高，应建议早期终止妊娠。因此早期诊断对临床合理干预具有重要意义。

(一) 传统超声技术在子宫瘢痕妊娠诊断和分型中的作用

专家共识/指南均推荐将 TVUS 作为诊断子宫瘢痕妊娠的首选方法。所有妊娠试验阳性且有剖宫产史的女性均应尽早在孕早期接受 TVUS 检查。孕周大、子宫明显增大、合并子宫腺肌症、子宫肌瘤或因腹腔粘连导致子宫形态异常的患者，TVUS 检查因受远场条件限制而存在一定局限性。因此，对于图像显示较差的患者可以联合经腹超声检查，将诊断准确率提高到 90% 以上。典型子宫瘢痕妊娠的超声表现包括：宫腔及宫颈管内空虚，宫颈内口闭合；子宫瘢痕或憩室处可见孕囊和（或）胎盘，孕囊内可伴或不伴心管搏动的胚胎和（或）卵黄囊（依据孕周大小）；膀胱或子宫前壁与孕囊之间肌层变薄甚至消失；彩色多普勒显示孕囊周边丰富的滋养血流，频谱多普勒显示高速低阻血流信号（图 17-2）。

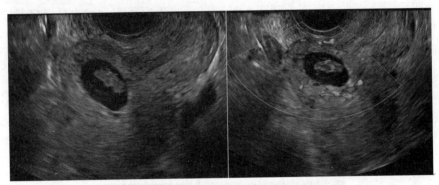

图 17-2　子宫瘢痕妊娠 TVUS 检查

注：左图，子宫矢状切面上显示孕囊着床于前壁下段瘢痕处，膀胱与孕囊之间肌层明显变薄；右图，彩色多普勒显示孕囊周边血流异常丰富。

子宫瘢痕妊娠的超声表现是复杂多变的，超声首次评估最佳时间尽可能选择在孕 5~7 周，因为随着孕周增加，绒毛膜/孕囊会向宫底方向"移动"，容易造成正常宫内妊娠假象，但实际上胎盘及其血管仍附着在最初植入的位置，此时需要仔细观察胎盘位置以及寻找有无胎盘植入的超声征象。子宫瘢痕妊娠的分型与治疗方式的选择及预后密切相关，目前尚无公认的子宫瘢痕妊娠分型标准。2000 年，Vial 等依据其生长方式将子宫瘢痕妊娠分为两型：Ⅰ型，即内生型，孕囊向子宫峡部或宫腔内生长；Ⅱ型，即外生型，孕囊向瘢痕内部生长，逐渐侵入膀胱壁和腹腔。该分类法简单易懂，但缺乏客观定量指标，并不适合所有子宫瘢痕妊娠。2016 年《中华妇产科杂志》颁布的《剖宫产术后子宫瘢痕妊娠诊治专家共识》建议根据孕囊的生长方向以及孕囊与膀胱之间肌层厚度进行分型，该分型法是目前介绍最为详细、最具临床指导意义的方法，值得推广。

Ⅰ型：孕囊部分位于子宫前壁下段切口处，部分或大部分位于宫腔内，孕囊明显变形、拉长，下端成锐角，孕囊与膀胱之间肌层厚度大于 3mm。CDFI：显示瘢痕处低阻血流信号。

Ⅱ型：孕囊部分位于子宫前壁下段切口处，部分或大部分位于宫腔内，少数可达宫腔底部，孕囊明显变形、拉长，下端成锐角，孕囊与膀胱之间肌层厚度小于或等于

3mm。CDFI：显示瘢痕处低阻血流信号。

Ⅲ型：孕囊完全位于子宫前壁下段切口处并向膀胱方向外凸，孕囊与膀胱之间肌层明显变薄（厚度小于或等于3mm）或缺失。CDFI显示瘢痕处低阻血流信号。Ⅲ型中还有一种特殊类型即包块型，其声像图主要表现为子宫下段切口处的囊实混合性或实性团块，包块与膀胱之间肌层明显变薄（厚度小于或等于3mm）或缺失。CDFI显示包块周边较丰富血流信号，也可表现出少或无血流信号，多由子宫瘢痕妊娠流产后妊娠物残留并出血所致。

（二）鉴别诊断

子宫瘢痕妊娠的诊断有时非常困难，不适当的治疗、未识别或误诊的子宫瘢痕妊娠均可能导致严重的、有时无法控制的阴道流血，甚至子宫切除。子宫瘢痕妊娠需要和以下几种疾病相鉴别。

1. 宫颈妊娠和子宫下段妊娠：宫颈妊娠和子宫下段妊娠是指孕囊着床于宫颈管或子宫腔下段，前壁下段肌层未见连续性中断，当孕周较大或者宫腔下段孕囊部分突入瘢痕憩室内时，TVUS检查有时很难判断孕囊与瘢痕的关系，CDFI以及超声造影（contrast-enhanced ultrasound，CEUS）可以帮助鉴别。

2. 宫内妊娠难免流产：孕囊型子宫瘢痕妊娠易与孕囊下移至宫颈内口的难免流产相混淆，后者主要有宫内早孕、阴道流血、宫颈内口开放等表现，孕囊不规则、塌陷、边缘模糊，偶见胚芽，多无胎心搏动，检查过程中可见孕囊形状或位置改变，呈"滑动征"，孕囊未嵌入子宫前壁切口，周边无明显或少许血流信号。

3. 妊娠滋养细胞肿瘤：子宫瘢痕妊娠清宫不全或不全流产后组织残留在瘢痕处形成混合回声包块，声像图类似于妊娠滋养细胞肿瘤，但子宫瘢痕妊娠有明确的剖宫产史，常常有人工流产或药物流产史，包块位于前壁下段切口处，血 $\beta-hCG$ 水平很少超过100000U/L。

（三）超声新技术在子宫瘢痕妊娠中的应用

三维超声重建能够直观、立体地展现孕囊与宫腔、切口瘢痕以及膀胱的空间位置关系，同时三维能量多普勒可以提供可量化的血流信息，有利于分析病变的严重程度及追踪病灶的变化。TVUS检查不能排除子宫瘢痕妊娠时，还可以借助CEUS。CEUS可以实时显示孕囊周围的血流灌注，精确判定胚胎的植入位置，还可以区分附近肌层有无浸润，为临床治疗提供重要的诊断信息。此外，CEUS根据增强方式及特征，可以对包块型子宫瘢痕妊娠、子宫肌瘤、妊娠滋养细胞肿瘤等疾病进行鉴别。有学者总结了孕囊型子宫瘢痕妊娠的CEUS声像特征：孕囊内部没有造影剂进入；孕囊植入部位和受累肌层首先强化，并呈持续高强化状态；造影剂在子宫瘢痕妊娠病变中的消退时间晚于肌层，呈现"快进慢出"的增强模式。

（四）超声在子宫瘢痕妊娠治疗评估和随访中的应用

子宫瘢痕妊娠治疗包括药物治疗、孕囊抽吸、甲氨蝶呤注射、刮宫、子宫动脉栓塞、病灶切除和子宫切除。超声可以实时引导临床进行一系列操作，从而避免严重并发症发生。

1. 超声引导下甲氨蝶呤注射：在超声实时引导下进行甲氨蝶呤注射是一种简单有效的治疗子宫瘢痕妊娠方法。它包括孕囊抽吸和甲氨蝶呤注射入孕囊或丰富的血供区中。超声可以确认瘢痕位置，对针尖进行实时监控，并指导精确穿刺和重复进行局部注射。

2. 超声监测刮宫：剖宫产瘢痕处的肌层通常薄，盲目刮宫可能会导致子宫肌层损伤。超声实时监测和引导可以相对安全有效地清除妊娠组织，避免术后残留、子宫破裂和穿孔等并发症。

3. 超声随访：hCG 水平是评估保守治疗和随访的重要监测指标，但不是唯一指标，在某些情况下，hCG 水平降低，但超声仍可检测到子宫瘢痕妊娠病变。二维和三维超声可以监测治疗前后子宫瘢痕妊娠病灶大小变化，彩色/频谱多普勒超声可以显示孕囊周边血流，如果血供减少，血流阻力增高，提示治疗有效。但多普勒超声易受角度或血流速度等影响，有时无法真实反映血流状况。三维能量多普勒能立体显示病灶周边血流，同时可以提供血流量化指标，为子宫瘢痕妊娠治疗和评估预后提供更多信息。

超声作为实时简便的检查工具，不仅可以为临床提供精确的诊断信息，也有助于评估治疗期间的疗效和随访情况。

（白艳）

第二节　超声在凶险性前置胎盘和胎盘植入中的应用

一、概述

凶险性前置胎盘（PPP）属于产科危急重症，是指既往有剖宫产史，此次妊娠为前置胎盘，且胎盘附着于子宫瘢痕处。前置胎盘附着于剖宫产瘢痕处不一定都会导致不良妊娠结局，其危害程度主要取决于是否发生胎盘植入以及胎盘植入的程度。凶险性前置胎盘往往合并胎盘植入。2018 年，FIGO 将胎盘植入这一命名更新为胎盘植入性疾病（PAS），包括从轻度胎盘粘连到植入再到重度穿透浆膜这一系列疾病范畴。既往剖宫产史和前置胎盘是 PAS 的两个最重要的风险因素，如果两者同时存在，母儿患病和死亡的风险会进一步增加。有学者指出，对于不伴胎盘植入的前置胎盘，不建议再称为凶险性前置胎盘。

产前诊断凶险性前置胎盘包括超声检查和 MRI 两种影像学方法。超声检查具有无创、简便、经济、可重复检查等优点，FIGO 及 ACOG 指南均认为超声检查是 PAS 的一线检查方法。尽管 MRI 检查不是筛查凶险性前置胎盘伴 PAS 的常规手段，但对肥胖、多胎妊娠等特殊患者，尤其在判断胎盘植入深度、后壁胎盘植入等方面具有明显优势。因此，超声检查和 MRI 可以互为补充，能较准确地诊断和评估患者病情。

二、超声检查方法

中华妇产科学分会产科学组在《前置胎盘的诊断与处理指南（2020）》里明确提出，TVUS 是诊断前置胎盘最主要及最佳的方法。FIGO 指南也指出，在观察宫颈管、宫颈内口、胎盘与宫颈内口关系时推荐 TVUS。但凶险性前置胎盘常合并胎盘附着异常，TVUS 不能完全清楚显示整个胎盘、子宫下段以及胎盘与剖宫产瘢痕的关系。因此，有剖宫产史且合并前置胎盘的孕妇在孕中晚期进行超声检查时，建议采用 TVUS 联合经腹超声全面详细地评估胎盘情况。

三、超声诊断

凶险性前置胎盘的超声诊断最主要是确定有无胎盘前置和胎盘植入，对于有剖宫产史者，超声检查时需明确：①胎盘附着位置，如果在前壁，是否覆盖子宫前壁切口。②胎盘与宫颈内口的关系，我国 2013 版指南将前置胎盘分为完全性前置胎盘、部分性前置胎盘、边缘性前置胎盘和低置胎盘 4 种类型。而 2020 版指南则推荐将前置胎盘分为两种类型，即前置胎盘和低置胎盘。前者是指胎盘完全或部分覆盖宫颈内口，包括既往的完全性前置胎盘和部分性前置胎盘；后者是指胎盘附着于子宫下段，胎盘边缘距宫颈内口的距离小于 20mm，包括既往的边缘性前置胎盘和低置胎盘。同时建议以临床处理前的最后一次检查来确定其分类。③是否伴胎盘植入，二维超声可以观察胎盘厚度、胎盘内部回声、胎盘后间隙以及子宫前壁下段切口处肌层厚度，彩色多普勒能清楚显示胎盘内及胎盘后间隙－浆膜－膀胱界面之间的血流状况。

凶险性前置胎盘容易合并 PAS，PAS 的诊断取决于手术和病理学诊断，产前超声是凶险性前置胎盘伴 PAS 的首选检查方法。尽管超声诊断前置胎盘并胎盘植入的灵敏度为 77%～97%，特异度高达 97%，但是操作者经验、扫描条件、设备和胎龄等原因导致产前检测率存在很大差异。PAS 主要依靠二维灰阶和彩色多普勒"典型"的超声征象进行诊断。2016 年欧洲胎盘植入专家组提出了 PAS 超声表现标准化用语，以降低操作者主观因素导致的误差。国内多位学者依据 PAS 的超声表现制定了不同的评分系统用于评估患者的病情和预后，但各评分系统间描述词语并不统一，各评分系统报道的灵敏度和特异度也不相同。目前，关于 PAS 的产前超声评分尚无统一标准，仍有待进一步大样本的前瞻性研究来验证。

（一）二维灰阶

1. 子宫肌壁变薄：胎盘附着部位子宫肌层变薄甚至消失，如果肌层厚度小于 1mm，则高度怀疑 PAS。

2. 胎盘后低回声区消失：胎盘与子宫肌层之间低回声消失。

3. 膀胱壁中断：子宫浆膜－膀胱之间高回声线不光整，回声中断或消失。

4. 胎盘腔隙：胎盘内见大而不规则的低回声腔隙，形成"瑞士奶酪"或"虫蚀样"改变。Finberg－Williams 将这些腔隙进行分类：0 级是胎盘内未见腔隙；1+级是胎盘内存在 1～3 个较小的腔隙；2+级是胎盘内存在 4～6 个更大或更不规则的腔隙；3+级是胎盘中有许多腔隙，有些看起来很大，形状不规则。2+级腔隙与 PAS 强烈相关。胎盘腔隙是 PAS 最灵敏和最具预测性的超声征象，腔隙分级越高，PAS 发生的频率越高、越严重，腔隙分级也是预测 PAS 围产期并发症的重要观察指标。

5. 胎盘隆起：子宫浆膜层突出，这是由异常突出的胎盘组织进入邻近器官所致，通常是膀胱；子宫浆膜层看似完整但界限已变形。

6. 局部组织外生性包块：胎盘组织突破子宫浆膜层向外生长，通常在膀胱充盈时可观察到。

（二）彩色多普勒

1. 胎盘实质内的腔隙血流：高速血流从子宫肌层进入胎盘陷窝，在入口处引起湍流。

2. 子宫－膀胱间高度血管化：子宫肌层与膀胱后壁间大量血流信号。

3. 胎盘后高度血管化：胎盘床有大量多普勒信号。

4. 桥接血管：胎盘与子宫肌层之间的垂直血管。

彩色多普勒在筛查 PAS 和评估绒毛侵犯肌层深度方面的价值不可忽视。彩色多普勒可以进一步提高超声诊断 PAS 的准确性，桥接血管和子宫－膀胱间高度血管化的超声发现具有 93.5% 的特异度。

（三）三维能量多普勒

三维能量多普勒与传统二维超声相比，对低速血流敏感，不受角度影响，可以多方位、多角度地检测胎盘内血管分布，还可以定量评估异常区域内血流灌注。三维能量多普勒有利于产前准确诊断凶险性前置胎盘并胎盘植入。此外，应用此技术还可以较准确地预测前置胎盘患者剖宫产术中出血量。

四、检查注意事项

对于有剖宫产史的女性，考虑到 CSP 是 PAS 的前兆，建议在孕早期就进行超声检查以寻找 CSP 的征象。研究发现大多数胎盘植入的孕妇在孕早中期（孕 11~14 周）就会出现 PAS 特异的超声表现，因此强调每个阶段超声检查的重要性。超声检查时应注意：扫查需要获取子宫下段和膀胱的矢状面，此时膀胱应适度充盈（200~300mL）；胎盘后低回声区、胎盘内腔隙和子宫肌层厚度，可能受到超声探头加压、母体膀胱充盈度和先前剖宫产瘢痕组织的影响出现假阳性和假阴性结果；PAS 是一种进行性疾病，PAS 的超声征象随妊娠的进展而发生变化，孕 28 周后应连续超声随访观察；超声疑诊 PAS 或后壁前置胎盘时建议行 MRI 补充检查。

孕 25 周前置胎盘并胎盘植入经腹超声检查见图 17-3。

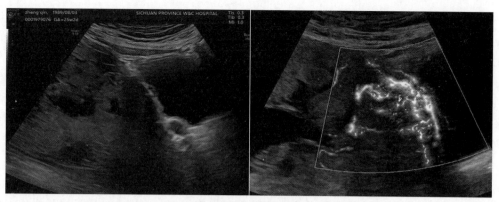

图 17-3 孕 25 周前置胎盘并胎盘植入经腹超声检查

注：左图二维超声显示前壁下段局部肌层和胎盘后低回声区消失，膀胱壁线不光滑，胎盘内多个腔隙；右图微细血流显像显示子宫-膀胱间大量异常血流信号。

（白艳）

第三节 超声在子宫破裂中的应用

一、概述

子宫破裂是指在孕期或分娩期子宫体部或子宫下段肌层部分或全层裂开的一种罕见且严重的产科并发症。子宫破裂根据破裂部位和破裂程度，可表现为腹痛、胎心改变、腹膜刺激征及母体低血容量休克等。一旦发生，若处理不及时，会造成严重出血、母胎死亡、胎儿窘迫、新生儿死亡等严重不良妊娠结局。引起子宫破裂的因素很多，其中剖宫产术后瘢痕子宫被认为是子宫破裂最重要的风险因素。

二、超声检查

（一）超声检查在预测子宫破裂中的价值

目前尚无理想的方法来预测子宫破裂的发生风险。子宫破裂与很多因素相关，学者试图寻找预测子宫破裂的方法，但均未取得很好的临床预测效果。最常用的方法是通过超声评估瘢痕子宫下段（lower uterine segment，LUS）来估测发生子宫破裂的可能性。研究发现，子宫下段肌层越薄，发生瘢痕裂开的概率越高。超声有经腹和经阴道两种检查方式，对于子宫下段较高位置的瘢痕缺损部位的观察建议采用经腹超声，而经阴道超声则可发现位于子宫下段较低位置的瘢痕缺损。超声检查的重点是观察子宫下段各层回声的连续性并测量 LUS 或子宫肌层厚度。超声可以测量 LUS（子宫下段全层的厚度，膀胱壁至羊膜腔的距离），也可仅测量子宫下段肌层的厚度。检查时适当充盈膀胱，局部放大图像后测量子宫下段肌层厚度不少于 3 次，结果取最小值。目前尚无确切阈值以预测子宫破裂的发生风险。测量 LUS 和子宫下段肌层厚度受检查者的经验、母体脂肪厚度、仪器条件、检查途径等因素的影响。关于 LUS 的最佳测量方法、最佳临界值尚无统一标准，还需要高质量的前瞻性研究证据以制定相应的超声测量规范和标准。对于有子宫手术史的孕妇，孕晚期或分娩时超声观察 LUS 的连续性和厚度可为临床决策提供参考。关于测量 LUS 厚度是否可以预测子宫破裂的风险一直都存在争议，近年来越来越多的研究发现观察子宫下段连续性比测量其厚度更有意义。有学者不建议常规测量孕晚期 LUS 厚度，以免给临床带来不必要的困扰。

（二）超声检查在诊断子宫破裂中的价值

超声是首选的诊断方法，因其无电离辐射、操作简便，可以在任何环境下操作（包括手术室和床边），对于临床怀疑子宫破裂者，可以快速评估孕妇及胎儿宫内情况。超声除了检测子宫破裂部位，还可以观察有无腹腔积血等伴发声像改变。子宫破裂超声表现为：低回声的子宫肌层缺损或延伸至子宫浆膜，CDFI 显示破裂部位血流灌注减少。破裂部位和程度不同，超声图像表现也各不相同。子宫破裂按程度可分为完全性子宫破裂和非完全性子宫破裂。完全性子宫破裂是指子宫壁全层破裂，宫腔与腹腔相通，胎儿和胎盘部分或完全进入腹腔。非完全性子宫破裂是指子宫肌壁部分或全层破裂，浆膜层完整，宫腔与腹腔不相通，多见于子宫下段剖宫产术后子宫切口瘢痕裂开。完全性子宫破裂超声表现：子宫壁回声明显中断，羊膜囊可完整地通过破口向腹腔膨出，胎儿位于羊膜囊内；羊膜囊破裂，胎儿及附属物位于腹腔内，子宫在胎儿旁侧，胎儿多死亡；腹腔内可见液性暗区。超声对于上述典型的子宫破裂声像可以做出肯定、快速的判断。但如果宫内胎儿存活合并子宫不全破裂，尤其是破裂口较小、破裂位置较隐蔽时，超声诊断相对困难。有时仅表现为宫旁包块，系子宫破裂出血或血肿形成所致，声像图表现为盆腹腔内边界不清、形态不规则的混合回声团，与子宫分界不清，子宫局部轮廓显示不清，彩色多普勒显示包块内无血流信号。有时腹膜腔积液可能是超声的唯一表现，此时要警惕子宫破裂的可能。在产科急腹症中，超声检查有助于鉴别与子宫破裂临床表现相似的疾病。超声首先快速评估胎儿宫内状况，判断胎儿是否存活。其次应明确胎儿胎盘与子宫的关系，如果胎儿在子宫外或者部分在子宫外，即可明确诊断，如果胎儿胎盘仍在子宫内，则需要仔细观察子宫肌层连续性及相关间接征象，如腹膜腔积液等。不典型子宫破裂在产妇情况稳定时可以采用超声造影技术协助诊断，超声造影可以清楚地显示破裂子宫肌壁和浆膜层，因为没有血流灌注而显示出的造影剂的灌注缺损，从而准确判断破损部位和程度，为子宫破裂找到直接的诊断依据。尽管目前还没有影像学和其他实验室监测手段来预测子宫破裂的发生风险，但孕晚期超声可以提示子宫下段是否连续，从而指导临床医师决策。对于完全性子宫破裂，超声可以快速做出判断，而对于不典型子宫破裂及不完全性子宫破裂，往往需要结合孕妇临床表现、体征和其他检查才能做出诊断。

有瘢痕子宫史孕妇阴道试产后完全性子宫破裂经腹超声检查见图 17-4。有瘢痕子宫史孕妇孕 11 周不完全性子宫破裂 TVUS 见图 17-5。

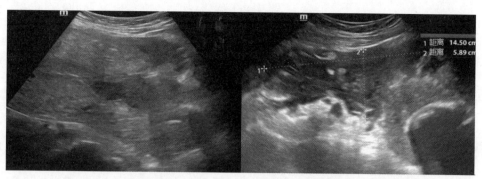

图 17-4　有瘢痕子宫史孕妇阴道试产后完全性子宫破裂经腹超声检查

注：左图显示子宫前壁下段肌层及浆膜层回声中断，右图显示右下腹片状液性暗区与破口处相延续。

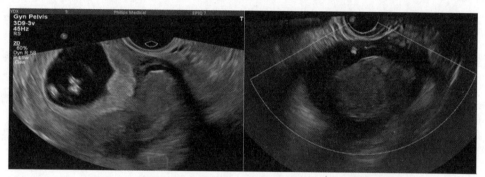

图 17-5　有瘢痕子宫史孕妇孕 11 周不完全性子宫破裂 TVUS

注：左图显示子宫左侧壁中份肌层回声中断，浆膜层连续，中断处可见一混合回声团与之相连；右图彩色多普勒显示团块内未见血流信号，提示血肿形成。

（白艳）

主要参考文献

［1］中华医学会计划生育学分会. 剖宫产术后子宫瘢痕憩室诊治专家共识［J］. 中华妇产科杂志，2019，54（3）：145-148.

［2］Jordans I P M，de Leeuw R A，Stegwee S I，et al. Sonographic examination of uterine niche in non-pregnant women：a modified Delphi procedure［J］. Ultrasound in Obstetrics & Gynecology，2019，53（1）：107-115.

［3］Budny-Winska J，Pomorski M. Uterine niche after cesarean section：a review of diagnostic methods［J］. Ginekologia Polska，2021，92（10）：726-730.

［4］谢红宁，林美芳. 剖宫产瘢痕妊娠与瘢痕憩室超声诊断及其临床意义［J］. 中国实用妇科与产科杂志，2018，34（8）：838-841.

［5］Kulshrestha V，Agarwal N，Kachhawa G. Post-caesarean niche（isthmocele）in uterine scar：an update［J］. Journal of Obstetrics and Gynaecology of India，2020，70（6）：440-446.

［6］韩吉晶. 超声在瘢痕妊娠诊断及治疗中的应用［J］. 中国医学影像学杂志，2016，

24（10）：797-800.

[7] Timor-Tritsch I E，Monteagudo A，Calì G，et al. Cesarean scar pregnancy：diagnosis and pathogenesis［J］. Obstetrics and Gynecology Clinics of North America，2019，46（4）：797-811.

[8] 中华医学会妇产科学分会计划生育学组. 剖宫产术后子宫瘢痕妊娠诊治专家共识［J］. 中华妇产科杂志，2016，51（8）：568-572.

[9] 刘冬梅，刘勇，顾小宁，等. 超声造影评价子宫剖宫产瘢痕妊娠的诊断价值［J］. 中国超声医学杂志，2019，35（11）：1019-1022.

[10] 欧阳振波，罗凤军，钟碧婷，等. 美国母胎医学会关于剖宫产瘢痕妊娠指南的解读［J］. 现代妇产科进展，2021，30（1）：54-57，64.

[11] Liu D M，Yang M，Wu Q Q. Application of ultrasonography in the diagnosis and treatment of cesarean scar pregnancy［J］. International Journal of Clinical Chemistry and Applied Molecular Biology，2018，486：291-297.

[12] 戴毅敏，李强，胡娅莉. 对"FIGO 胎盘植入疾病诊治指南（2018）"的解读［J］. 中华妇产科杂志，2019，54（6）：429-432.

[13] 郑蔚然，杨馨蕊，孙瑾，等. 前置胎盘附着于剖宫产子宫瘢痕部位伴或不伴胎盘植入对妊娠结局的影响［J］. 中华妇产科杂志，2021，56（12）：861-867.

[14] 郑蔚然，杨馨蕊，闫婕，等. 结合国际指南，探究胎盘植入性疾病诊治进展［J］. 中华围产医学杂志，2020，23（12）：843-848.

[15] 中华医学会妇产科学分会产科学组. 前置胎盘的诊断与处理指南（2020）［J］. 中华妇产科杂志，2020，55（1）：3-8.

[16] Fratelli N，Prefumo F，Maggi C，et al. Third-trimester ultrasound for antenatal diagnosis of placenta accreta spectrum in women with placenta previa：results from the ADoPAD study［J］. Ultrasound in Obstetrics & Gynecology，2022，60（3）：381-389.

[17] 杨馨蕊，马京梅，杨慧霞. 胎盘植入性疾病的超声评分系统概述［J］. 中华妇产科杂志，2020，55（3）：208-212.

[18] Jauniaux E，Bhide A，Kennedy A，et al. FIGO consensus guidelines on placenta accreta spectrum disorders：prenatal diagnosis and screening［J］. International Journal of Gynecology and Obstetrics，2018，140（3）：274-280.

[19] Gulati A，Anand R，Aggarwal K，et al. Ultrasound as a sole modality for prenatal diagnosis of placenta accreta spectrum：potentialities and pitfalls［J］. The Indian Journal of Radiology & Imaging，2021，31（3）：527-538.

[20] Yu F N Y，Leung K Y. Antenatal diagnosis of placenta accreta spectrum（PAS）disorders［J］. Best Practice & Research Clinical Obstetrics & Gynaecology，2020，72：13-24.

[21] 解艳华，张庆桥，朱秀娟，等. 产前三维能量多普勒超声预测前置胎盘患者剖宫产术中出血量［J］. 中国医学影像技术，2019，35（7）：1076-1080.

[22] 廖姗姗，栗娜，刘彩霞，等. 三维能量多普勒超声产前诊断凶险性前置胎盘合并胎盘植入价值研究 [J]. 中国实用妇科与产科杂志，2017，33（12）：1262－1266.

[23] 赫英东，杨慧霞. 围产期瘢痕子宫破裂的早识别和早处理 [J]. 中华围产医学杂志，2016，19（9）：649－652.

[24] 马丽丽. 剖宫产术后再次妊娠结局与妊娠时间间隔及子宫下段厚度关系的研究 [J]. 中国临床实用医学，2017，8（3）：60－62.

[25] Alalaf S K，Mansour T M M，Sileem S A，et al. Intrapartum ultrasound measurement of the lower uterine segment thickness in parturients with previous scar in labor：a cross-sectional study [J]. BMC Pregnancy Childbirth，2022，22（1）：409.

[26] 陈锰，张力，杨帆，等. 剖宫产术后瘢痕子宫孕妇的子宫下段厚度与再次妊娠后子宫破裂风险的研究进展 [J]. 中华妇产科杂志，2017，52（6）：425－428.

[27] 王林林，陈俊雅，杨慧霞，等. 妊娠期子宫瘢痕情况与剖宫产术后再次妊娠孕妇发生子宫破裂的相关性 [J]. 中华妇产科杂志，2019，54（6）：375－380.

[28] 谢文杰，孟小军，刘彦红，等. 急诊超声在妊娠子宫破裂诊断中的应用（附22例报告）[J]. 中国医师杂志，2006，8（7）：964－965.

[29] 赵莹，金小英，马凤侠，等. 超声快速诊断妊娠子宫破裂七例 [J]. 中华医学杂志，2017，97（37）：2949－2951.

[30] 杜欣，陈欣林，杨小红，等. 实时超声造影技术诊断中期妊娠子宫破裂二例报告及临床分析 [J]. 中华妇产科杂志，2010，45（7）：530－531.

第十八章　MRI在瘢痕子宫妊娠中的应用

第一节　胎盘成像技术及孕期子宫解剖生理MRI基本征象

一、胎盘成像技术

（一）胎盘检查安全性及注意事项

1. MRI检查安全性。

（1）静磁场安全：磁共振场强越高，则信噪比（SNR）越高，可提高细节的显示，但随之而来的是运动伪影会加重、特殊吸收率（SAR值）增加、羊水伪影及信号衰减明显，优先选择在1.5T场强下完成胎盘检查。

（2）射频脉冲：胎儿MRI检查SAR值要求控制在2.0W/KG以下。产前检查应选择Normal模式。

（3）梯度切换：周围神经刺激效应。

（4）噪声：胎儿有羊水阻隔可以降低噪声，对母体进行听力保护。

2. 孕妇MRI检查注意事项：扫描中不让孕妇屏气，不使用磁共振造影剂，不使用镇静剂，不建议使用门控装置；选择一天中胎儿胎动小的时间段；建议前一天晚上清淡饮食；禁食4小时（低血糖能减少胎动）；检查前膀胱适当充盈；检查者戴上听力保护装置。

（二）胎盘检查流程

1. 检查时间：孕早期观察瘢痕子宫妊娠，胎盘检查的最佳时间在孕28~32周，有相应的病史或超声有提示建议进行MRI检查。用三角垫可以分担腹部上方的受力，增加膝关节下方腿垫，增加孕妇的舒适性。线圈包裹性好可以提升图像质量。

2. 患者的摆位：患者合适的摆位可以使伪影的影响最小化。一般建议，脚先进，仰卧位或左侧卧位，手持报警球。

3. 线圈的使用：常规推荐体部相控阵线圈（覆盖整个扫描区域），大视野观察对母体胎盘的整体观察非常重要。

4. 检查序列的设计：在胎盘检查过程中，腹部的呼吸运动、肠道蠕动、血管搏动、子宫胎盘不自主收缩都会引起图像的伪影，影响对图像的观察。合理地使用序列和相位编码方向及舒适的体位都可减少伪影对诊断的干扰。

（三）胎盘检查序列

横断位定位，以 T2 序列为主、T1 序列为辅，要使用扫描速度快的序列，加快扫描，冻结胎动保证图像信噪比。T2 图像主要以半傅里叶采集（HASTE）单次激发快速自旋回波（SSFSE）为主，T1 图像主要以磁化准备快速梯度回波序列进行扫描，目前 T1 序列扫描不理想，信噪比低，运动伪影严重，是扫描中的难点。平衡式自由稳态进动序列（balance-SSFP）作为补充序列，是一个"三亮"序列，即血亮、水亮、脂肪亮。在 1.5GE 上做腹部冠状位扫描时常用此序列。2D FIESTA fs，因为压了脂，变为"双亮"，即血亮、水亮（尤其是纯水），对门静脉栓子的显示非常好，但是在腹部横断位扫描中不能常规替代 T2 序列，因为对实性病变显示非常差，对富水病变有优势，它是梯度回波类序列，磁敏感伪影严重。

1. 常规扫描序列。

（1）T2 加权序列（T2WI）：以 HASTE 或者 SSFSE 为主，不同公司命名不一样，例如 SS-FSE（GE）、SSH-TSE（Philips）、HASTE（Siemens）、fse_ssh（联影）等。单次激发序列的特点是可以在瞬间完成一幅图像的扫描，适合冻结运动。在胎儿胎盘扫描中作为主要成像序列。单次激发序列是 SAR 值最高的序列之一。扫描时间尽量缩短，单个序列设计 1 分钟左右。

（2）T1 加权序列（T1WI）：可以鉴别出血。在临床上常用三维容积内插快速梯度回波序列或者快速扰相位梯度回波序列。由于呼吸运动伪影明显，建议孕妇呼吸幅度尽量减小或者分段屏气采集，不建议呼吸门控。

（3）扩散加权成像（DWI）：DWI 对胎盘植入和出血有诊断价值。呼吸运动伪影对 DWI 有一定的影响。并且在胎盘成像中，矢状位是主要成像部位，但在矢状位上 DWI 受梯度线性限制和涡流影响会有更大的几何变形。

（4）balance-SSFP：真稳态自由进动序列［FIESTA（GE）］、平衡式稳态自由进动序列［balance-TFE（Philips）］、真稳态进动快速序列［True-FISP（Siemens）］。True-SSFP 在胎盘扫描中作为多序列成像中的一员，是一个 T2/T1 的对比值，软组织对比度差，但信噪比优于常规的梯度回波序列。它的"三亮"特征有助于观察子宫肌层和膀胱之间的关系，在判断胎盘植入时有一定的参考价值。适当减小翻转角可以减小 SAR 值的沉积。

（5）二维时间飞跃（2D-TOF）：可以辅助观察胎盘植入区域增多的血管团，大范围成像时可以用 2D-TOF 成像。

（6）动态对比增强（DCE）：瘢痕子宫妊娠流产后胎盘无法剥离或者残留时，DCE 就有绝对直观的优势。

2. 其他科研序列：三维动脉自旋标记（3D ASL）、体素内不相干运动（IVIM）、弥散张量成像（DTI）、磁共振波谱（MRS）等，对符合要求的胎盘进行扫描研究，但未广泛用于临床。

（四）胎盘扫描定位及扫描参数

1. 子宫瘢痕妊娠的扫描：超声提示孕早期子宫瘢痕妊娠有可疑胎盘植入时，建议进一步行 MRI 检查。在 MRI 扫描中可以进一步证实是否有胎盘植入，早期诊断、早期干预，避免不幸，减小孕妇承担的风险。定位按照子宫的走形进行切面，即所谓的器官轴型，扫出宫体正矢状面，矢状位作为最重要的扫描方向，其他位置为辅助，必要时可增强。

2. 胎盘扫描定位：在扫描过程中观察胎盘形态、位置、信号，做出相应判断。如胎盘明显堆积或者广泛平铺，对相应位置进行切线位扫描（图 18-1）。和膀胱之间关系的判定：主要与膀胱切线位垂直。如疑似异常信号区域，至少有两个平面确认异常。成像区域包含整个母体子宫，行冠状位、矢状位、轴位三方扫描。

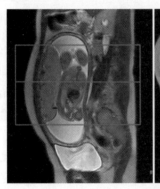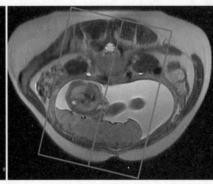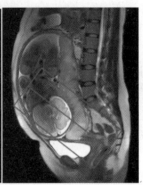

图 18-1　胎盘定位的各个方向切面定位

注：胎盘的切线垂直位，看胎盘与周边组织的关系。层厚 5~6mm，层间距 0.5~1mm。

总之，在胎盘相关 MRI 扫描技术中单次激发序列 SAR 值最高，但可以冻结运动伪影，在母胎医学成像中作为主要成像序列。在扫描过程中需要合适的规划，高 SAR 值和低 SAR 值的序列交替使用，避免患者不适感的增加。自由稳态进动序列，在调整参数时适当考虑反转角的大小和成像效果的平衡，减少 SAR 值的积累。DWI 减少相应的变形可用较低 B 值扫描，同时增加信噪比。

二、孕期子宫解剖生理 MRI 基本征象

T2WI 图像是女性骨盆 MRI 基础图像。这些图像用于评价正常子宫以及大多数子宫和附件异常。T1WI 图像，尤其是结合脂肪抑制，有助于识别附件病变内部特征，如血液和脂肪。在静脉注射钆剂后，T1WI 图像也有助于一些良性肿瘤和恶性肿瘤的描述。一般来说，在 T1WI 图像上，含脂肪的病变是明亮的（高信号），而膀胱内的尿液则是黑的（低信号）。而在 T2WI 图像上，水是明亮的。因此，含水量较高的组织，如水肿、肿瘤和囊肿，在 T2WI 图像上呈较高信号。钆剂是 MRI 检查中最常用的静脉造影剂。与之前图像对比，注入钆剂的组织 T1WI 图像信号强度增加。因此，钆剂被用来增加人体正常组织和异常组织之间的对比，并检测组织的血供。DCE 和 DWI 等新技术提供了功能信息。在 DCE 中，在注射造影剂后多次获得图像，评估组织的血管密度和

增强模式，但在孕期一般不采用，仅仅在产后胎盘植入等情况下采用，以利于产后胎盘的处理。DWI 根据水分子不同的扩散率显示不同组织间的差异，部分急性胎盘炎性病变在 DWI 上可以是高信号。

子宫形态及信号与患者的激素状态关系密切，对应 MRI 的影像学改变。胎盘作为孕期重要的附属结构，与孕周的变化有相关性，MRI 影像学有一定的差异及特点。

随着妊娠进展，胎儿、胎盘的形成与发育及羊水的增加，子宫体逐渐增大变软。子宫肌壁厚度非孕时约为 1cm，至孕中期逐渐增厚达 2.0~2.5cm，至孕晚期又逐渐变薄为 1.0~1.5cm。在不同孕周，因内含丰富血管或胎儿压迫，深部肌层 T2WI 信号在不断改变（图 18-2）。子宫峡部是位于宫体与宫颈之间最狭窄的组织结构，其非孕时长约 1cm，妊娠后子宫峡部变软，逐渐伸展拉长变薄，扩展成宫腔的一部分，临产后伸展至 7~10cm，成为产道的一部分，此时称为子宫下段。宫颈在激素作用下充血、水肿，宫颈管内腺体增生、肥大，使宫颈自孕早期逐渐变软。丰富的结缔组织重新分布，使宫颈在孕期关闭维持至足月，在分娩期扩张。孕期宫颈黏液增多，形成黏稠的黏液栓，内富含免疫球蛋白及细胞因子，具有保护宫腔免受外来感染侵袭的作用。这引起孕期子宫各部分结构信号的差异。

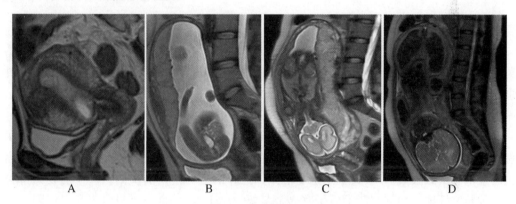

图 18-2 不同孕周子宫各部位 MRI 变化

注：A 为孕 6^{+5} 周，B 为孕 17^{+3} 周，C 为孕 28^{+3} 周，D 为孕 37^{+6} 周。子宫肌层因妊娠逐渐增厚，其内血管丰富，T2WI 高信号，孕晚期因压迫变薄。宫颈管内黏液增多，T2WI 信号增高，呈关闭状态，随着孕周增加，逐渐变短。

孕早期 MRI 征象能够清晰显示包蜕膜、壁蜕膜、底蜕膜等各种蜕膜组织结构及羊膜腔、体腔（图 18-3）。

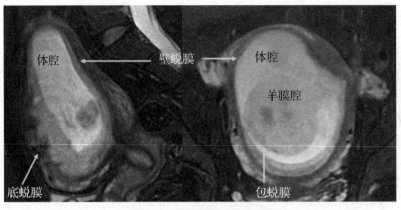

图 18-3　孕早期 MRI 表现

（马淑珍　康敏）

第二节　MRI 在子宫瘢痕妊娠中的应用

因剖宫产术和子宫肌瘤剔除术的广泛开展，随着生育政策的调整，合并瘢痕子宫的高龄孕妇显著增多。高龄妇女瘢痕子宫妊娠相关并发症多为危急重症，严重威胁母儿健康。瘢痕子宫妊娠面临子宫瘢痕妊娠、前置胎盘、胎盘植入、子宫破裂、分娩方式的选择等一系列产科棘手问题，也给产科医护人员带来极大的挑战。

子宫瘢痕妊娠，广义上是受精卵、滋养细胞种植于子宫各种损伤后的瘢痕处（因子宫内膜损伤如剖宫产、人工流产、子宫内膜炎造成子宫壁缺陷或子宫内膜异位症、子宫肌瘤手术等所致瘢痕），狭义上是指受精卵、滋养细胞种植于前次剖宫产子宫切口部位的一种异位妊娠，即剖宫产术后子宫瘢痕妊娠（CSP），它是一个限时定义，仅限于孕早期。CSP 是剖宫产术后的远期并发症，是胎盘植入的先兆。由于 CSP 可以造成清宫术中及术后难以控制的大出血、失血性休克、子宫破裂，严重危害女性生殖健康，应高度重视。

超声作为妇产影像的首选方法，在胎儿及母体相关疾病中得到广泛应用，对于瘢痕子宫妊娠，超声能够判定孕囊并根据孕囊与膀胱壁间的子宫肌层陷窝对瘢痕子宫妊娠进行评判，文献报道经阴道超声诊断 CSP 的灵敏度为 84.6%，但由于经阴道超声在孕期慎用，其很难对肌层及宫旁组织进行全面评价。由于超声检查受操作者的人为因素限制以及超声不能很好地显示病变与周围组织间的关系，故超声有一定的局限性。MRI 由于可以多平面成像、软组织分辨率高、具有高信噪比图像，而且安全无 X 线辐射，可清晰显示瘢痕处肌层缺损情况及其周围的解剖关系，在瘢痕子宫显示、评估方面有重要价值，能对孕囊浸润情况以及孕囊与瘢痕和宫腔的关系等方面予以综合性评估。MRI 对 CSP 的诊断准确率达 96.15%，是诊断子宫瘢痕妊娠的利器。增强扫描可以更明显地显示早期胎盘结构。增强扫描早期胎盘组织结构较明显强化，高于肌层强化程度，随着时间延长，子宫强化明显时，胎盘组织强化较前减弱，且低于肌层强化。

一、瘢痕子宫的 MRI 表现

瘢痕一般包括无瘢痕缺损型和有瘢痕缺损型两种状态，且瘢痕在手术后不同时期显示不同的信号。无瘢痕缺损型又叫线型，瘢痕修复良好，内膜连续、无改变。剖宫产术后瘢痕缺损发生率高达 84%，即有瘢痕缺损型，又叫回缩型，为瘢痕修复不良，非孕状态下为细小的裂隙瘢痕，小部分内膜轮廓改变、裂开，肌层变薄，瘢痕处子宫壁变薄、凹陷，可形成瘢痕缺损/憩室。MRI 往往表现为不规则的条状异常信号，往往因为术后时间不一，信号变化，且成熟瘢痕因血供少，增强扫描往往无强化或轻微强化。

瘢痕早期和中期，为肉芽组织成分的递次变化，MRI 往往表现多样。早期因瘢痕由增生的血管和结缔组织构成，呈颗粒状，细胞间多为液体成分，多表现为 T2WI 高信号。后期，肉芽组织纤维化（网状、胶原纤维），细胞间液体减少，毛细血管逐渐退化，表现为 T1WI 等低信号、T2WI 低信号，强化不明显（图 18-4）。

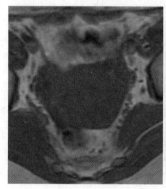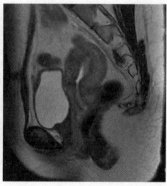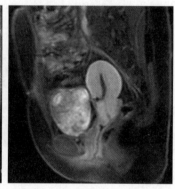

图 18-4 术后 1 个月余瘢痕

注：患者 36 岁，G1P1（剖），术后 1 个月余，T1WI 等信号、T2WI 混杂信号（低信号中间杂稍高信号）几乎未强化。

二、子宫瘢痕缺损的 MRI 表现及与 CSP 的相关性

目前国内外关于剖宫产子宫瘢痕缺损（CSD）的名称及诊断标准仍未完全统一，2018 年欧洲专家共识推荐，当剖宫产瘢痕处肌层缺损的深度为 2mm 时可诊断为 CSD 或瘢痕龛影。目前 CSD 的分类与分级方法众多且缺乏统一标准，主要通过测量 CSD 的深度、宽度、长度以及 RMT、AMT、距离宫颈内口的距离等指标综合评估。文献报道最多的是按照肌层缺损范围分为大 CSD 和小 CSD，常用的诊断阈值包括：深度与子宫壁厚度（RMT+深度）的比值大于或等于 50%（或 80%），或 TVUS 中 RMT 小于 2.2mm 或 SHG 中 RMT 小于 2.5mm；当憩室顶端仅覆盖浆膜层时，可诊断为完全性 CSD（图 18-5）。Vikhareva Osser 和 Valentin 报道了 69 例剖宫产术后再次妊娠的分娩结局，发现与无 CSD 和小 CSD 相比，大 CSD 发生子宫破裂和瘢痕裂开的风险更高（OR 为 12.7）。

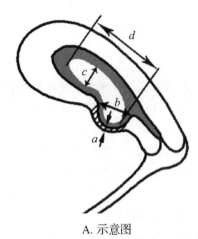
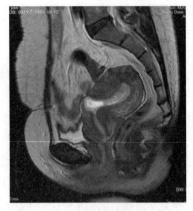

| A. 示意图 | B. MRI图 |

图 18-5　剖宫产子宫瘢痕缺损

注：A 图中，a 指子宫瘢痕处缺陷壁的最小厚度；b 指憩室入口的最大直径，或者壁龛的最大入口宽度；c 指孕囊的最大横截面直径，与孕囊的长径垂直；d 指孕囊的最大长径，通过测量长径两端的距离获得。孕囊的面积通过 $c \times d$ 获得。

B 图显示孕囊完全突入瘢痕缺损区。

三、子宫瘢痕妊娠的分型

CSP 与广义的瘢痕妊娠有一定的区别。前者是指孕早期（<12 周）孕囊种植于前次剖宫产子宫瘢痕处的一种特殊类型的异位妊娠。近年来，全球范围内 CSP 的发病率呈上升趋势。如果 CSP 继续妊娠至中晚期，则发展成胎盘植入、凶险性前置胎盘，子宫破裂大出血的风险大大增加。若 CSP 未得到恰当的治疗，会导致大出血、子宫破裂、胎盘植入、子宫切除术、丧失生育能力甚至危及生命。虽然 CSP 指的是所有植入或密切接触的瘢痕憩室的妊娠［GS 和（或）胎盘］，但在实际工作中，影像学诊断还存在一定的困惑，这主要是因为影像学医师对 CSP 影像征象的认知可能存在不足。首先需要与低位植入妊娠（低位妊娠）相鉴别，后者被定义为任何在瘢痕憩室/剖宫产瘢痕附近着床而没有直接接触的妊娠。需要注意的是，低位妊娠随着孕周的增加，可以向下延伸至切口瘢痕区，形成胎盘植入，故此类患者需要随访胎盘位置的变化。

瘢痕妊娠的分类标准不够明确，尤其是临床、病理及影像的分类标准各有差异，从而导致诊断报告的书写混乱。关于瘢痕妊娠的分类较多，临床往往根据超声征象进行分类。2000 年，Vial 等报道剖宫产瘢痕异位妊娠的着床方式根据超声表现可分为内源性和外源性两种。此后，剖宫产瘢痕异位妊娠的几种分类系统被提出，但这些分类系统并没有提供基于剖宫产瘢痕妊娠术中出血危险因素的定量超声测量。山东大学齐鲁医院妇产科节育妇科团队于 2022 年对瘢痕妊娠新临床分型系统及推荐手术治疗策略进行了分析总结，为预后提供了一定的保障。

在对 CSP 进行超声评估时，专家认为多普勒于矢状面对 RMT 和 AMT 的测量，滋养层侵袭，CSP，血管、憩室形态，宫颈和邻近子宫血管的关系及对应子宫动脉位置有较好的诊断效能。但 73% 的专家认为 MRI 不能增加 CSP 的诊断价值。由于孕期母体高龄、腹壁瘢痕、肥胖、多毛、可疑宫旁器官侵犯等，MRI 在 CSP 中的应用并不少见，尤其是对于一些珍贵儿的去留，更多家庭愿意选择 MRI 来明确诊断。并且随着高分辨率扫描及 MRI 动态增强扫描对瘢痕区及周围结构的显示更加清晰、诊断更加准确，其使用更广泛，越来越多的临床相关研究证实 MRI 的准确性明显增加。

MRI 检查可以提供大的视野，能够定位到剖宫产子宫瘢痕、蜕膜和子宫肌层。但是，对于 TVUS 来说，这三层组织的回声区别并不明显。子宫瘢痕外壁的厚度常常通过间接测量孕囊和膀胱的距离来获得，而瘢痕的内面和蜕膜回声常常分辨不清。而且小的Ⅲ型子宫瘢痕妊娠的壁龛在 IVCB 中不一定能看到，但 MRI 可以清晰地显示。另外，MRI 能够观察到胚囊内部结构，可测量病灶体积，对子宫肌层及瘢痕组织显示清晰，可明确子宫肌层的厚度及绒毛是否侵入。同时 MRI 对胎盘边缘显示较好，对于胎盘植入情况，包括胎盘内或外、新鲜或陈旧性出血，MRI 可进行早期鉴别诊断。对于剖宫产子宫瘢痕和孕囊之间的关系，关键问题是判断是否存在胎盘植入瘢痕部位，评估侵袭的程度。但是，这似乎超出了目前医学影像学方法的限度。目前国际上尚无瘢痕妊娠 MRI 分类共识或指南，孕早期子宫瘢痕妊娠的 MRI 特征，有助于高龄妇女瘢痕子宫再妊娠检查。其能明确子宫峡部前壁（瘢痕）区的孕囊体积及清楚显示子宫瘢痕与孕囊的关系，并能鉴定胎盘植入。

（一）瘢痕妊娠 MRI 分型

目前基于 MRI 的剖宫产瘢痕妊娠分类，将瘢痕妊娠分为三种类型（图 18-6），与超声分类相似。

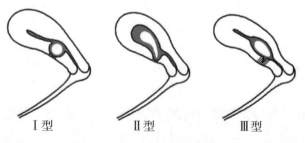

Ⅰ型　　　　　　　Ⅱ型　　　　　　　Ⅲ型

图 18-6　CSP 不同类型示意图

Ⅰ型：壁薄的憩室出现在子宫瘢痕缺陷处，孕囊嵌入憩室（图 18-7）。
Ⅱ型：壁薄的憩室出现在子宫瘢痕缺陷处，孕囊部分嵌入憩室（图 18-8）。
Ⅲ型：在子宫瘢痕缺陷处可见憩室，孕囊主要嵌入子宫峡部（图 18-9）。

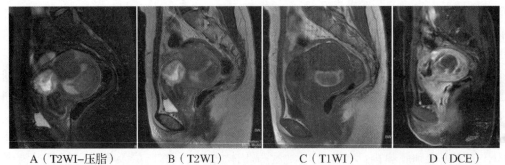

A（T2WI-压脂）　　　B（T2WI）　　　C（T1WI）　　　D（DCE）

图 18-7　Ⅰ型 CSP

注：患者 35 岁，G5P2，剖 1，停经 72 天，CSP。A、B、C、D 均为矢状位。A、B 显示 GS 被植入峡部并生长入前壁峡部。CSS 在 T2WI 成像上显示低亮度。宫腔内可见 T2WI 低信号、T1WI 不均高信号，显示有出血。CSS 和 GS 相对独立。增强显示瘢痕区可见明显强化的蜕膜组织，GS 内混杂信号。MRI 分级Ⅱ级。

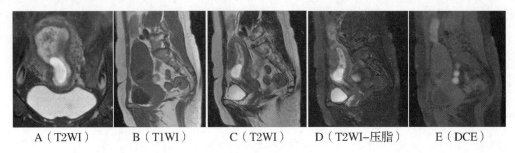

A（T2WI）　　B（T1WI）　　C（T2WI）　　D（T2WI-压脂）　　E（DCE）

图 18-8　Ⅱ型 CSP

注：患者 43 岁，G4P1，剖 1，停经 49 天，Ⅱ型 CSP。A 为冠状位，余均为矢状位。GS 被植入峡部，部分生长入前壁峡部。孕囊大部分位于前壁瘢痕缺损区，瘢痕区局部可见明显丰富的强化血管，GS 中没有内容物，呈囊样。MRI 分级Ⅰ级。

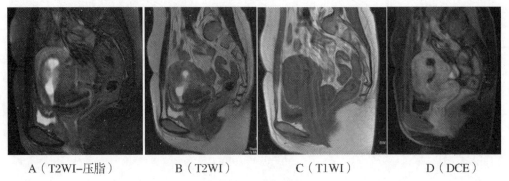

A（T2WI-压脂）　　　B（T2WI）　　　C（T1WI）　　　D（DCE）

图 18-9　Ⅲ型 CSP

注：患者 32 岁，G1P1，剖 1，停经 63 天。A、B、C、D 均为矢状位。在子宫瘢痕缺陷处可见憩室，孕囊主要位于宫腔内，可见微量蜕膜组织嵌入子宫峡部，GS 被植入峡部。MRI 分级 0 级。

　　Ⅰ型和Ⅱ型的瘢痕缺陷的最大入口宽度和孕囊的大小成正比。在 MRI 检查中，大多数子宫瘢痕妊娠均可在子宫瘢痕处见到憩室，随着孕囊增大，瘢痕缺陷逐渐变弱。MRI 可以显示子宫瘢痕妊娠的详细特征。

根据内容物是否存在和内容物的情况，孕囊可分为三种类型：①囊肿，内无可见内容物；②胚囊，孕囊内可见小的规则形状，比如卵黄囊或者胚胎，有规律地增大；③混合囊，其内孕囊是大的、不规则的混合囊，内呈不均质信号，且不规则增强。

（二）子宫瘢痕妊娠 MRI 表现

子宫体积增大，内膜增厚，宫内圆形或卵圆形或不规则的孕囊黏附于子宫前下壁（瘢痕），前壁肌层变薄，明显前凸呈反"3"字征或"C"字征。T1WI 等低信号、混杂斑片状高信号，T2WI 呈混杂高信号，灶周可见环形线状低信号包膜带。包膜完整呈典型环征，完整孕囊，不完整呈不规则环征、囊中囊、不规则混杂信号，边缘见粗大的流空血管影（其内可有条状不规则短 T1WI 低、T2WI 高的出血信号），增强后明显强化。部分绒毛植入，孕囊与邻近子宫壁界限不清，子宫肌层局部明显变薄，甚至穿透浆膜层累及膀胱壁，孕囊周围有粗大的流空血管影。

（三）MRI 评估分级

根据不同的分级选择不同的治疗方式。根据团块或孕囊与肌层的关系，将其分为以下四级。

0 级：未达肌层，与肌层分界清晰（图 18-9）。保守药物治疗。

Ⅰ级：稍累及肌层，与肌层分界较清晰（图 18-8）。药物治疗+清宫。

Ⅱ级：位于肌层内，与肌层分界不清，未累及浆膜层（图 18-7）。血供不丰富：药物+清宫；血供丰富：子宫 A 栓塞+清宫术。

Ⅲ级：团块或孕囊膨向浆膜层，并向膀胱方向突起（图 18-10）。子宫动脉栓塞+修补术。

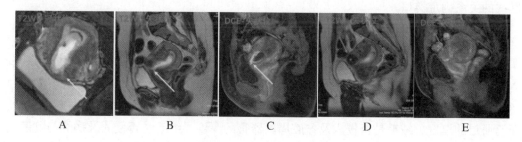

图 18-10 MRI 分级Ⅲ级

注：患者 35 岁，停经 7^+4 周，前壁下段直径约 2.5cm 的肌瘤（D 中箭头），瘢痕区壁厚约 0.45cm，宫腔内不规则的孕囊（内无胎芽），周围可见出血（T1WI 高、T2WI 低信号）及环带状蜕膜组织。增强显示瘢痕区异常明显强化的蜕膜组织深达浆膜下（B 和 C 中箭头），邻近前壁下段肌层内肌瘤强化，较瘢痕区植入蜕膜组织弱。

（四）鉴别诊断

1. 宫颈妊娠：两者都表现为停经后无痛性阴道流血，临床诊断比较困难，需要影像学鉴别。MRI 有助于鉴别。CSP 患者往往无宫颈膨大，宫颈内口关闭，孕囊位于宫颈内口上方的前壁峡部；而宫颈妊娠伴宫颈膨大与宫体呈葫芦状改变，宫颈内口关闭，外口开放，宫颈管呈漏斗状。但是当妊娠周数加大或包块较大时，区分比较困难，如果患者有剖宫产史，应高度警惕 CSP。

2. 不全流产：临床表现都有阴道流血，不全流产往往有明显腹痛，无胎心搏动，孕囊可位于宫腔下方，也可位于宫颈管内，与 CSP 有所不同；CSP 与子宫前壁峡部关系密切，常浸润子宫前壁肌层，不全流产与子宫肌层关系不密切，且宫颈口常扩张，组织物填塞宫颈口多见，MRI 能够较好地明确诊断。

3. 滋养细胞疾病：临床病史一般较明确，往往在产后、葡萄胎清宫后发病，易血行转移和肺转移，hCG 异常增高，CSP 无此特征。MRI 显示滋养细胞疾病宫腔内病灶呈葡萄状或肌层蜂窝状，且与结合带分界不清或中断，增强显示病灶早期明显强化，后期较肌层略低，而 CSP 显示孕囊与前壁肌层分界不清，可植入，但增强显示病灶囊壁明显强化，内容物强化不明显，包块呈向内突起状强化，这是两者的明显不同。

（五）孕早期剖宫产（CS）瘢痕的评估

CSP 时，瘢痕部的正常结构受损、孕期子宫肌层信号改变、宫缩、合并肌瘤等因素都会影响孕囊与瘢痕关系的观察、分型的判定，也会干扰绒毛植入的判定。CSP 常合并孕囊内出血、宫腔积血、流产，尤其是孕囊较大时，与宫内妊娠鉴别诊断存在困难。所以对 CSP 的诊断一定要紧密结合临床，如停经史、血 β-hCG 明显升高及其他临床症状。子宫下段前壁瘢痕处的孕囊、瘢痕形态及宫缩，有时还需要动态增强扫描及 DWI 序列扫描进行孕囊壁的厚度观察，了解着床部位，绒毛是否真正植入及植入深度。在 CSP 诊断中，可按照以下四步进行。

第一步：确定孕囊位置，明确是否为宫内妊娠、低位妊娠、CSP 或流产等。

第二部：根据孕囊突入憩室的程度来确定 CSP 的类型，也可根据其与宫腔线或浆膜线的关系确定类型。

第三步：确定胎盘位置是否在憩室或其附近，是否为前置胎盘。

第四步：确定有无胎盘异常粘连的征象。

治疗前应评估影像学中的两个关键问题，即剖宫产瘢痕菲薄的严重程度和孕囊与剖宫产瘢痕的关系，因为这两个因素影响手术方案的选择。CSP 诊治原则是早诊断、早终止、早清除。MRI 能够显示子宫内膜腔、剖宫产瘢痕和孕囊的关系，明确胎囊部位、子宫肌层的厚度、绒毛是否侵入及盆腔周围器官的厚度、绒毛是否侵入及病灶与盆腔周围器官的关系，能够很好地指导临床治疗方案的选择，特别是手术方式的选择，能为 CSP 及时正确诊治提供依据。

（康敏）

第三节　MRI 在凶险性前置胎盘和
胎盘植入中的应用

相关文献显示，凶险性前置胎盘（PPP）中 40%～50%合并 PAS。本节主要阐述

MRI 在伴植入型胎盘谱系疾病（placenta accreta spectrum disorders，PASDs）的凶险性前置胎盘中的诊断及临床应用价值，论述不同孕期胎盘的 MRI 表现及特点、异常胎盘的各种表现，同时阐述在胎盘植入患者中 MRI 对手术出血的评估价值及手术方式的选择价值。

　　超声和 MRI 都是非侵入性和非电离成像方式，在胎盘成像方面具有独特的技术和使用优势。重要的是，一种模式的优势正好弥补了另一种模式的缺点。与 MRI 相比，超声的主要优点：①更高的空间和时间分辨率；②多普勒动态血管检查；③术中使用具有可行性。缺点包括操作人员依赖性和有限的穿透/视野，但可通过 MRI 大视野成像来克服。MRI 最吸引人的优势是其更高的对比度分辨率和组织特异性表征，可以看到整个胎盘-子宫肌界面的细节。MRI 在术前评估子宫外邻近器官的侵犯和描绘关键的髂血管方面也有优势。MRI 有限的可用性和高成本是众所周知的挑战。

　　中华医学会、FIGO、RCOG 及 ACOG 对 MRI 在 PASDs 诊断价值方面的认识较一致。RCOG 指南（2018）认为，MRI 在 PASDs 诊断价值方面不优于超声检查，而 MRI 的花费更昂贵且需有经验的专科医师进行解读，该劣势在发展中国家尤为突出。因此，PASDs 的分娩前诊断应基于超声检查，而 MRI 作为超声检查的补充诊断手段。对于超声检查难以确定、需评估穿透型胎盘植入宫旁组织受累情况或子宫后壁胎盘植入的病例，MRI 有其独特优势。关于 MRI 在 PAS 中的价值，尽管不同学者的观点差异较大，但实际上 MRI 在胎盘疾病中的应用越来越广，欧洲腹部放射学会（SAR）和欧洲泌尿生殖放射学会（European Society of Urogenital Radiology，ESUR）的共识声明是协调 PAS MRI 研究的重要一步。PAS 的 MRI 和超声征象的诊断效能见表 18-1。

表 18-1　PAS 的 MRI 和超声征象的诊断效能

	征象	MRI	US
大体征像	胎盘/子宫膨出、隆起	+++	+++
	膀胱壁中断	+++	+
	局灶外生性肿块	+++	++
	胎盘突出至宫颈	++	+++
交界面信号	子宫肌层变薄	+++	+++
	胎盘后 T2WI 低信号消失	++	++
	胎盘床血管异常	+	+++
	胎盘缺血性梗死	+++	N/A
组织结构	胎盘 T2WI 低信号	+++	N/A
	胎盘不均质	+++	+++
	胎盘内异常血管	+++	+

注：灵敏度范围，+（低）、++（中）和 +++（高）。

　　对于 PAS 的影像学检查，MRI 常用于超声评价模棱两可时或临床风险较高的患者。在超声诊断明确的情况下，MRI 通常用于计划剖宫产，目的是明确风险在哪里，尽量减少对孕妇和胎儿伤害。建议放射科医师按照 MRI 推荐的方案进行检查，遵守推荐的图像采集和解释标准，并熟悉影像表现及结果。MRI 在以下几个方面较超声有较好的显示。

一、胎盘位置描述

MRI 的大视野（FOV）可在多方向及连续切面进行客观观察，并且与解剖结构图相似，尤其是 T2WI 矢状位为临床医师提供了较直观的视觉，较准确地评定胎盘各缘距离骨性及解剖标记的真实距离，有利于临床医师手术前准确定位。

二、胎盘成熟度判定

MRI 能够较好地显示胎盘内信号及羊膜面、母体面和肌层内信号，其对胎盘分级见表 18-2，也能够根据不同序列显示胎盘内的异常信号。不同孕周的正常 MRI 征象：正常胎盘厚度均匀，中部 2~4cm，外部轮廓光滑。胎盘的母体表面包含胎盘小叶或子叶，它们由胎盘组织的外露组成，被少量结缔组织组成的裂口和胎盘间隔包围，这些间隔是正常的发现，可以在 MR 的 T2WI-HASTE 序列上看到薄的边缘。

表 18-2 胎盘分级 MRI 表现

类型	0 级	1 级	2 级	3 级
绒毛膜板	光滑	微小波浪状	锯齿状，深入胎盘实质	明显锯齿状，深入实质并达基底膜
胎盘实质	信号均匀	基本均质	逐渐增加的不均质	多类圆形胎盘小叶
基底膜	均匀低信号	轻度不平整	凹凸不平，低信号不连续	凹凸不平低信号

三、胎盘附着异常

随着妊娠的进展，子宫肌层及胎盘均可发生改变。孕 24 周之前，胎盘尚未成熟，MRI 对异常胎盘的诊断效果较差。孕 24~30 周，正常胎盘表现出均匀的中间信号，通常与肌层明显不同，肌层更加不均匀和显示出高信号。随着妊娠进展，胎盘成熟，胎盘内部信号变得更加不均质。孕 30 周前，子宫肌层显示出三层不同的信号强度，肌层的内层和外层可见信号减弱的细带；中间层相对于胎盘呈高亮度，随着妊娠的进展而变亮。肌层通常包含多个代表正常血管分布的流动腔。子宫肌层在孕 30 周后变薄，各层变得不明显。推荐孕 24~30 周对 PAS 进行 MRI 评估，但在实际临床中，妊娠各期 MRI 均作为超声的重要补充手段，尤其是应用于分娩前的综合评估及母体比较肥胖、胎盘位于子宫后壁的患者。胎盘异常侵入子宫壁是引起产科大出血的众多原因之一。正常胎盘中，胎盘-子宫交界面被纤维蛋白层（Nitabuch 层）隔开，防止植入子宫壁过深，一旦此层被破坏，就容易形成异常附着。

MRI 在 PASDs 中的影像学表现主要为：①子宫异常膨出；②胎盘内信号轻度不均；③胎盘内 T2WI 低信号；④肌层局灶性中断；⑤膀胱"帐篷征"等。

在实际工作中，应该有序地从以下几个方面进行观察。①胎盘情况：胎盘位置、与瘢痕关系、胎盘质地、胎盘内局灶低信号、纤维蛋白沉积、胎盘腔隙；②胎盘-子宫交界面：子宫隆起或外形异常、突出尺寸、与膀胱交界面受累、膀胱-浆膜交界面断裂的尺寸；③母体血管：母体本身的血管、新生血管、宫旁及胎盘后血管。以下是欧洲腹部放射学会和欧洲泌尿生殖放射学会对 PAS 的 MRI 征象进行的分析，包括 7 个相关性极高的推荐征象及 4 个不确定的相关性征象，其准确性评定见表 18-3。

表 18-3 PAS 的 MRI 征象准确性评定

MRI 征象	定义	基于专家评估的准确性
胎盘 T2WI 低信号	一个或多个低密度区域，通常呈线性排列，常与母体胎盘表面接触	90%（95% CI 65%～93%）
胎盘/子宫膨出、隆起	子宫浆膜偏离预期平面，由胎盘组织向邻近器官异常隆起引起，典型的是向膀胱和宫旁组织。子宫浆膜可能是完整的，但轮廓形状扭曲	100%（95% CI 92%～100%）
胎盘后 T2WI 低信号消失	胎盘后缺少连续的 T2WI 低信号带	90%（95% CI 84%～96%）
子宫肌层变薄	胎盘上的子宫肌层变薄至小于 1mm，甚至看不见	90%（95% CI 87%～95%）
膀胱壁中断	正常的低张力膀胱壁不规则或破坏，可伴有膀胱腔内的血液产物	100%（95% CI 97%～100%）
局灶外生肿块	胎盘组织从子宫壁伸出并延伸到子宫壁外；最常见于部分充盈的膀胱内，可见进入膀胱腔内胎盘组织	95%（95% CI 95%～100%）
胎盘床血管异常	胎盘床血管突出，子宫-胎盘界面破坏；它们可以不同程度地延伸到下层肌层，一直延伸到子宫浆膜，并可伴有膀胱、子宫和阴道周围广泛的新生血管形成	100%（95% CI 96%～100%）
胎盘不均质	胎盘信号不均匀，T1WI 及 T2WI 均可见	70%（95% CI 58%～81%）
胎盘不均匀增厚	与胎盘组织的其他部分相比，与 PAS 相关的胎盘组织，通常覆盖在内部 os 上的部分（前置胎盘的情况下）是不对称增厚的	50%（95% CI 39%～61%）
胎盘缺血性梗死	急性期可见 T2WI 高密度、T1WI 低密度区；慢性梗死时，胎盘不对称变薄	60%（95% CI 49%～70%）
胎盘内异常血管	显示胎盘深部血管异常，血流腔扭曲增大	70%（95% CI 65%～79%）

（一）相关度极高的重要征象

1. 胎盘 T2WI 低信号：胎盘内 T2WI 条状、结节状低信号带的产生机制可能与胎盘反复继发出血并纤维化有关，这些低信号带通常由胎盘-子宫交界面延伸至胎盘内部，其粗细不均，随机分布在胎盘内，其与正常的胎盘小叶间隔是不同的，正常胎盘小叶间隔粗细均匀、分布规则。龙光宇等研究认为，这是 PAS 最具特异性的征象，与 Derman 等的研究结果一致。陈永露等研究认为，胎盘植入越深，T2WI 低信号灶面积越大，二者成正相关。随后龙光宇等研究得出相同的结论。其发生机制可能是胎盘组织为获取更多血液向子宫肌层深部生长，孕中晚期肌层的不规则收缩反而加重了胎盘的供血不足，植入越深，越倾向于发生组织出血、坏死，越多结缔组织增生及钙化、含铁血黄素沉积，则 T2WI 低信号灶范围越大，即面积越大。胎盘内迂曲扩张血管，这一征象由 Derman 等首次报道，此征象基于多普勒超声声像图上广泛描述的"静脉池"结构，这些结构在 MRI 的 HASTE 序列图像上呈迂曲紊乱的管状低信号，在 True-FISP 序列图像上信号增高，提示其为流空的血管影。其发生机制可能为胎盘组织向肌层深部持续生长的过程中，常伴随过度增生反应，局部结构紊乱，血管迂曲扩张。后来 Ueno 等也证实了胎盘内见增多、增粗迂曲的血管影与胎盘植入有明显相关性，并且通过组织病理标本观察到这些增粗的血管可能来源于子宫肌层。Derman 认为胎盘植入最灵敏指标为局部异常血管出现。龙光宇等研究也发现该征象是 PAS 间接征象中显示率最高的。MRI 往往表现为边缘不规则，大小 6~20mm，反复出血或梗死所致纤维蛋白沉积，其数量与胎盘浸润深度相关，粘连、植入、穿透灵敏度分别为 89.7%、89.7%、82.6%，特异度分别为 49.5%、63.4%、58.5%。它是产妇预后不良的重要预测指标，与术中失血过多和子宫切除相关。

2. 胎盘/子宫膨出、隆起：MRI 表现为沙漏状或典型倒梨形，是肌层浸润的有效标志，与植入、穿透高度相关，诊断准确性极佳，其粘连、植入、穿透的灵敏度分别为 89.7%、89.7%、82.6%，特异度分别为 49.5%、63.4%、58.5%。若轮廓隆起伴肌层局灶破坏，特异度增加，与术中失血过多和子宫切除相关。

3. 胎盘后 T2WI 低信号消失——底蜕膜消失：MRI 表现为交界面低信号中断或消失，若合并其他表现（如肌层变薄），可增加 PAS 的灵敏度。MRI 的空间分辨率和成像角度的限制以及超声探头压力，导致较高的假阳性率。但在短暂局灶性肌层收缩引起的肿块效应区域或胎盘下出血区域，该界面可能会变薄或中断，造成假象。结合 T1WI 可以鉴别肌层收缩与出血，有助于避免这一缺陷。

4. 子宫肌层变薄：胎盘粘连的早期征象，若肌层显示良好，在胎盘穿透的裂口区可见子宫壁的局灶性破裂即胎盘组织延伸。妊娠后期子宫壁可能极度变薄，所以此征象不应作为独立诊断因素，应该结合其他征象共同诊断。局灶性肌层中断的灵敏度为 63.6%，特异度为 72.2%，诊断比值比（DOR）为 3.53，阳性似然比（PLR）为 2.33，阴性似然比（NLR）为 0.59。但是当胎盘局灶性隆起进入覆盖子宫肌层，这种隆起，子宫肌层可能变薄或难以察觉。子宫肌层在孕 24~30 周时，通常保持其三层外观（高内膜-低连接区-等肌层，SSFSE 序列）。这种现象在子宫肌层变薄处消失。成熟的胎盘，超过晚孕早期，可能表现为正常的分叶增加，子宫肌层变薄。

5. 膀胱壁中断：膀胱壁中断，不规则或"帐篷征"改变，当胎盘侵犯膀胱壁而使膀胱壁轮廓中断时，在仰卧位胎盘向上牵引膀胱，形成"帐篷征"改变，这时需怀疑膀胱被侵犯。该指标特异度高，但灵敏度并不高。MRI 提示膀胱壁内胎盘组织时，可直接判定膀胱受侵（特异度 100%），胎盘穿透膀胱仅见于少数患者。膀胱血管征是指子宫膀胱间隙内多发迂曲流空信号，该指标的诊断率为 96%，膀胱穹顶向子宫表面的"帐篷征"是膀胱壁被浸润的另一个可能征象，需要注意的是，浆膜下穿透也可出现膀胱血管征。

6. 局灶外生肿块：胎盘侵及子宫浆膜外形成的局灶性肿块进入宫旁组织、其他盆腔器官（膀胱、直肠、输尿管）和髂血管。具有高度特异度，可勾画胎盘穿透范围，常位于膀胱前方或子宫旁侧，但对胎盘粘连和胎盘植入灵敏度低。它是最有价值、独立的征象，但单独诊断能力有限。

7. 胎盘床血管异常：胎盘异常时，胎盘床的血管结构发生重大改变，血管变得非常不均匀，胎盘床血管发达和大小不均。侵袭性越强，变化越明显，准确性越高，是重要的预后因素。诊断 PAS 的灵敏度，PPV 和 NPV 分别为 81.6%、100.0%，诊断 PAS 的特异度，PPV 和 NPV 分别为 100.0%、61.1%。鉴别胎盘穿透、胎盘植入及胎盘粘连时 AUC 为 0.76，PPV 和 NPV 的灵敏度分别为 80%、73.1%，特异度分别为 59%、88.3%。膀胱脂肪间隙、子宫旁血管影是高度准确的标志，其 AUC 分别为 0.96 和 0.80。产前 MRI 显示子宫浆膜血管增生与术中出血量增加有关，也与分娩过程中的其他并发症有关，包括子宫切除或需要膀胱修复。

（二）不确定相关征象

1. 胎盘不均质：异质胎盘的外观包含大的不规则血管间隙，被称为"虫蛀"外观。这种异质性是由 T2WI 低信号、胎盘内血管增加和胎盘陷窝所致（图 18-11A）。虽然这是一个主观参数，在解释时高度依赖胎龄，但发现特别靠近疑似侵犯区域时其特别有用。Thiravit 等将这种异质性细分为轻度、中度和重度等三类，并证实。

2. 胎盘不均匀增厚：常常是覆盖瘢痕区的胎盘相对增厚（图 18-11B），其诊断的准确性约为 50%。需要注意的是，当胎盘凸入宫颈时，胎盘和宫颈交界面消失，常常会伴有胎盘植入。

3. 胎盘内异常血管：胎盘内曲折的、无序的和突出的血管，特别是远离脐带插入的部位，是不正常的（图 18-11C）。血管结构在 SSFSE（黑血）序列上被视为流动空洞，在 SSFP（亮血）序列上被视为高信号强度结构。利用彩色多普勒动态可视化技术，超声检查可以很自信地对这些血管进行检测和跟踪。

4. 胎盘缺血性梗死："胎盘隐窝"，楔形表面收缩伴 T2WI 低信号，本质上代表梗死相关体积损失（图 18-11D）。结合 T2WI 低信号发现缺血性梗死/隐窝可增加整体的重现性和诊断特异度。

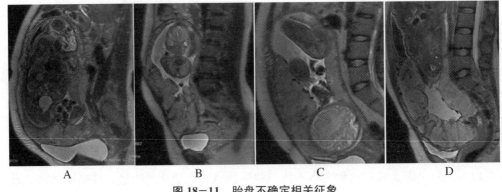

图 18－11　胎盘不确定相关征象

注：A 表示胎盘不均质，B 表示胎盘不均匀增厚，C 表示胎盘内异常血管，D 表示胎盘缺血性梗死。

虽然 MRI 可以用于区分正常胎盘和胎盘植入，但诊断浸润深度更具挑战性。一般来说，没有尝试去区分胎盘粘连与胎盘植入，因为两者的治疗方案没有区别。然而，对于穿透，因为绒毛膜侵入邻近器官，如膀胱、直肠或腹盆壁肌肉，确实会影响手术处理，应尝试在 MRI 上识别受累的结构。一般情况下，与粘连型胎盘或植入型胎盘相比，胎盘穿透的诊断特征较明显，如子宫膨出伴块状胎盘轮廓、边缘圆形、胎盘内低强度带等，在胎盘穿透中更为明显。然而，要明确诊断穿透还需要其他特征，如胎盘组织与邻近盆腔器官之间的肌层信号全层间隙、脂肪面缺失、胎盘中间信号破坏膀胱、肠壁或腹盆壁肌肉的低信号线等。MRI 评价胎盘植入，在浸润深度和范围方面有良好的准确性，但专家共识没有达到推荐的阈值，可能与这些发现的主观性质和阅片者之间的可变性有关。此外，随着妊娠的推进，胎盘的预期变化进一步增加了这些发现的混淆性，所以在实际工作中依然需要关注诊断中的陷阱，需要综合评估。此外，ACOG 指南（2014）阐述了钆造影剂的相关事项。虽然静脉内注射钆造影剂行 MRI 增强扫描可更加清楚地显示胎盘与子宫肌层的界限，区分母体和胎盘来源的血流信号，但是钆造影剂可跨过胎盘屏障进入胎儿血液循环，除非必要，应避免在孕期应用钆造影剂。在产后出现胎盘不完整或娩出困难时可以采用，以便了解胎盘植入情况，以利于产后的处理。

四、MRI 产前评估

尽管产前超声诊断 PAS 的准确性很高，但术前仍有很大比例的 PAS 未被诊断，产前 MRI 能够清楚地描绘胎盘侵犯的深度及范围，特别是子宫旁三角区及宫颈区病变。在超声诊断为 PAS 的女性中，MRI 可用于评估胎盘侵犯的深度，并预测手术中可能出现的困难，特别是当计划切除子宫时。此外，当出现超声不能诊断、胎盘在后方以及女性非常肥胖等因素时，可以进行 MRI。当超声和 MRI 同时进行时，应根据最积极的诊断结果来指导治疗。MRI 在判定子宫切除出血风险和了解膀胱壁、输尿管、腹壁、肠管的损伤程度方面以及介入血管选择方面均有较好的价值。较多文献显示 MRI 对 PAS 出现大量出血（PPH）（ACU＝0.846）的预后具有重要作用。根据以下 MRI 对 PAS 评分值，可以在术前对手术出血可能性进行预评估，当评分大于或等于 7 分时，出血风险明显增加。PAS出血MRI评分表见表18-4，胎盘穿透MRI评分及出血量见图18-12。

表18-4　PAS出血MRI评分表

类型	0分	1分	其他
年龄	<35岁	≥35岁	—
妊娠次数	≤4次	>4次	—
剖宫产次数	≤1次	>1次	—
术前血红蛋白水平	≥110g/L	<110g/L	—
宫颈管长度	≥2.5cm	—	<2.5cm　3分
子宫瘢痕区覆盖胎盘的厚度	≤3.8cm	—	>3.8cm　4分
子宫流空血管影	无	有	
胎盘内暗带	无	—	有　4分
膀胱顶后壁低信号肌层中断	无	—	有　6分
胎盘附着位置	后壁	前壁	—

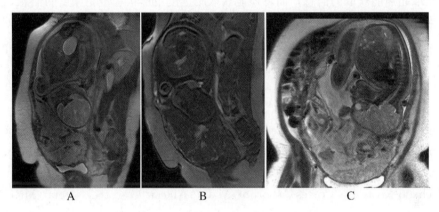

图18-12　胎盘穿透MRI评分及出血量

注：患者26岁，37+5周，G4P2，剖2，宫颈管1.6cm，血红蛋白85g/L。MRI评分21分。

　　MRI还能对介入手术的血管选择提供一定的诊断价值。根据垂直膀胱顶中线的分隔线划分，这也是子宫血管带的实用解剖标志，即腹膜反折，它决定了腹膜反折上方、由子宫动脉供应的S1区和腹膜反折下方、由阴部内动脉支供应的S2区（图18-13）。对于S1侵犯，控制髂内前动脉是有效的，但对于S2侵犯，需要控制阴部内支的血流及其吻合连接，所以最准确的血管控制是髂总血管或主动脉血管控制。

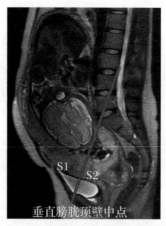

图18-13 介入栓塞时血管选择的定位标志

注：图中线条为划分S1区及S2区的解剖标志。

总之，MRI是诊断PAS的有力手段，一旦超声怀疑PAS，建议行MRI。MRI不但可以获取超声能获取的信息，而且还能获取胎盘侵犯形状和侵犯深度的信息，这既可为患者当前疾病的诊断和手术治疗提供帮助，又可为评估再次生育的潜在风险提供指导。

（康敏）

主要参考文献

［1］ Cannie M M, Keyzer F D, Laere S V, et al. Potential heating effect in the gravid uterus by using 3-t MR imaging protocols：experimental study in miniature pigs ［J］. Radiology, 2016, 279 (3)：754-761.

［2］ Machado-Rivas F, Cortes-Albornoz M C, Afacan O, et al. Fetal MRI at 3T：principles to optimize success ［J］. Radiographics, 2023, 43 (4)：e220141.

［3］ Hwang J H, Lee J K, Oh M J, et al. Classification and management of cervical ectopic pregnancies：experience at a single institution ［J］. The Journal of Reproductive Medicine, 2010, 55：469-476.

［4］ Zhang H W, Huang J R, Wu X Q, et al. Clinical classification and treatment of cesarean scar pregnancy ［J］. The Journal of Obstetrics and Gynaecology Research, 2017, 43 (4)：653-661.

［5］ Lin S Y, Hsieh C J, Tu Y A, et al. New ultrasound grading system for cesarean scar pregnancy and its implications for management strategies：an observational cohort study ［J］. PLoS One, 2018, 13 (8)：e0202020.

［6］ Ban Y L, Shen J, Wang X, et al. Cesarean scar ectopic pregnancy clinical classification system with recommended surgical strategy ［J］. Obstetrics and Gynecology, 2023, 141 (5)：927-936.

［7］ Surapaneni K, Silberzweig J E. Cesarean section scar diverticulum：appearance on hysterosalpingography [J]. American Journal of Roentgenology，2008，190（4）：870—874.

[8] Ofili-Yebovi D，Ben-Nagi J，Sawyer E，et al. Deficient lower-segment cesarean section scars：prevalence and risk factors [J]. Ultrasound in Obstetrics and Gynecology，2008，31（1）：72—77.

[9] OuYang Z B，Yin Q，Xu Y J，et al. Heterotopic cesarean scar pregnancy：diagnosis，treatment，and prognosis [J]. Journal of Ultrasound in Medicine，2014，33（9）：1533—1537.

[10] 彭珂文，雷震，肖天慧，等. MRI 观察剖宫产切口瘢痕处早期妊娠 [J]. 中国医学影像技术，2013，29（5）：774—778.

[11] Fiocchi F，Petrella E，Nocettil，et al. Transvaginal ultrasound assessment of uterinescar after previous caesarean section：comparison with 3T-magnetic resonance diffusiontensorimaging [J]. Radiologia Medica，2015，120（2）：228—238.

[12] Wong W S F，Fung W T. Magnetic resonance imaging in the evaluation ofcesarean scar defect [J]. Gynecology and Minimally Invasive Therapy，2018，7（3）：104—107.

[13] Jauniaux E，Bhide A，Kennedy A，et al. FIGO consensus guidelines on placenta accreta spectrum disorders：prenatal diagnosis and screening [J]. International Journal of Obstetrics and Gynecology，2018，140（3）：274—280.

[14] Collins S S L，Alemdar B，van Beekhuizen H J，et al. Evidence-based guidelines for the management of abnormally invasive placenta：recommendations from the International Society for Abnormally Invasive Placenta [J]. American Journal of Obstetrics and Gynecology，2019，220（6）：511—526.

[15] Familiari A，Liberati M，Lim P，et al. Diagnostic accuracy of magnetic resonance imaging in detecting the severity of abnormal invasive placenta：a systematic review and meta-analysis [J]. Acta Obstetrics and Gynecology Scand，2018，97（5）：507—520.

[16] Jha P，Pöder L，Bourgioti C，et al. Society of Abdominal Radiology（SAR）and European Society of Urogenital Radiology（ESUR）joint consensus statement for MR imaging of placenta accreta spectrum disorders [J]. European Radiological，2020，30（5）：2604—2615.

[17] Ueno P，Kitajima K，Kawakami F，et al. Novel MRI finding for diagnosis of invasive placenta praevia：evaluation of findings for 65 patients using clinical and histopathological correlations [J]. European Radiology，2014，24（4）：881—888.

[18] Goergen S K，Posma E，Wrede D，et al. Interobserver agreement and diagnostic performance of individual MRI criteria for diagnosis of placental adhesion disorders

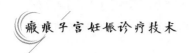

[J]. Clinical Radiology Journal，2018，73（10）：908e1-908e9.

[19] Familiari A，Liberati M，Lim P，et al. Diagnostic accuracy of magnetic resonance imaging in detecting the severity of abnormal invasive placenta：a systematic review and meta-analysis [J]. Acta Obstetrics and Gynecology Scand，2018，97（5）：507-520.

[20] Lim P S，Greenberg M，Edelson M I，et al. Utility of ultrasound and MRI in prenatal diagnosis of placenta accreta：a pilot study [J]. American Roentgenology Journal，2011，197（6）：1506-1513.

[21] D'Antonio F，Iacovella C，Palacios-Jaraquemada J，et al. Prenatal identification of invasive placentation using magnetic resonance imaging：systematic review and meta-analysis [J]. Obstetrics and Gynecology Ultrasound Journal，2014，44（1）：8-16.

[22] Jauniaux E，Collins S L，Jurkovic D，et al. Accreta placentation：a systematic review of prenatal ultrasound imaging and grading of villous invasiveness [J]. American Obstetrics and Gynecology Journal，2016，215（6）：712-721.

[23] Chen X，Shan R，Zhao L，et al. Invasive placenta previa：placental bulge with distorted uterine outline and uterine serosal hypervascularity at 1. 5T MRI—useful features for differentiating placenta percreta from placenta accreta [J]. European Radiological，2018，28（2）：708-717.

[24] Jauniaux E，Bhide A. Prenatal ultrasound diagnosis and outcome of placenta previa accreta after cesarean delivery：a systematic review and meta-analysis [J]. American Roentgenology Journal，2017，217（1）：27-36.

[25] Alfirevic Z，Tang A W，Collins S L，et al. Pro forma for ultrasound reporting in suspected abnormally invasive placenta（AIP）：an international cons nsus [J]. Ultrasound Obstetrics and Gynecology Journal，2016，47（3）：276-278.

[26] Pagani G，Cali G，Acharya G，et al. Diagnostic accuracy of ultrasound in detecting the severity of abnormally invasive placentation：a systematic review and meta-analysis [J]. Acta Obstetrics and Gynecology Scand，2018，97（1）：25-37.

[27] Stewart M J，Richmond D，Mooney S，et al. Diagnostic utility of MRI features of placental adhesion disorder for abnormal placentation and massive postpartum hemorrhage [J]. American Journal of Roentgenology，2021，217（2）：378-388.

[28] Clark H R，Ng T W，Ambereen Khan，et al. Ambereen khan placenta accreta spectrum：correlation of mri parameters with pathologic and surgical outcomes of high-risk pregnancies [J]. American Journal of Roentgenology，2020，214（6）：1417-1423.

[29] Chen D J，Xu J F，Ye P F，et al. Risk scoring system with mri for intraoperative

massive hemorrhage in placenta previa and accreta ［J］. Journal of Magnetic Resonance Imaging，2020，51（3）：947－958.

［30］陈永露，刘照然，李心怡，等. 基于 MRI 征象预测凶险性前置胎盘患者子宫切除风险 ［J］. 中国医学影像学杂志，2022，30（8）：821－825，827.

附　录

瘢痕子宫（scarred uterus）

半傅里叶采集单次激发快速自旋回波（half-fourior acquisition single-shot turbo spin echo，HASTE）

彩色多普勒血流显像（color Doppler flow imaging，CDFI）

残余肌层厚度（remainingmyometrial thickness，RMT）

插管（Intubate）

产后抑郁（postpartum depression，PPD）

超声造影（contrast-enhanced ultrasound，CEUS）

程序间隔式硬膜外脉冲注药（programmed intermittent epidural bolus，PIEB）

磁共振波谱（magnetic resonance spectroscopy，MRS）

单次激发快速自旋回波（single shot FSE，SS-FSE）

动脉自选标记（arterial spinlabeling，ASL）

动态对比增强成像（dynamic contrast enhanced，DCE）

动态对比增强磁共振成像（dynamic contrast enhanced magnetic resonance imaging，DCE-MRI）

复方口服避孕药（combined oral contraceptives，COC）

复发性子宫瘢痕妊娠（recurrent cesarean scarpregnancy，RCSP）

复苏（resuscitation）

富血小板血浆（platelet-rich plasma，PRP）

宫内节育器（intrauterine device，IUD）

宫内节育系统（intrauterine system，IUS）

宫腔声学造影（sonohysterography，SHG）

国际标准化比值（international normalized ratio，INR）

血细胞比容（hematocrit，HCT）

患者血液管理（patient blood management，PBM）

活化部分凝血活酶时间（activated partialthromboplastin time，APTT）

甲氨蝶呤（methotrexate，MTX）

经阴道超声（transvaginal ultrasonography，TVUS）

决定剖宫产到胎儿娩出的时间（decision to deliveryinteral，DDI）

控制性牵拉脐带（controlled cord traction，CCT）

扩散加权成像（diffusion weightedimaging，DWI）

美国妇产科医师协会（American College of Obstetricians and Gynecologists，ACOG）

美国国立卫生研究院（National Institutes of Health，NIH）

弥散性血管内凝血（disseminated intravascularcoagulation，DIC）

泌尿生殖放射学学会（Society of Urogenital Radiology，SUR）

凝血酶原时间（prothrombin time，PT）

女性盆底功能障碍性疾病（pelvic floor dysfunction，PFD）

欧洲泌尿生殖放射学学会（European Society of Urogenital Radiology）

盆腔器官脱垂（pelvic organ prolapse，POP ）

相邻肌层厚度（ajacent myometrial thickness，AMT）

贫血小板血浆（platelet-poor plasma，PPP）

平衡式稳态自由进动（balance steady state freepreceesion，Balance-SSFP）

剖宫产术（cesareansection，CS）

剖宫产术后阴道分娩（vaginal birth after cesarean，VBAC）

剖宫产术后阴道试产（trial of labor after cesarean section，TOLAC）

剖宫产术后再次妊娠（pregnancy after prior cesarean，PAPC）

剖宫产术后子宫瘢痕憩室（cesarean scar diverticulum，CSD）

剖宫产术后子宫瘢痕妊娠（cesarean scar pregnancy，CSP）

剖宫产术后子宫切口缺损（previous cesarean scar defect，PCSD）

剖宫产子宫瘢痕缺损（cesarean scar defect，CSD）

剖宫取胎术（Uterine dissection of the fetus）

前置胎盘（placentaprevia）

妊娠间隔（interpregnancy interval，IPI）

时间飞越（time offlight，TOF）

世界卫生组织（World Health Organization ，WHO）

术中回收式自体输血（intraoperative cellsalvage，IOCS）

胎儿电子监护（electronic fetalmonitnring，EFM）

胎盘植入性疾病（placentaaccreta spectrum，PAS）

胎心率（fetal heart rate，FHR）

特异性吸收率（specific absorptionratio，SAR）

体素内不相干运动（intro-voxel incoherent movement，IVIM）

相邻肌层厚度比值（remainingmyometrial thickness/adjacent myometrial thickness，PRM）

新生儿重症监护病房（neonatal intensive care unit，NICU）

新鲜冰冻血浆（fresh frozen plasma，FFP）

信噪比（signal-to-noiseratio，SNR）

凶险性前置胎盘（pernicious placentaprevia，PPP）

胸外按压（chest compressions）

选择性再次剖宫产（elective repeat cesarean section，ERCS）

血红蛋白（hemoglobin，Hb）

血栓弹力图（thrombelastograghy，TEG）

压力性尿失禁（stress urinary incontinence，SUI）

硬脊膜穿破硬膜外（dural puncture epidural，DPE）

硬膜外分娩镇痛（Epidural laboranalgesia，ELA）

孕前保健（pre-conceptioncare，PCC）

择期再次剖宫产（planned repeat cesarean delivery，PRCD）

正压通气（positive-pressure ventilation）

子宫动脉栓塞术（uterine artery embolization，UAE）

子宫肌层的外缘假想线"浆膜线"（serosal line，SL）

子宫肌瘤（uterinemyoma）

子宫加压缝合止血（uterine compression suture，UCS）

子宫内膜和子宫肌层过渡处的假想线"宫腔线"（uterine cavity line，UCL）

子宫破裂（rupture of uterus）

子宫输卵管造影（hysterosalpingography，HSG）

子宫下段（lower uterine segment，LUS）

宗氏焦虑自评量表（self-rating anxiety scale，SAS）

宗氏抑郁自评量表（self-rating depression scale，SDS）